VORTRÄGE

ÜBER DIE

KRANKHEITEN DES OHRES.

VORTRÄGE

ÜBER DIE

KRANKHEITEN DES OHRES.

GEHALTEN

AN DER

FRIEDRICH WILHELMS UNIVERSITÄT ZU BERLIN.

VON

DR. MED. JULIUS ERHARD

WEIL. KÖNIGLICH PREUSSISCHEM SANITÄTSRATHE.

LEIPZIG

VERLAG VON VEIT & COMP.

1875.

Inhalt.

A. Allgemeiner Theil.

I. Vortrag.

I. Physiologie.

Seite

Naturwissenschaftliche Grundsätze. Zweck des Gehörorganes. I. Gesetze der Schallerzeugung (Geräusch, Ton, Klang, Uhr, Stimmgabel, Sprache, Gesang der Vögel). II. Gesetze der Schallleitung (Conduktion, Resonanz, Eigenton, Eigenklang), Schallleitung per ossa im Gegensatz zu per cavitatem. Acustische Eigenschaften 1) des äusseren Ohres, 2) des Gehörganges, 3) des Trommelfelles unter allen inneren und äusseren Bedingungen. 1

II. Vortrag.

Fortsetzung.

4) Schallleitende Eigenschaften der Trommelhöhle, 5) speciell der Gehörknöchelchen, deren Befestigung, Isolirung und Zweckwidrigkeiten, 6) die Muskeln in der Trommelhöhle, 7) Funktion der Tuba, 8) die Luft in der Trommelhöhle, deren Ventilation, Athmung, Pulsation, Schluckbewegung. 18

III. Vortrag.

Fortsetzung.

III. Gesetze der Schallempfindung. 1) Bau des Vorhofes, 2) Geräuschempfindung, Hörhärchen, Otolith, 3) Bau der Schnecke, Zonula membranacea und Ton- so wie Klangempfindung, Nutzen der gesonderten Schallempfindung, Sprache, Musik, 4) Funktion des foramen rotundum, 5) der halbcirkelförmigen Canäle, 6) zweckwidriger Druck, 7) subjective Hörerscheinungen, 8) einfaches und räumliches Hören, Doppelhören, 9) Gehör und Gefühl. . . 30

Seite

IV. Vortrag.

II. Diagnostik.

Ueber Diagnostik im Allgemeinen. A. Funktionelle Diagnostik. Vier Categorieen von Kopfknochenleitung. Schlussfolgerungen bei doppelseitigen und einseitigen Schwerhörenden, temporäre Erscheinungen der Funktionsstörung. Besserhören beim Lärm. Simulation. B. Optische Diagnostik, Ohrmuschel, knorpliger Gehörgang, Pharynx, Tonsillen. 41

V. Vortrag.

Fortsetzung der optischen Diagnostik.

Speculation des Ohres, Speculum, dessen Farbe, Stoff, Weite, Form, Lichtquellen, natürliches und künstliches Licht, Technik. Wahrnehmbare Erscheinungen im Gehörgange bei Normal- und bei Schwerhörenden, desgleichen am Trommelfell, dessen Situs. Mikroskopisches Verhalten, sogenannte normale Trommelfelle, Trübungen, Kritik der Beleuchtungsbilder. 54

VI. Vortrag.

Fortsetzung der specifischen Diagnostik.

C. Specifische Diagnostik, Catheterismus, mechanische Verhältnisse des Tubencanals, Eigenschaften des Catheters, Stirnbinde, Anlegung des Catheters in zwei Methoden, Hindernisse, Benutzung des Catheters zur Diagnose. Entstehung des Geräusches beim Lufteinblasen durch den Catheter, Otoscop. Schlussfolgerungen. Sondiren der Tuba. Schluckbewegungen. Valsava, Politzer. . . 65

VII. Vortrag.

Fortsetzung der bisherigen Diagnostik.

Nutzanwendung des Bisherigen zur Diagnose des speciellen Falles. Pharyngoscop. Leitungsstäbchen. D. Aetiologische Diagnostik. Angewohnheiten der Patienten. Sitz des Schmerzes. Genesis der Gehörkrankheiten. Erschütterungen, Luftmangel der Trommel, innere Krankheiten. Diagnosenstellung. 89

VIII. Vortrag.

III. Pathologische Anatomie und allgemeine Therapie.

Ergebnisse der Sektionen, ihre Uebereinstimmung mit der pathologischen Physiologie. Ausführung der Sectionen. IV. Zweck und Grundsätze der allgemeinen Therapie. Prophylaxis, Chirurgie, innere Mittel, äussere Arzneimittel, applicirt dem Gehörgange,

Seite

dem Trommelfell, dem Pharynx, der geöffneten Trommelhöhle, der geschlossenen per Catheter, als Flüssigkeit, als Dämpfe. Electricität. 102

B. Specieller Theil.

IX. Vortrag.

I. Krankheiten der Ohrmuschel.

Anatomisches. Histologisches. Missbildungen, Entzündungen, 1) der Cutis (Erysipel, Exzema), 2) des Zellgewebes (Furunkel), 3) des Perichondriums (Othoematom), 4) Geschwülste, Ulcerationen. 123

II. Krankheiten des Gehörganges.

Anatomisches. Histologisches. 1) Krankheiten der Ceruminaldrüsen. 134

X. Vortrag.

Fortsetzung.

2) Fremde Körper im Gehörgange, deren Auswahl, Entfernung durch Ausspritzung. Vorsichtsmaassregeln. 3) Entzündungserscheinungen: a) Periostitis (diffuse Entzündung), Ursache und Ausgänge; b) Furunkel, circumscripte Entzündung, deren Symptome, Aetiologie und Behandlung. 143

XI. Vortrag.

Fortsetzung.

4) Zellhautabscess in der Umgegend des Gehörganges, 5) Parotidenabscesse, 6) chronische Entzündung des Gehörganges, 7) chronischer Catarrh (Otorrhoea externa), Behandlung; 8) Blutungen aus dem Gehörgange; 9) Concretionen; 10) Knochenkrankheiten, Caries, Nekrose, Exostose, Hyperostose; 11) Geschwülste, Epitheloide; 12) Erweiterungen, Verengerungen und Verschliessungen. 162

XII. Vortrag.

III. Krankheiten der Tuba.

Zweck der Tuba und deren Zweckwidrigkeiten. 1) Krankheiten des Tubencanals: a) ostium pharyngeum, b) häutige Tuba, c) ostium tympanicum. 2) Krankheiten ausserhalb des Tubencanals: a) Pharynxcatarrh, b) Nasopharyngealcatarrh. 177

IV. Krankheiten des Trommelfelles,

dessen funktionelle Bedeutung, acute Entzündung, chronische Entzündung. Rupturen. Chorda tympani. 185

Seite

XIII. Vortrag.

V. Krankheiten und Zweckwidrigkeiten der Trommelhöhle.

A. Anatomie der Trommelhöhle, deren Wandungen, Nervenverbreitung, Deckmembran. B. Physiologie, ihre funktionellen Zweckwidrigkeiten, deren Diagnose und Genesis, sowie praktische Eintheilung; 1) chronischer Catarrh (Otorrhoea media), dessen anatomischer Charakter, funktionelle Störungen, Behandlung der epithelialen Otorrhoe. 193

XIV. Vortrag.

Fortsetzung.

Granulationen, Polypen und Behandlung derselben. Dislocation der Gehörknöchelchen, deren Entstehung, Entdeckung, Erscheinungen und Behandlung durch künstliche Stütze, sogenannte künstliche Trommelfelle. 2) Zweckwidrigkeiten der Trommelhöhle bei geschlossenem Trommelfelle, deren diagnostische Erscheinungen und Behandlung. Dämpfung der Trommelhöhle. 214

XV. Vortrag.

Fortsetzung.

Beobachtung wieder eingetretener Funktion bei veralteten Fällen durch den Eintritt einer acuten Entzündung. Operative Eingriffe in die geschlossene Trommelhöhle, ihre Indicationen, gesetzliche Erklärung beobachteter glücklicher Erfolge, Punction, Excision, Einlegung von Oesen (Politzer). Fremde Körper in der Trommelhöhle. Krankheiten ihrer Binnenmuskeln. — Anhang I. Processus mastoideus, Phlegmasia alba dolens. II. Malignant disease. III. Beziehungen der Gehörkrankheiten zu den Hirnkrankheiten. 240

XVI. Vortrag.

Der nervöse Apparat.

1) Anatomisches. Labyrinth. Vorhof. Bogengänge. Schnecke. Nervus acusticus, dessen Stützapparate. Hörhärchen. 2) Physiologisches: a) centrale Anaesthesieen, b) Dysecoia labyrinthiva. 4) Taubstummheit, deren gesetzliche Ursachen. 261

Anhang. Hörröhre. 275

Schlusswort. 277

I. Vortrag.

Inhalt. Naturwissenschaftliche Grundsätze. Zweck des Gehörorganes. I. Schallerzeugung (Geräusch, Ton, Klang, Uhr, Stimmgabel, Sprache, Gesang der Vögel). II. Schallleitung (Conduction, Resonanz, Eigenton, Eigenklang, Sprache). Verhältniss der Schallleitung des Schädels zu der der Trommelhöhle. III. Akustische Eigenschaften 1) der Ohrmuschel, 2) des Gehörganges und 3) des Trommelfelles unter allen inneren und äusseren Verhältnissen.

Meine Herren!

Ich beabsichtige, Ihnen die Krankheiten des Gehörorganes vom naturwissenschaftlichen Standpunkte aus vorzutragen, d. h. wir gehen von der Ansicht aus, dass alle Erscheinungen, welche wir an der Materie, gleichviel ob gefügter, ob gewebter, ob Tropfen, ob Zelle wahrnehmen können, nur durch die Wechsel wirkung von Kräften und Bedingungen existiren.

Ohne Bedingung kein Leben, kein Wechsel des Stoffes, kein sich Erzeugen von Formen und Zellen, sowie keine Funktion; jede Bedingung aber wirkt gesetzlich — denn im Anfang war das Gesetz — ohne diesen Glauben keine Liebe zur Forschung, sowie keine Hoffnung, das wirklich Erforschte jemals fürs Leben verwerthen zu können. Gesetzeskenntniss ist unser Compass, ohne diesen irren wir, zur Phantasie so geneigten Aerzte, planlos in und am Körper herum.

Das Wesen jeder Materie ist der Inbegriff all ihrer wahrnehmbaren Eigenschaften, ihrer Kräfte.

Je nach dem Zwecke, den wir mit der Materie im praktischen Leben verfolgen, wird bald deren eine, bald deren andere Eigenschaft für uns in den Vordergrund treten, d. h. der Faktor sein, mit dem wir zu rechnen haben.

Für den handelnden Otologen, den Gehörarzt, ist solches sicherlich vor Allem die akustische Eigenschaft, welche der Materie, die das Gehörorgan componirt, innewohnt. Alles im Leben ist Zweck, der Zweck der lebenden Organe ist ihre Funktion. Die Organe funktioniren ja nicht, um zu wechseln den Stoff, non vivunt ut edant —, sondern sie wechseln den Stoff, um funktionieren zu können, edunt ut vivant; demnach ist die Funktion das Höhere.

Die Funktionen der Organe sind stets Vorgänge physikalisch-chemischer Natur, je nach dem Zwecke derselben überwiegt bald die Eine mehr, bald die Andere; beim Ohre ist sie maximal rein physikalisch und demgemäss sein Stoffwechsel auch ein so minimaler in den funktionirenden Theilen, wie wir später sehen werden.

In der Otiatrie gebührt die Zukunft nur der rationell erkannten organischen Physik.

Es ist bekanntlich der Zweck des gesunden Gehörorganes, uns ganz besondere Erscheinungen der Aussenwelt, — die Schwingungen der Materie — durch gesetzmässige Fortpflanzung, als Schallempfindung zum Bewusstsein zu bringen.

Somit haben wir kurz und bündig nach einander zu betrachten, soweit es das Verständniss dieser Vorträge erfordert: die Gesetze der Schallerzeugung, der Schallleitung und der Schallempfindung.

I. Schallerzeugung.

Die durch Aufhebung des Gleichgewichts erzeugten Schwingungen der Materie sind doppelter Natur, bald sind sie mehr Folge von deren Erschütterungen, bald mehr von deren Erzitterungen. Erstere empfindet unser Ohr als Geräusch, letztere als Klänge. Die Geräusche sind daher mehr Stösse der Materie von verschiedener Intensität; einen sehr starken Stoss bezeichnen wir als einen Knall. Solche Stösse treten bald nur einmal auf, wie z. B. der Anschlag an eine Glocke, bald wiederholen sie sich in gewissen Intervallen, wie z. B. der Tiktak einer Uhr; jeder Stoss für sich ist aber nur eine einmalige, vorübergehende, nie lange dauernde Schwingung.

Ein lange anhaltender Stoss hingegen übt gewissermassen einen Druck aus, und wird auch von uns als eine Druckerscheinung, als Sausen empfunden.

Im Gegensatze zu den Geräuschen bestehen die Erzitterungen der Materie, die Töne und Klänge aus dauernden, sich gleichmässig wiederholenden periodischen Schwingungen, deren jede Einzelne von minimaler Dauer ist.

Auch die periodischen Schwingungen sind wiederum doppelter Natur. Entweder erfolgen sie nach dem einfachsten Gesetze einer Pendelbewegung, oder sie sind unterworfen den complicirten Gesetzen, nach denen andere Bewegungen, z. B. eine Wurfbewegung, auftreten.

Einfach pendelartig periodische Schwingungen fühlt unser Ohr als Ton, während der Klang, nach Helmholtz, stets der Eindruck complicirt periodischer Schwingungen ist. An einem Tone unterscheiden wir bekanntlich neben seiner Intensität, welche wie die der Geräusche bedingt wird durch die Breite der Schwingung, dessen Höhe und Tiefe; je zahlreicher die Schwingungen in einer Sekunde sind, desto höher ist der Ton.

Was die complicirt periodischen Schwingungen der Klänge betrifft, so lassen sich alle Klänge in eine Anzahl von Tönen zerlegen, und diese werden Partialtöne des Klanges genannt.

Den tiefsten unter diesen Partialtönen nennt Helmholtz den Grundton, alle übrigen die Obertöne des Klanges.

Je nachdem unter diesen combinirt zur Empfindung kommenden Tönen der Grundton oder die Obertöne an Intensität überwiegen, verändert sich die Farbe des Klanges, und nehmen wir dem entsprechend eine verschiedene Klangfarbe wahr.

So überwiegt z. B. bei einem vollen Klange der Grundton an Intensität, bei einem klimpernden hingegen die Obertöne. Obschon wir im Leben nur selten ein absolut reines Geräusch ohne jegliche Beimischung von Klängen, und umgekehrt einen ganz reinen Klang wahrnehmen werden, so erfordert doch die rationelle

Diagnostik eine getrennte Untersuchung der Hörkraft des Ohres auf Geräusche einerseits, und auf Töne und Klänge andererseits, weil wir dafür eine getrennte Hörempfindung besitzen.

Zur Untersuchung der Hörkraft auf Geräusche empfehlen sich Uhren von verschiedener Intensität ihres Ticktacks, Ankeruhren, Regulatoren, Repetiruhren und Taktmesser.

Der Repräsentant des Tones ist gewissermassen die schwingende Stimmgabel; wir unterscheiden deren der Masse nach 2 Arten, leichte und schwere.

Die Leichten, so z. B. die käuflichen, sogenannten kleinen Stimmgabeln der Instrumentenstimmer, sind leicht an Masse, lassen sich deshalb leicht in intensive Schwingungen versetzen, nur tönen sie auch leicht, d. h. schnell aus.

Die Schweren hingegen sind schwer an Masse, lassen sich daher schwer in Töne versetzen, die den Ersteren an Intensität gleichen, dafür tönen sie auch schwer, d. h. langsam aus und lassen sich somit benutzen, um den Grad der Hörkraft eines erkrankten Organes für Töne gegen ein normal funktionirendes festzustellen, denn je länger sie gehört werden, um so besser und deutlicher werden sie gehört.

Zu den klangerzeugenden Medien rechnen wir alle musikalischen Instrumente, die Saiten-, Blas- und Zungeninstrumente. Zur Untersuchung der Hörkraft auf Klänge eignet sich unter diesen am Besten eine kleine Spieldose, nicht nur weil sie leicht zu handhaben ist, sondern auch weil sie mittelst ihres Uhrwerkes stets Klänge von gleicher Intensität erzeugt.

Die menschliche Sprache ist eine Combination von Geräuschen und Klängen; den Geräuschen entsprechen mehr die Consonanten, die Vokale hingegen den Klängen, doch überwiegt bei ihr meist die Intensität der Klänge, und so finden wir denn, dass das Besserhören der menschlichen Stimme nicht Hand in Hand geht mit dem Besserhören der Uhr, sondern mit dem der Stimmgabel.

Die Sprache selbst kann also keineswegs als objektiver Hörmesser benutzt werden, weil ihre Intensität zu individuell und zu schwer festzustellen ist.

Der Eine glaubt zu flüstern und bleibt trotzdem weithin vernehmlich, der Andere bemüht sich stark und deutlich zu sprechen und ist doch unverständlich, die Sprache des Einen ist klangreich, die des Anderen geräuschvoll.

Der Gesang der Vögel besteht im Maximum aus Geräuschen und nur im Minimum aus Klängen; er gleicht mehr dem Schlage einer Repetiruhr, resp. einer Tischglocke.

Individuen, die Geräusche, Uhren schlecht hören, deren Trommelhöhlen und Schnecke aber ausserordentlich resoniren, welche Stimmgabeln fast normal hören, hören den Gesang der Vögel fast gar nicht, während umgekehrt recht Taube, welche keine Stimmgabel hören, wohl aber die Uhren, Glocken u. s. w., den Gesang der Vögel gut vernehmen.

Instinktiv sprechen wir diese Thatsache ja auch aus, denn wir sagen: die Nachtigall schlägt schön, nicht aber: sie singt schön.

So viel von der Schallerzeugung, gehen wir jetzt über zu

II. Die Gesetze der Schallleitung.

Alles leitet den Schall, nur der luftleere Raum leitet nicht. Bei dieser Leitung nimmt die Intensität des Schalles ab mit dem Quadrate der Entfernung vom Orte seiner Erzeugung, indem er sich durch die Luft mit einer Geschwindigkeit von circa 330 Metern in der Sekunde fortpflanzt. Die Schwingungen verbreiten sich am Intensivsten durch dasjenige Medium, in welchem sie erzeugt wurden, oder welches mit diesem gleiche Dichtigkeit hat; sie verlieren beim Uebergange auf ein anderes Medium um so mehr an Intensität, je mehr die Dichtigkeiten der auf einander folgenden Medien differiren.

Wesentlich ist es für die Fortpflanzung des Schalles, ob die fortzupflanzenden Schwingungen periodischer oder nicht periodischer Natur sind.

Bei der Fortpflanzung der periodischen interkurriren noch

die Gesetze der Resonanz.

Resonanz nennen wir im Allgemeinen die Eigenschaft der schallleitenden Materie, andringende periodische Schwingungen durch Mitschwingung, durch Erzeugung eigener neuer periodischer

Schwingungen zu vermehren und somit den Eindruck der Primären zu verstärken, zu multipliciren.

Auf diesem Gesetze der Resonanz beruht die Wirkung aller musikalischer Instrumente im Grossen, und des feinsten musikalischen Instrumentes im Kleinen, unseres Ohres.

Resonanz ist das Reagens, um zu unterscheiden, ob die verursachten Schwingungen periodischer oder nicht periodischer Natur, Töne und Klänge oder Geräusche sind, denn nur die ersteren können durch Fortpflanzung auf resonirende Körper zu einer intensiveren Empfindung gelangen, letztere nie!

Man vergleiche nur, wie minimal der Ticktack einer Taschenuhr oder die schlagende Repetiruhr verstärkt wird, wenn wir diese auf eine resonirende Platte legen, und wie bedeutend hingegen die darauf gesetzte schwingende Stimmgabel.

Der Grad der Resonanz schwingender Körper wird in zwiefacher Weise bedingt.

Im Allgemeinen richtet sich derselbe nach dem Grade der Elasticität der Körper, doch wird er noch besonders bedingt durch den Eigenton und Eigenklang.

Von Natur sind alle Körper mehr oder minder elastisch, harte in der Regel mehr als weiche; alle thierischen Gewebe aber contractile wie nicht contractile, sind es in hohem Grade. Einige Körper werden erst elastisch durch Druck und Spannung, wie Saiten und Membranen; vor allem müssen aber resonirende Körper möglichst frei bewegliche, isolirte, eigene sein, und so eignen sich im Grossen wie im Kleinen, bei musikalischen Instrumenten wie beim Ohre, als Resonatoren lufthaltige Höhlen mit glatten Wendungen, eingerahmte, mässig gespannte Membranen, sowie feste, harte, freie, isolirte kleine Körper.

Eigenton und Eigenklang

nennen wir denjenigen Ton und Klang, den ein begränzter, eigener Körper erzeugen würde, wenn er primär in Schwingungen versetzt wird.

Wenn nun Töne und Klänge eines Körpers sich auf einen zweiten Körper fortpflanzen, und dieser zweite Körper mit dem ersten denselben Eigenton, resp. Eigenklang hat, so werden die

Schwingungen des ersten Körpers bei dieser Fortpflanzung auf das Intensivste durch stärkste Mitschwingung des zweiten vermehrt.

Bei der Stimmgabel, beim Tone war diese poddpete Resonanz schon hinreichend bekannt. Sobald wir die angeschlagene Stimmgabel oberhalb einer eingeschlossenen Luftsäule schwingen lassen, nehmen wir eine durch allgemeine Resonanz verstärkte Wirkung wahr. Sobald wir sie aber oberhalb einer Luftsäule schwingen lassen, die ihrem Eigentone entspricht, so z. B. die den Grundton „C" angebende oberhalb einer einfüssigen Luftsäule, so tritt mächtig die besondere Resonanzwirkung des Eigentones hervor. Was vom Tone gilt, gilt auch vom Klange, so beruht auch die Erzeugung der Klänge in der menschlichen Sprache im Wesentlichen auf Resonanz.

Bei den verschiedenen Vokalen nämlich, welche wir auszusprechen beabsichtigen, formen wir die Luftsäule in der Mund- und Rachenhöhle verschieden, in eigener Weise, wir geben ihr eine verschiedene Eigenform und Eigenklang, die schwingenden Stimmbänder setzen also jedesmal eine verschieden resonirende Luftsäule in Mitschwingung.

Bei der Erzeugung des Vokales „a" gleicht die geformte Luftsäule einem abgestumpften Kegel, bei „e" und „i" einer Flasche mit langem Halse und bei „o" und „u" einer Flasche ohne Hals.

Es kommt also bei der Resonanzwirkung im concreten Falle weniger auf die Grösse, das Gefüge oder Gewebe der begränzten resonirenden Masse, als auf deren Eigenton und Eigenklang an, der sich mit Hülfe des Speculums und des Microscops nicht erkennen lässt.

So viel von der Schallleitung und Resonanz im Allgemeinen.

Alles leitet den Schall, so weit er Geräusch ist,
Alles leitet den Schall und resonirt mit ihm,
so weit er Ton oder Klang ist.

Nach diesen Fundamentalgesetzen müssen wir alle funktionellen Beobachtungen der Gehörorgane interpretiren, mögen sie nun unter zweckdienlichen oder zweckwidrigen Bedingungen funktioniren.

Zu dem „all“ gehört auch die ganze Masse unseres Kopfes, in dessen Inneren unser schallempfindendes Organ ruht. Dasselbe schwimmt im Wasser, im sogenannten Labyrinthwasser, und da die Hörempfindung eine centripetale ist, so muss jeder Hörempfindung eine Schwingung dieses Wassers vorausgehen.

Da wir nun in der Luft leben und hören, so werden es schliesslich immer nur Schwingungen der Luft sein, welche das Bestreben haben, sich auf dieses Wasser fortzupflanzen, mögen es nun primäre, in der Luft selbst erzeugte Schwingungen, oder sekundäre, von anderen schwingenden Medien auf Luft übertragen sein.

Diese Schwingungen dringen durch alle Materien des Kopfes zum Wasser.

Es fragt sich also: welche Erscheinungen treten ein, sobald wir den specifischen Schallleitungsconductor für die äussere Luft, die Trommelhöhle, ausser Cours setzen, indem wir die Gehörgänge möglichst fest und undurchdringlich verschliessen. Derselbe kann aber nur dann für ausreichend hermetisch geschlossen erachtet werden, wenn wir eine davor gehaltene kleine Stimmgabel nach gewöhnlichem Anschlage nicht hören und eine Taschenuhr ebenfalls nicht ohne Berührung.

Trotzdem werden wir dann noch eine Schwarzwalder Uhr, welche wir bei offenen Ohren 40 Fuss weit hören, einige Zoll von der Stirn entfernt vernehmen, eine Spieldose fussweit, eine Glocke sowie lautes Sprechen zimmerweit.

Diese Hörempfindung kommt dadurch zu Stande, dass die der uns umgebenden Luft mitgetheilten Schwingungen so intensiv sind, dass sie, wenn schon mit bedeutendem Verlust an Intensität, den ganzen festen Schädel erschüttern, resp. erzittern lassen und die daraus resultirenden Schwingungen jetzt direkt, ohne wesentliche Betheiligung der Trommelhöhle, sich zum Labyrinthwasser fortpflanzen.

Dass dem so ist, beweist die einfache Thatsache, dass alle Schwerhörige, so lange ihre Schwerhörigkeit nur bedingt wird durch eine gestörte Funktion der Trommelhöhlen, alsdann ceteris paribus ebenso hören wie normal Hörende, sowie dass es Schwerhörende giebt, deren Trommelhöhle absolut funktionslos ist, und die deshalb bei offnen Gehörgängen ebenso hören, als wir bei fest geschlossenen.

Von wie grosser Bedeutung aber dieser Schallleitung durch den Schädel gegenüber für die schwingende Luft die Schalleitung durch die Trommelhöhle ist, lehren folgende Versuche:

1) Sobald wir den Verschluss der Gehörgänge lösen, während ein Anderer laut spricht, dringen die bisher kaum hörbaren Schwingungen der Luft gleichwie ein Knall in unser Ohr.

2) Wenn wir eine angeschlagene Stimmgabel auf die Mitte der Stirn setzen bei offenen Ohren, so hören wir sie langsam austönen; — sobald sie unhörbar geworden ist, haben wir nur nöthig, sie schnell vor den Gehörgang zu führen, um sie von Neuem langsam austönen zu hören, ohne sie von Neuem angeschlagen zu haben.

Hieraus folgt

das Fundamentalgesetz für die enorme Schallleitung der Trommelhöhle:

„Periodische Schwingungen fester Körper werden durch das „feste Schädelgewölbe auf das Wasser des Labyrinthes nicht „so intensiv fortgepflanzt als durch Luft- und Trommelhöhle."

3) Wir hören die aut die Stirn gedrückte tönende Stimmgabel und geräuscherzeugende Ankeruhr kräftiger bei zugehaltenen, als bei offenen Gehörgängen; sobald die Stimmgabel bei offenen Gehörgängen für uns vertönt, hören wir sie von Neuem, sobald wir schnell die Gehörgänge schliessen.

Sind nämlich die Gehörgänge offen, so werden gleichzeitig Schwingungen der äusseren Luft durch die Trommelhöhle zum Labyrinthwasser vordringen und mit denen durch die Kopfknochen andringenden interferiren.

Daher ist auch der Unterschied der Hörkraft durch die Kopfknochen bei offenen und geschlossenen Gehörgängen deutlicher am lärmenden Tage, als bei ruhiger Nacht.

4) Aus demselben Grunde ausgeschlossener Interferenz, hören wir eine auf die Mitte der Stirn gesetzte tönende Stimmgabel nicht in der Mitte, sondern nach einer Seite hin, sobald wir auf dieser einen Seite das Ohr zuhalten.

Einseitig Schwerhörige vernehmen daher auch die auf die Mitte der Stirn aufgesetzte tönende Stimmgabel so lange nur nach der erkrankten Seite, als es sich nur um Funktionsstörung des festen Conductors der Trommelhöhle handelt, welche nicht gleichzeitig auf andere Organtheile zweckwidrig einwirkt.

5) In gleicher Weise wie ad 2 die Stimmgabel, hören wir auch eine an die Stirn gedrückte Ankeruhr, also das Geräusch eines festen Körpers, nicht so laut, als dieselbe Ankeruhr in geringer Entfernung vor dem Ohre gehalten vermittelst Luft und Trommelhöhle.

Auch die übrigen bei der Stimmgabel eben erwähnten Erscheinungen treten beim Hören der Uhr auf, nur kommen sie weniger klar zum Bewusstsein, weil die Empfindung eines Tones und Klanges eine mehr dauernde und haftende, die des Geräusches eine zu schnell vorübergehende ist.

Wir wollen nun übergehen zu den

Schallleitenden Eigenschaften der einzelnen Gewebe

des Ohres, und diese sowohl den periodischen, wie den nicht periodischen Schwingungen gegenüber, sowohl für die normale, als auch für die veränderte Form ihrer Zellen, sowohl unter ihren äusseren zweckdienlichen, als auch zweckwidrigen Bedingungen betrachten.

Um zur Klarheit zu gelangen, werden wir uns stützen auf akustische Experimente, auf die Thatsachen der Entwicklungsgeschichte und vergleichenden Anatomie der einzelnen Organtheile, sowie auf bestätigte Beobachtungen der pathologischen Anatomie und Physiologie.

Akustische Experimente werde ich Ihnen nur wenige vorführen, doch hoffe ich, dass diese wenigen durch Einfachheit, leichte Veranstaltung und Ueberzeugungskraft genügen.

Aus der Entwicklungsgeschichte dürfen wir sicherlich den Schluss ziehen, dass die Organtheile, welche bei dem bereits hörfähigen Kinde vollkommen ausgebildet sind, mehr zur Schallleitung dienen als solche, die sich erst noch durch Wachsen vervollkommnen; desgleichen lehrt die vergleichende Anatomie, dass die wichtigeren Organtheile sich bis in die unteren Thierklassen verfolgen lassen, während die unwichtigeren nicht so constant sind. Das „Wesentliche“ ist auch immer gemeinsam,

Pathologisch-anatomische und pathologisch-physiologische Beobachtungen müssen sich selbstverständlich als wahre bestätigen, und sollte solches zur Zeit nicht der Fall sein, so sind die Beobachtungen an und für sich oder deren Deutungen fehlerhaft.

1) Schallleitende Eigenschaften des äusseren Ohres.

Die Schwingungen der äusseren Luft erreichen die Ohrmuschel und werden von ihr theilweise in den Gehörgang reflektirt.

Sind die andringenden Schwingungen periodischer Natur, so werden solche auf dem Wege der Resonanz durch die Luftsäulen, welche die muschelartige Form des äusseren Ohres bildet, noch verstärkt, nicht so andringende Geräusche.

Wenn wir demnach die Hohlhand um die Ohrmuschel legen, so hören wir eine Uhr kaum, eine Stimmgabel etwas, doch die Klänge der Sprache intensiver.

Dass diese Wirkung lediglich durch die Luftsäule bedingt wird, geht zur Genüge daraus hervor, dass sie ungleich mehr herantritt, wenn wir die Hohlhand nach vorn halten, die Ohrmuschel muschelförmig vergrössern, als wenn wir sie gespreizt halten, die Ohrmuschel um ebensoviel fächerförmig vergrössern.

Im Allgemeinen ist der Einfluss ihrer Grösse und Form bei sonstigen normalen Verhältnissen ein minimaler; dies beweist die tägliche Beobachtung des Lebens, die ungeschwächte Hörkraft bei halber, selbst bei ganz abgeschlagener Ohrmuschel, ihre geringe Ausbildung in den ersten Lebensjahren, und das gute Gehör bei pathologischen Entartungen derselben.

Im Grunde genommen sollten wir, nach ihrer Muskulatur zu urtheilen, dieselbe heben, vorwärts und rückwärts richten, ja selbst verschieden formen können.

Letzteres beobachten wir nie, ersteres nur ausnahmsweise.

2) Schallleitende Eigenschaften des Gehörganges.

Derselbe hat durch seinen röhrenförmigen Bau die akustische Eigenschaft, die Schallwellen zusammenzuhalten, ein Zerstreuen derselben beim Fortpflanzen zu verhüten, und sie ungeschwächt dem Trommelfelle zuzuleiten.

Wenn wir denselben verlängern durch das Ansetzen eines sogenannten Hörschlauches, auch Sprachrohr genannt, so besteht dessen gute Wirkung bei normal, wie bei Schwerhörenden darin, dass durch diesen an den Mund des Sprechenden gehaltenen Schlauch die beim Sprechen erzeugten Schwingungen ohne Intensitätsverlust sich bis an's Trommelfell des Hörenden fortpflanzen.

Tiefe, Weite, Form des Gehörganges sind daher, wie die Untersuchung derselben bei normal Hörenden lehrt, ganz ohne Bedeutung, desgleichen seine Wandungen, denn in den ersten Lebensjahren bildet der knöcherne Gehörgang nur einen häutigen Sack.

Fremde Körper in demselben stören die Hörkraft nur durch zu festen Verschluss, oder durch Berührung des Trommelfelles und Druck auf die hinter demselben liegenden Theile.

Letzteres ist auch mitunter vorübergehend bei Entzündungen, die zu Infiltration und Exsudation führen, der Fall.

Dem Cerumen ist selbstverständlich eine schallleitende Eigenschaft nicht beizumessen, es wird ja auch nicht in der Tiefe und am Trommelfelle, sondern mehr am Eingange des Gehörganges abgesondert.

Auf die Thatsache, dass die normale Secretion des Cerumen relativ selten fehlt bei normaler Hörkraft, und umgekehrt selten angetroffen wird bei geschwächter Hörkraft, werde ich noch später zurückkommen, wenn ich die einzelnen Krankheitsformen des Organes besprechen werde.

3) Schallleitende Eigenschaft des Trommelfelles.

Das Trommelfell ist in den letzten Decennien Gegenstand besonderer Aufmerksamkeit seitens der Otologen gewesen. Mit seltener Ausdauer und Umsicht hat man seinen normalen histologischen Bau sowie dessen formelle Aberrationen beschrieben, und sich behufs der Diagnostik an die sogenannten Beleuchtungsbilder gehalten. Der so wichtigen Thatsache aber, dass sich nämlich eine grosse Anzahl dieser formellen Aberrationen und Beleuchtungsbilder bei normaler wie bei abnormer Funktion vorfinden, also diese an und für sich keine funktionell zweckwidrigen Bedingungen sind, hat man bei den Schlussfolgerungen nicht Rechnung getragen; man begnügte sich mit der Erkenntniss von Farbe und Form, ohne zu erkennen das Wesen und den Zweck! Man hielt sich am Unwesentlichen und vergass das Gemeinsame, und so kam es, dass die Bedeutung des Trommelfelles überschätzt wurde.

Aus der „vergleichenden Anatomie" ersehen wir, dass überall, wo sich ein funktionirendes Trommelfell vorfindet, dasselbe auf beiden Seiten von gleichgespannter, sich stets erneuernder Luft umgeben und nach Innen mit einem festen, begränzten, beweglichen, der Form nach verschiedenen, von Luft isolirten Leiter verbunden ist, dem es zur Stütze für seine zweckdienlich isolirte Lage dient.

Die Entwicklungsgeschichte lehrt, dass die Gehörknöchelchen als Residuum des embryonalen Zwischenkiefers bereits bei der Geburt vollkommen entwickelt sind, und dass demgemäss auch das damit verbundene Trommelfell nach der Geburt nicht mehr wächst, also überhaupt der Stoffwechsel in diesen Theilen ein minimaler ist.

Bei der Untersuchung der schallleitenden Eigenschaften des Trommelfelles müssen wir von der Vorstellung ausgehen, dass dasselbe als eine vitale Membran doch denselben akustischen Gesetzen unterworfen ist, wie jede todte Membran.

Neben den akustisch-physikalischen Eigenschaften hat es noch die chemisch-physikalischen der Diffusion, doch sind diese wegen seiner Trockenheit ohne Bedeutung und somit zu übergehen.

Von viel grösserer Wichtigkeit ist aber die rein mechanische Eigenschaft, dass jeder Defect, jede Lageveränderung mehr, minder die Lage des Hammers, resp. der anderen Gehörknöchelchen verschiebt!

Versuchen wir demnach vorerst das Trommelfell akustisch zu beleuchten. Wir wissen, dass feste Körper durch Schwingungen der Luft schwer in Schwingungen gerathen, leichte, eingerahmte Membranen hingegen leicht, desgleichen, dass Membranen als feste Körper leicht ihre Schwingungen auf mit ihnen verbundene feste Körper übertragen, und somit wird das Trommelfell zum Vermittler der Schwingungen der Luft im Gehörgange für den festen Hammer.

Von grosser Wichtigkeit ist es nun, ob es periodische oder nicht periodische Schwingungen zu übertragen hat, denn im ersteren Falle wirkt es nicht nur als Conductor, sondern auch als Resonator. Dieser Unterschied wird durch folgenden Versuch recht anschaulich gemacht:

Wir wählen als geräuscherregende Kraft eine stark gehende Stutzuhr, die wir bei offenen Ohren zimmerweit, bei fest verschlossenen weder vor denselben, noch vor den Mund gehalten hören. Als tonerregende Kraft wählen wir eine schwere Stimmgabel, welche wir so anschlagen, dass wir sie ebenfalls bei offenen Ohren fussweit, bei fest verschlossenen hingegen weder vor denselben, noch vor dem Munde hören. Wir wissen also, dass wir beide Arten Schwingungen der Luft nur mit Hülfe der Trommelhöhle hören.

Jetzt nehmen wir eine eingerahmte Membran aus Schweinsblase, Goldschlägerhäutchen, Papier oder Kartenblatt, oder eine dünne Platte aus Holz und Metall und drücken dieselben ceteris paribus fest zwischen die Eckzähne, so werden wir die oberhalb der Membran oder Platte gehaltene Uhr nach wie vor nicht hören, wohl aber die oberhalb gehaltene tönende Stimmgabel.

Die Conduction der nicht periodischen Schwingungen der Luft auf feste Körper (Zähne, Schädel) wurde also durch das Einschalten einer Membran oder Platte nicht befördert, wohl aber die der periodischen Schwingungen, weil diesen gegenüber die Membran als Resonator, als Multiplicator wirkt. Die Membran entspricht dem Trommelfell, der Zahn dem Hammer.

Die Geräusche, welche wir hören, sind also bereits im äusseren Gehörorgane so laut als wir sie hören, sie werden bei der Conduction durchs Ohr nicht verstärkt; die Töne und Klänge hingegen werden bei der Conduction durchs Ohr noch verstärkt.

Da nun die Sprache aus Geräuschen und Klängen mit Praevalenz der letzteren besteht, und die Klänge wiederum aus Tönen, so wird auch das Einschalten einer Membran, resp. des Trommelfelles, zum Hören der Sprache von grosser Bedeutung sein.

Der Grad der akustischen Funktion eines Trommelfelles geht für's Leben Hand in Hand mit dem Grade seiner Fähigkeit zu resoniren.

Selbstverständlich wird der Grad der Resonanz also abhängen ceteris paribus von seiner Grösse, denn je kleiner die Oberfläche des Trommelfelles, desto geringer die Multiplication der andringenden Schwingungen.

Ein kleiner Defect ist ceteris paribus für's Leben ohne Einfluss, deshalb treffen wir auch normal Hörende, welche den Tabaksrauch zum Ohre herausdrücken können.

Da das Trommelfell auch noch, wie gesagt, den rein mechanischen Zweck hat, die Gehörknöchelchen schwebend, isolirt zu stützen, so werden wir selten einen grossen Defect desselben antreffen ohne Funktionsstörung der Knöchelchen; bleibt aber deren Isolirung dabei normal, so machen wir die nothwendige Beobachtung, dass solche Individuen die Geräusche, die Uhren normal hören, nur nicht ausreichend die Töne, die Klänge, die Sprache.

Die Resonanz einer Membran hängt hingegen nicht wesentlich ab von deren Form und Richtung, ein convexes Trommelfell resonirt ebenso wie ein concaves, ein horizontales ebenso wie ein vertikales oder geneigtes — die Vögel haben daher immer ein convexes, die Kinder anfänglich ein horizontales, das sich mit dem Wachsthum des Gehörganges in ein geneigtes verwandelt, während dasjenige der Maulwürfe stets horizontal bleibt.

Darum bleibt die Beobachtung, wie wir gleich sehen werden, immer noch vollgültig, dass wir bei normal Hörenden selten collabirte, convexe Trommelfelle, bei Schwerhörenden hingegen häufig finden.

Wir treffen sehr häufig bei den Sektionen Schwerhörender getrübte Verdickungen des Trommelfelles, diese gehen bald von seinem inneren Epithelialüberzuge, bald vom eigentlichen Bindegewebe aus und manifestiren sich als Ossificationen, Verkalkungen etc., doch treffen wir dieselben trüben Beleuchtungsbilder und Sektionsbefunde auch bei solchen Individuen, die damit bei Lebzeiten normal gehört hatten.

Wir finden, dass bei Entzündungen der Trommelfelle mit

Ausgang in Otorrhoe leicht Substanzverluste in grösserem Umfange eintreten, die eben so leicht wieder regeneriren, ohne dass die Neubildung die feinere Struktur des Ursprünglichen hat.

Wir treffen aber diese Neubildungen unabhängig von ihrer Grösse sowohl bei normal. als bei Schwerhörenden; hieraus folgt zur Evidenz, dass alle diese obengenannten optischen, formellen Erscheinungen an und für sich keinen Grund zur Funktionsstörung abgeben können, sobald sie nicht mit anderen unsichtbaren, zweckwidrigen Bedingungen combinirt auftreten.

Diese Bedingungen sind folgende:

1) Damit eine elastische Membran, die 2 Höhlen trennt, resonire, muss sie auf beiden Seiten mit gleichgespannter Luft umgeben sein, und so steht denn mittelst der Tuba die Luft der Trommel in steter Continuität mit der äusseren, resp. mit der des äusseren Gehörganges.

Sobald diese Continuität nachlässt, wird die Luft in der Trommelhöhle absorbirt und das Trommelfell convex nach innen gedrückt, es hört auf zu funktioniren, vorerst ohne seine celluläre Struktur zu verändern; gleichzeitig wird dadurch die isolirte Lage der Knöchelchen beeinträchtigt. Wir haben nur nöthig, die Continuität der Luft wieder herzustellen und die Funktion kehrt zurück; gleichzeitig wird dadurch die isolirte Lage der Knöchelchen wieder hergestellt.

2) Damit eine elastische Membran resonire, muss sie ferner begränzt, isolirt, frei beweglich, eine eigene sein, wie eine solche das allseitig von Luft umgebene Trommelfell ist.

Sobald also dasselbe mit der Innenwand der Trommelhöhle verwächst, was bei länger andauerndem Collapsus und der so geringen Entfernung des Trommelfelles vom Promontorium nur zu leicht geschieht, so schwindet dessen Resonanz, und wohl nur selten dürfte eine solche Adhaesion sich bilden bei ceteris paribus, d. h. unter Beibehaltung der ursprünglichen Lage der Knöchelchen.

Nur das Leben ist des Lebens beste Schule, und so beweist eine Fülle von Beobachtungen des Lebens, dass jedes nicht defekte Trommelfell, sobald es frei beweglich, isolirt und mit dem Hammer verbunden ist, für's Leben zweckdienlich resonirt bei jeder Form, Lage und Richtung, bei jeder Struktur und jedem Beleuchtungsbilde. Der allgemeine Fall, ist auch der specielle und der specielle der allgemeine. Die microscopische Struktur des Trommelfelles, dessen solidarisches Verhältniss zu der Kette der Knöchelchen, werde ich am geeigneten Orte vortragen; für heute wollte ich Ihnen nur das Trommelfell als ein Ganzes, als eine Membran vorgeführt haben.

II. Vortrag.

Inhalt. Akustische Versuche über die Schallleitung innerhalb der Trommelhöhle. Funktion der Gehörknöchelchen, ihre Befestigung und Isolirung, ihre Zweckwidrigkeiten. Die Muskeln der Trommelhöhle. Funktion der Tuba. Ventilation der Trommelhöhle bei der Athmung, bei der Herzaktion, beim Schlucken — Schluckakt. Bedeutung des tensor tympani und stapedius. Flimmerepithel der Tuba.

Meine Herren!

Wir wollen heute besprechen:

4) Die schallleitenden Eigenschaften der Trommelhöhle.

Die Trommelhöhle ist, wie Ihnen hinreichend bekannt, eine kleine lufthaltige, platte, an Grösse und Form ungefähr einer kleinen Bohne gleichende Höhle, welche zwischen Trommelfell und Labyrinth liegt und deren Luft durch die Tuba mit der Luft des Pharynx communicirt.

Das Labyrinth hat in dieser Höhle zwei Oeffnungen, Fenster genannt, eine kleine, runde, nach hinten liegende, die mit einer Membran geschlossen zur Schnecke führt, und eine höher liegende grössere ovale, welche zum Vorhofe führt und auf deren Membran die Basis des Steigbügels ruht!

Der Kopf desselben ist durch den isolirten Amboss und Hammer, welche sich dicht unterhalb des Daches der Trommelhöhle hinziehen, mit dem Trommelfelle verbunden; Hammer und Steigbügel besitzen je einen Muskel und alle diese genannten Theile sind mit einem dünnen Pflasterepithel überkleidet.

Es fragt sich also, welches ist die schallleitende Wirkung der Trommelhöhle im Allgemeinen, welches die der einzelnen genannten Theile im Speciellen.

Die vergleichende Anatomie giebt folgenden Aufschluss:

Ueberall, wo im Thierreiche eine Trommelhöhle auftritt, wie bei den Säugethieren, Vögeln und Amphibien, ist vorhanden ein geschlossenes Trommelfell, an diesem ein fester, isolirter, knöcherner Leiter (Gehörknöchelchen oder Columella), der zu einem beweglichen foramen ovale führt, und eine Tuba.

Das foramen rotundum ist kein Attribut der Trommelhöhle, es fehlt in der Trommelhöhle der beschuppten Amphibien; die Form und Grösse der Höhle sowie ihres Conductors variirt sehr, constant ist letztere hingegen durch Luft isolirt; der musculus tensor tympani und stapedius ist nur bei den Säugethieren, mit Ausnahme der Schnabelthiere, vorhanden.

Johannes Müller gebührt das Verdienst, zuerst versucht zu haben, auf dem Wege des physikalischen Experiments die schallleitende Eigenschaft der Trommelhöhle zu ermitteln. Hieran anknüpfend können wir uns meines Erachtens auf einfache und eclatante Weise die Schalleitung der Trommelhöhle ad aures versinnlichen an jeder Arzneischachtel, wenn wir sie folgendermassen umändern.

Aus dem Deckel der Schachtel *A* schneiden wir eine möglichst grosse Scheibe der Pappe heraus und ersetzen diese durch ein auf den Papprand geklebtes Goldschlägerhäutchen; dasselbe (*a*) repräsentirt die membrana tympani, der Rand des Deckels (*b*) den annulus tympani.

In den Boden der Schachtel bringen wir durch Ausschneiden zwei verhältnissmässig kleinere Oeffnungen an, eine runde und eine ovale und überkleben beide ebenfalls mit Goldschlägerhäutchen als Repräsentanten der Membranen der fenestra rotunda (*c*) und fenestra ovalis (*d*).

An die innere Wand des Trommelfelles kleben wir einen länglichen Stab (*f*) als manubrium mallei, auf das ovale Fenster eine kleine isolirte Holzplatte (*g*) als basis stapedis und zwischen *f* und *g* einen festen dicken Stab (*h*) als Amboss.

Dieser Stab (*h*) muss etwas länger sein als die Höhe der ganzen Schachtel, so dass die Wandungen der Schachtel *e e* und des Deckels *e' e'* durch Luft isolirt sich nicht berühren, diese so entstehende Spalte *l l* repräsentirt gleichzeitig die Tuba.

Diese so in eine Trommelhöhle umgewandelte Pappschachtel (*A*) lassen wir auf ein Wasserglas (*B*) so ruhen mit den Wandungen *e* und *e'*, dass Trommelfell und Labyrinthwasser vorn und hinten zugänglich sind.

Fig. I.

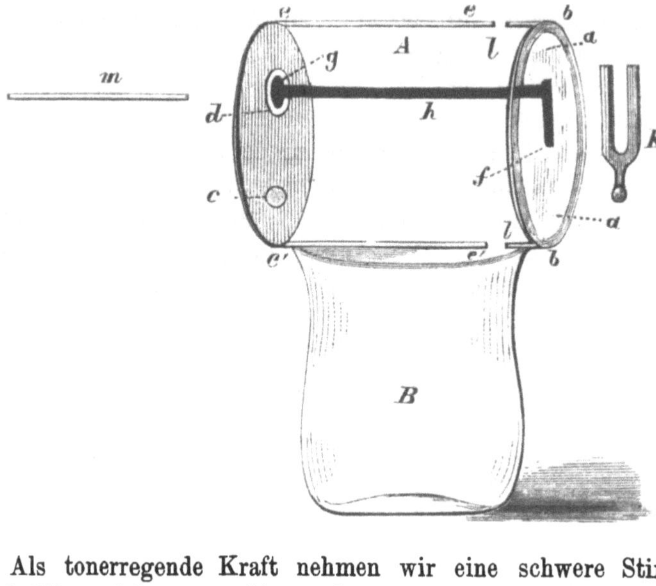

Als tonerregende Kraft nehmen wir eine schwere Stimmgabel (*K*), welche angeschlagen langsam austönt und diese wird vor dem Trommelfelle in die Luft gehalten.

Der Untersucher verstopft sich fest die Gehörgänge und ergreift mit den Zähnen einen etwa fusslangen Glas- oder Elfenbeinstab m. Natürlich hört der Untersucher jetzt nicht die schwingende Stimmgabel, wenn solche vor dem Trommelfell schwingt.

Er hört die Schwingungen der Stimmgabel auch nicht, wenn

er caeteris paribus mit dem freien Ende des Stabes den Boden der Schachtel oder die Membran des foramen rotundum berührt, doch hört er sofort durch die Zähne die Schwingungen, wenn er caeteris paribus mit dem Stabe die Platte des foramen ovale berührt, gleichgiltig ob die Platte von der Membran umgeben ist oder frei im Raume dieses Fensters schwingt.

Aus diesen einfachen Versuchen folgt:

1) Die Schwingungen des Trommelfelles gelangen so gut wie ausschliesslich durch die Gehörknöchelchen zum Wasser des Vorhofes, dessen Schwingungen ausschliesslich von dort ausgehen.

2) Eine Resonanzwirkung der Luft in der Trommelhöhle ist nicht nachweisbar, die Luft dient nur zur Isolirung der Knöchelchen und Schwingbarkeit des Trommelfelles.

3) Das foramen rotundum ist kein Schallleitungsfenster für die Trommelhöhle, es dient, wie wir sehen werden, dem Labyrinthwasser.

4) Die Membran des foramen ovale hat keine akustische Bedeutung für die direkte Leitung, sie hat nur die mechanische, die basis stapedis zu stützen, von dem knöchernen Rande des Fensters zu isoliren und das Labyrinthwasser abzusperren.

Betrachten wir nun

5) speciell die Gehörknöchelchen,

so ist deren Wichtigkeit als ein fester, isolirter, geschlossener Conductor zwischen Trommelfell und Labyrinthwasser aus dem Vorhergegangenen ersichtlich und dazu ein einfacher knöcherner Stab ausreichend.

Die vergleichende Anatomie zeigt, dass sich Gehörknöchelchen nur da finden, wo ein embryonaler Zwischenkiefer gewesen ist, also nur bei den Säugethieren mit Ausnahme der Schnabelthiere. Damit dieser Conductor auf schwache Stösse, Geräusche, fortleite, muss er nicht allzu schwer an Masse sein, damit er aber, einmal durch die periodischen Schwingungen des Trommelfelles in periodische Schwingungen versetzt, nicht so leicht austöne wie das leichte Trommelfell und eine leichte Stimmgabel, sondern länger nachtönt wie eine schwere Stimmgabel, so muss er eben schwerer, massiver sein als das Trommelfell; damit aber die Conduction sowohl nicht periodischer wie periodischer Schwingungen auf das Labyrinthwasser nicht durch Nebenleitung abgeschwächt wird, muss dieser Conductor stets möglichst allseitig durch Luft isolirt sein.

Betrachten wir einmal die Lage und die Befestigung der Gehörknöchelchen etwas genauer, Fig. II, um uns zu überzeugen, wie sorgfältig die Natur deren Isolirung bedacht hat, wir sehen, wie

Fig. II.

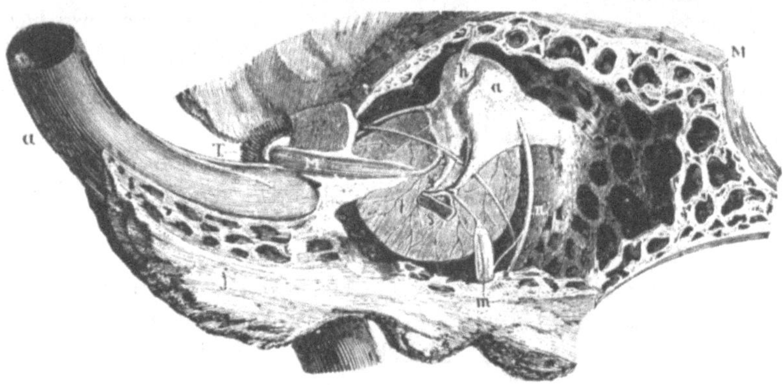

Linkes Trommelfell und Gehörknöchelchen in ihrer Lage von der Trommelhöhle aus gesehen.

h Hammer. *a* Amboss. *s* Steigbügel. *t* Trommelfell. *st* Musc. stapedius. *n* Nervus facialis mit chorda tympani. *T* Tuba. *ar* Arteria carotis inter. *M* Sinus proc. mastoideus.

nur eine Kante des 3kantigen Manubriums innig verwachsen ist mit der äussersten Lamelle des Trommelfelles, einer Fortsetzung des membranösen Gehörganges, wie hingegen der Kopf des Hammers und der Körper des Amboss oberhalb des Trommelfelles, also für's Leben unsichtbar, in der nach oben und aussen sich ausbuchtenden Trommelhöhle von einer minimalen Luftschicht umgeben frei unterhalb des Daches der Trommelhöhle schwebt und nur so viel befestigt ist, als seine Unterstützung erheischt: seine innere, hintere Gelenkfläche ist durch ein Kapselgelenk mit dem ebenfalls isolirten Körper des Amboss verbunden, letzterer adhaerirt nur mit seinem kurzen Fortsatze, während sein langer Fortsatz parallel dem Manubrium in die Trommelhöhle hinabsteigt, daran schliesst sich der Steigbügel, dessen dem Trommelfell paralleler Fusstritt ein Minimum kleiner ist als der Rand des ovalen Fensters, auf dessen Membran er sich stützt.

Und so giebt es denn mit Ausnahme einer Discontinuität und eines Defectes dieses Conductors für die Gehörknöchelchen nur eine einzige funktionelle Zweckwidrigkeit, nämlich mangelhafte Isolirung, obschon im Grunde genommen Discontinuitäten und Defecte gleichzeitig mehr mindet auch die isolirte Lage der Vorhandenen beeinträchtigen werden.

Diese Zweckwidrigkeiten können natürlich an verschiedenen Stellen des Conductors auftreten und sind bald mechanisch bewegbarer Natur, bald nicht.

Wenn Luftmangel in der Trommelhöhle eintritt, so wird in der Regel das manubrium einwärts und aufwärts gedrängt, desgleichen der Kopf; er berührt alsdann die festen Wandungen am Dache der Trommelhöhle und um seine Isolirung, seine Funktion ist's geschehen.

Sobald wir durch Lufteinblasen das manubrium auswärts und abwärts treiben, isolirt sich wiederum der Kopf des Hammers. Gleiche Erscheinungen nehmen wir wahr, wenn freie, bewegbare Exsudate die Trommelhöhle anfüllen und aus ihr die isolirende Luft verdrängen.

Bei grossen Defecten des Trommelfelles wird das seiner Stütze beraubte manubrium leicht nach einwärts gedrängt und somit berührt der nach auswärts und abwärts fallende Hammerkopf die Wandungen der Trommelhöhle, es wird seine Isolirung ebenfalls beeinträchtigt. Solche Individuen hören vor dem Ohre weder normal die Geräusche (Uhren), noch die Töne der Stimmgabel.

Lufteinblasen kann natürlich nichts helfen, wir haben hiergegen nur nöthig mit Hülfe eines kleinen weichen Körpers, etwas feuchter Watte, das Trommelfell an seinem höchsten Punkte einwärts und auswärts zu drücken, so heben wir den Kopf des Hammers ab von den Wandungen, wir schaffen Isolirung, wir erhalten ihn schwebend und schwingend und sofort hören die Individuen die Geräusche normal, aber nicht so die Töne, denn es fehlt noch die vermittelnde Resonanz des ganzen Trommelfelles.

Jetzt kommt es nur noch darauf an, diesen kleinen Körper, der da normal stützt und isolirt den Hammer zu verlängern durch einen isolirten festen Körper, z. B. ein Schwefelholz, und vorne am Schwefelholz vor dem Gehörgange eine kleine Membran, ein Stück Papier zu befestigen und sofort hört das Individuum auch jetzt die Töne und Klänge normal.

Hierdurch erhalten wir eine klare Vorstellung von dem Wesen des Trommelfelles und der Gehörknöchelchen und wie deren Funktionen für's Leben solidarisch verpflichtet sind.

Mit dem Mantel fällt der Herzog,
Mit der Stütze fällt und steigt der Stab!

Pathologische Anatomie gleicht der Analyse, pathologische Physik und Chemie der Synthese, nur in der Vereinigung Beider grünt der Baum der Wissenschaft, blüht die Weisheit für's Leben, für die Funktion.

Wenn Exsudate in der geschlossenen oder offenen Trommelhöhle nicht vollkommen resorbirt werden, so hinterlassen sie Residuen, theils als Adhaesivbildungen, theils als sonstige Metamorphosen; in dem Maasse, als solche die Knöchelchen berühren, mangelhaft isoliren und deren Schwingungen ableiten, wird deren Zuleitung zum Labyrinthwasser erschwert.

Sektionen beweisen, dass bei Hyperostosenbildungen an der Labyrinthwand der Trommelhöhle der häutige, isolirte Saum an der basis stapedis ossificirt und durch Synostose des Steigbügels Taubheit eintritt, weil dessen Basis nicht mehr begränzt und schwingbar ist.

Eine normale basis stapedis gleicht gewissermassen einer Fensterscheibe, die nur locker in ihrem Rahmen eingesetzt ist und daher beim Anklopfen in ihrem Eigenklange klingt, während eine synostotische Basis gleich einer zu fest eingeketteten keinen Eigenton mehr angiebt.

Es ist unter den Otologen die irrige Ansicht verbreitet, dass der normal funktionirende Steigbügel allein im Stande sei, Schwingungen der äusseren Luft, welche ihn direkt treffen, ergiebig auf das Labyrinthwasser fortzupflanzen.

Für Geräusche, bei denen keine Resonanz stattfindet, ist es nicht zu bestreiten — für Töne und Klänge aber ist es unmöglich, denn es fehlen ja nun Trommelfell, Hammer, Amboss als verstärkende Resonatoren, als Multiplicatoren der Schwingungen der äusseren Luft für die kleine basis stapedis, welche allein einen viel zu geringen Multiplicator abgiebt.

Johannes Müller hat dieses hinreichend bewiesen und haben Sie nur nöthig an unserer Pappschachtel die Verbindung des Trommelfelles mit der basis stapedis zu zerstören und das Trommelfell zu zerschneiden, um sich zu überzeugen, wie wenig die basis stapedis resonirt, sobald Sie nur auf das „caeteris paribus" Rücksicht nehmen, die Achillesferse so vieler sogenannter Versuche.

So viel von der Experimentalphysik der Gehörknöchelchen. sie allein ist im Stande, alle Spiegelfechtereien in der Otiatrie an's Tageslicht zu ziehen, welche den Verstand hintergehen, sich eine Ueberzeugung erschleichen und jeden praktischen Fortschritt hindern.

6) Ueber die Bedeutung der Binnenmuskeln der Trommelhöhle, musculus tensor tympani und stapedius.

Für den Akt der Schallleitung können wir uns kurz fassen. Die vergleichende Anatomie lehrt, dass das Vorkommen dieser Muskeln zusammenfällt mit dem Vorkommen eines weichen Gaumens, dass wir sie also nur antreffen bei den Säugethieren mit Ausnahme der Schnabelthiere.

Anatomische Betrachtungen scheinen es ausser Zweifel zu stellen, dass der musculus tensor tympani lediglich die Fortsetzung des tensor veli palatini ist, indem Beide ein biventer bilden; wir werden daher, wenn wir die Vorgänge in der Trommelhöhle beim Schluckakte besprechen, darauf zurückkommen.

Ein nothwendiges Attribut zur sogenannten Accommodation des Gehörorganes für hohe und tiefe Töne bilden diese Muskeln nicht, denn sie fehlen ja bei den Singvögeln; Sektionen normal Hörender beweisen, dass der musculus stapedius ebenso häufig aus Bindegewebe besteht wie aus Muskelsubstanz, und in den Leichen Trichinöser wimmeln die tensor tympani von Trichinen.

Im Gegensatz hierzu sind von viel grösserer Bedeutung

7) Die akustischen Eigenschaften der Tuba.

Die Trommelhöhle muss eine Gegenöffnung haben, sonst kann sie nicht schwingen, schliesst bereits Aristoteles, und diesen Schluss bestätigt die vergleichende Anatomie. Die Tuba ist das Residuum einer embryonalen Kiemenspalte, ihre Länge, Weite, Richtung, sowie ihr Luftinhalt variirt sehr; ihr knöcherner Theil und das ostium pharyngeum ihres knorpligen ist stets ganz geöffnet, der dazwischen liegende knorplige Theil hingegen für gewöhnlich nur theilweise.

Dieser knorplige Theil nämlich hat nur vorn und oben Fig. III. *A*) *a b*, sowie hinten *b b' c* knorplige Wandungen, während dieselben dazwischen nach vorn zu, *a c*, häutiger Natur sind.

Fig. III.

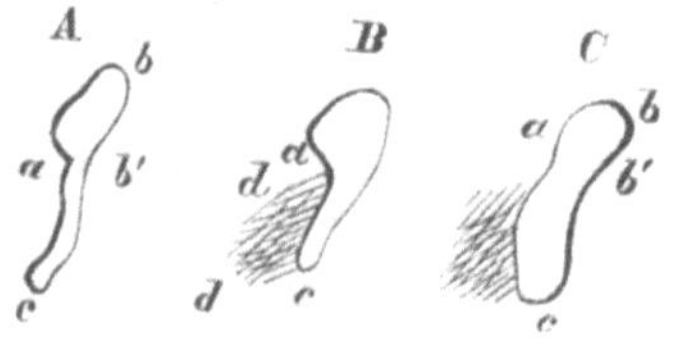

Für gewöhnlich liegt der häutige Theil *a c* auf dem knorpligen *b' c*, so dass eben nur der stets geöffnete obere Theil *a b b'* die Luft in der pars petrosa mit der der pars pharyngea verbindet, was zum Hören ausreichend ist.

Von dem häutigen Saume *a c* entspringt der musculus sphenosalpingo-staphylinus sive tensor veli palatini, Fig. III. *B d d*, und sobald dieser Muskel beim Schluckakte wirkt, erweitert sich dieser Theil und somit der ganze Tubenkanal, Fig. III. *C*.

Sobald die Luft in der Trommel nicht in Communication treten kann mit der im Rachen, so tritt Funktionsstörung ein.

Am Lehrreichsten ist in dieser Beziehung die rein mechanische, wechselnde Funktionsstörung, welche wir bei Kindern wahrnehmen, die bei voller Integrität des Tubencanals an einem scrophulösen Rachencatarrh leiden.

Sobald sich durch etwas Schleim das ostium pharyngeum der Tuba verstopft, hören die Kinder schlecht, und sobald sich auf mechanischem Wege bei einer exspiratorischen Bewegung der Schleim entfernt, tritt sofort wie mit einem Knall das Gehör wieder ein.

8) Die Luft in der Trommel

hat, wie angedeutet, den Zweck, den Conductor, Trommelfell und Gehörknöchelchen zu isoliren und die Deckmembran der Trommelhöhle zu ernähren.

Sobald sie nicht continuirlich erneuert wird, tritt durch Absorption Luftmangel ein mit den bereits angedeuteten Folgen eines ungleichen Luftdruckes zu beiden Seiten des Trommelfelles, sowie Lageveränderung des Conductors.

Und so wird denn auch continuirlich die Trommelhöhle ventilirt bei der Athmung, bei der Herzaktion und intermittirend bei Schluckbewegungen.

Eine Ventilation der Luft in der Trommelhöhle mittelst Diffusion durch das Trommelfell findet wohl nicht statt, weil trockene Membranen wie das Trommelfell so gut wie keine Diffusionserscheinungen äussern.

Wenn wir inspiriren, so hat die Luft das Bestreben, von allen Seiten her in die Lungenzellen einzudringen, also auch von der Trommelhöhle aus, falls das Trommelfell bewegbar ist.

Wenn wir z. B. ein Nasenloch zuhalten und kräftig andauernd inspiriren, um an der entsprechenden Trommelhöhle ein Einwärtsdrängen des Trommelfelles zu verspüren. Wenn wir exspiriren, so sucht die aus der Lunge nach dem Pharynx gedrängte Luft sich allseitig, also auch nach den Trommelhöhlen zu, auszudehnen.

Individuen, die ein perforirtes Trommelfell haben, bemerken, sobald sie das entsprechende Nasenloch zuhalten und stark und schnell exspiriren, wie pfeifend die Luft durch die Oeffnung strömt.

Die Intensität der Athmung der Trommelhöhle ist zwar individuell, doch treffen wir ab und zu ein Individuum mit so bewegbaren Trommelfellen, dass wir bei deren Ocularinspection eine rhythmische mit dem Athmen isochronische Bewegung des Trommelfelles sehen können.

Bei der Pulsation der Arterien hebt sich deren bewegbare Umgebung, am häutigen bewegbaren Tubenkanale pulsiren die arteria Vidiana und meningea media, es pulsirt somit die Luft in der Tuba und in der Trommel.

Wenn ein Trommelfell defect und die Trommelhöhle, wie häufig bei Otorrhoe, mit einem frei bewegbaren, nicht zu ergiebigen Exsudate angefüllt ist, so können wir regelmässig bei der Ocularinspection die Pulsation dieses Exsudates wahrnehmen und uns überzeugen, wie mit der Entfernung des Exsudates auch die Pulsation verschwindet.

Wenn wir schlucken, erweitert sich der halbknorplige Tubenkanal, in diese Erweiterung bestrebt sich die Luft von allen Seiten einzudringen.

Dass bei diesem Akte Luft aus der Trommelhöhle austritt, beweist ein in den Gehörgang befestigter Manometer. Meines Erachtens ist dieser Austritt nur denkbar bei einer gleichzeitigen Muskelaktion in der Trommel, eben durch Mitcontraction des musculus tensor tympani als Fortsetzung des veli palatini; bei der Contraction des tensor tympani wird nämlich der vordere Theil des Trommelfelles rück- und einwärts gezogen. Damit nun aber diese Compression der Luft in der Trommel nicht das Labyrinthwasser perturbire, contrahirt sich gleichzeitig der stapedius und hebt die Platte des Steigbügels um so viel auswärts, als die comprimirte Luft des foramen rotundum einwärts dringt.

Wenn wir zu schlucken beginnen, so heben sich die Condylen des Unterkiefers und der knorplige Gehörgang, seine membranöse Auskleidung dringt nach innen und erleichtert die Bewegung des Trommelfelles, — sobald wir mit dem Schlucken nachlassen, senken sich die Condylen und die Gehörgänge, die Trommelfelle treten auswärts und wie durch eine Saugkraft füllt sich die wieder erweiterte Trommelhöhle mit Luft vom ostium pharyngeum her.

Auch kann einmal bei diesem Vorgange etwas Schleim aus einem sehr schleimreichen ostium pharyngeum tuba einwärts gezogen, irgendwo in dem mittleren engeren Theile des Tubenkanals eingekeilt werden und Funktionsstörung bedingen.

Der musculus tensor veli palatini ist daher ein Dilatator tubae, der tensor tympani ein compressor cavitatis tympani, und der stapedius ein tutor labyrinthi. Dass wir nun während des

Schluckens, also während einer Luftveränderung in der Trommel, hohe Töne relativ intensiver hören, als tiefe, liegt lediglich darin, dass das gespannte Trommelfell mehr den Eigenton höherer Töne hat.

Die Funktion aller drei Muskeln ist solidarisch verpflichtet, wie ihr Vorkommen beweist.

Der Tubenkana list mit einem Flimmerepithel bekleidet, nicht so der Pharynx und die Trommelhöhle; dasselbe hat einen dreifachen Zweck, es verhindert ein zu festes Zusammenliegen der Wandungen in der knorpligen Tuba, es entfernt den im ostium pharyngeum von den dort vorkommenden Schleimdrüsen abgesonderten Schleim, sowie die am ostium tympanicum sich anhäufenden abgestorbenen Epithelialzellen der Trommelhöhle.

So viel von der so wichtigen, vielfältigen Funktion der Tuba in ihrer Synthese zur Trommelhöhle.

III. Vortrag.

Inhalt. Schallempfindung. Bau des Vorhofes und Geräuschempfindung. Hörhärchen Otolith — Bau der Schnecke Zonula membranacea und Ton oder Klangempfindung. Nutzen gesonderter Schallempfindung. Sprache. Musik. Funktion des foramen rotundum — die halbcirkelförmigen Kanäle — Druckerscheinungen — Subjective Hörerscheinungen: Ohrensausen, einfaches räumliches Hören, Doppelhören, Gehör und Gefühl.

Meine Herren!

Wir gehen nun heute an

III. Die Gesetze der Schallempfindung.

Der nervus acusticus hat, wie jeder Sinnesnerv, seine specifische Energie, er hat eben die Eigenschaft, jede Erregung, die auf ihn einwirkt, uns als Hörerscheinung zum Bewusstsein zu bringen.

Solche Erregungen können doppelter Natur sein, subjective bedingt durch irgend welchen Reiz im Organismus selbst, objective bedingt durch einen besonderen Reiz der Aussenwelt.

Das Microscop hat gelehrt, dass die Sinnesnerven an Struktur sich gleichen, dass sie aber an ihren Endigungen mit verschieden organisirten Stützapparaten in Verbindung treten, in deren Bau der Grund ihrer specifischen Energie zu suchen ist.

Mit vollem Recht schliesst daher Helmholtz, dass eine so grundverschiedene Empfindung, wie die von Ton und Klang, gegenüber der von Geräusch nur durch verschieden organisirte

Stützapparate bewirkt werden können, wir also beiderseitig einen Hörnerv für die Erzitterungen, und einen für die Erschütterungen der Materie besitzen müssen, und in der That haben wir je einen ramus cochleae und ramus vestibuli.

In den niederen Wirbelthieren, Fischen und nackten Amphibien, treffen wir nur einen eintheiligen Nerven, aber auch nur einen Vorhof, ohne oder mit Bogengängen; erst bei den Vögeln und Säugethieren tritt constant ein zweitheiliger Hörnerv auf, und gleichzeitig eine funktionirende Schnecke.

Betrachten wir

1) den Bau des Labyrinthes

etwas genauer. Vorweg machen wir wieder die interessante Beobachtung, dass ebenso wie Trommelfelle und Gehörknöchelchen bei der Geburt ausgebildet sind, das ganze Labyrinth mit seinen Contenten schon bei der Geburt die volle Grösse hat, denn wäre dem nicht so, so wäre weniger Masse und weniger Resonanz, weniger Multiplication, also auch weniger Hörkraft.

Wir unterscheiden am Labyrinthe bekanntlich den mittleren Vorhof, nach vorn und unten von diesem die Schnecke, nach hinten und oben die drei Bogengänge.

Dieser ganze knöcherne Behälter ist von Wasser, Aqua Labyrinthi angefüllt, .welches sein ihn auskleidendes Periost secernirt.

In dem Wasser des Vorhofes und der Bogengänge schwimmt ein zweiter membranöser Behälter, die Säckchen im Vorhofe und die häutigen Bogengänge, die halbcirkelförmigen Kanäle in den knöchernen Bogengängen.

Auch dieser zweite Behälter enthält eine mehr schleimige Flüssigkeit, den Hörschleim (Anguula labyrinthii).

An der Innenwand des häutigen Labyrinthes finden wir an einzelnen Stellen gelbliche Erhabenheiten, die cristae acusticae; es sind deren fünf, je eine an jedem Säckchen und an jeder.

Unter dem Microscop sehen wir diese cristae bestehen aus einem Conglomerate von Epithelialzellen, dessen oberflächliche haartragende sind, die sogenannten Max Schulze'schen Hörhärchen. In diese cristae hinein bis zu den Härchen verästelt sich der ramus vestibuli, während die Hörhärchen im Hörschleim einen festen Körper, den Otolithen, den Hörstein, als Stütze umfassen.

2) Schallempfindung der Geräusche.

Nach Helmholtz sind nun diese Hörhärchen zu leicht an Masse und zu wenig elastisch, um durch periodische Schwingungen in dauernde Mitschwingung zu gerathen, zu resoniren —, wohl aber können sie gereizt werden durch eine einmalige nicht periodische Schwingung eines Geräusches, durch einen Stoss.

Der Otolith hat nach ihm die Bestimmung, wegen seiner Härte die Hörhärchen mehr zu reizen, als der weiche Schleim, er ist also ein reizbeförderndes Medium, und der akustische Vorgang einer Geräuschempfindung einfach folgender.

Der Stoss des Steigbügels pflanzt sich auf das Labyrinthwasser, den Hörschleim, den Otolithen zu den Hörhärchen fort, um durch die darin endigenden Fasern des ramus vestibuli als Geräusch zur Empfindung zu kommen; je stärker der Stoss, desto intensiver die Empfindung. Sehr interessante Thatsachen bestätigen die zweckmässige Wirkung des Otolithen.

So besitzen auch die Crustacaeen einen Otolithen; wenn sie sich häuten, verlieren sie denselben und bemühen sich, den Verlorenen aus Instinkt durch Meeressand zu ersetzen. Wenn man Krebse diesen Process in einem Behälter vollbringen lässt, dessen Grund mit anderen unlöslichen kleinen Körperchen angefüllt ist, so erfassen sie aus Noth jeden beliebigen, festen, reizenden Körper als neuen, nothwendigen Otolithen.

Der Instinkt ist der Beförderer des Lebens.

3) Schallempfindung der periodischen Schwingungen im Allgemeinen.

Die Scheidewand des Schneckenkanals, die lamina spiralis ist halb knöchern (zonula ossea), halb häutig (zonula membranacea); Letztere wird einfach gebildet vom Perioste, welches den ganzen Kanal auskleidet; auf dieser zonula membranacea bemerken wir zwar nach der scala vestibuli hin eine Reihe besonderer Gebilde, so auch die microscopischen Cortischen Bögen; da diese aber bei den klangempfindenden Vögeln fehlen, so können sie nicht den eigentlichen, zum mindesten nicht den alleinigen klangempfindenden Faktor abgeben.

Der wichtigste Theil dürfte neben dem ramus cochleae die massenhafte zonula membranacea selbst sein, in welche sich dieser verästelt.

Sie gleicht gewissermassen einer schmalen, spiralförmig gewundenen Membran von ungleicher Breite, indem sie nach der Cupula zu schmäler wird und mässig gespannt ist.

Da an der Cupula mittelst des Helicotrema das Wasser der scala tympani mit dem der scala vestibuli communicirt, so schwimmt diese Membran bewegbar im Wasser. Dieselbe zeigt Querstreifen, und dieser Querstreifen wegen besitzt sie nach Helmholtz eben vermöge deren Elasticität die akustische Eigenschaft, in periodische Schwingungen zu gerathen, zu resoniren auf andringende periodische Schwingungen des Labyrinthwassers, und somit den ramus cochlea periodisch, dauernd zu erregen.

Diese Querstreifen haben eine verschiedene Länge und somit einen verschiedenen Eigenton.

Wenn demnach periodische Schwingungen sich bis auf die zonula membranacea fortpflanzen, so werden dieselben im Allgemeinen nicht nur verstärkt durch die Mitschwingung aller Querstreifen, sondern auch noch insbesondere durch die stärkere Resonanz der besonderen Querstreifen, die den jedesmaligen Eigentönen der andringenden Töne und Klänge entsprechen, wie solches die vorgetragenen Gesetze der Resonanz anschaulich machen.

Bevor es sich herausstellte, dass die Schnecke der Vögel kein Cortisches Organ besässe, hielt Helmholtz dieses allein für den klangempfindenden Faktor, und jetzt nicht mehr. Wenn man aber den Unterschied zwischen dem Gesange der Menschen und dem Schlage der Vögel, wie oben angedeutet, bedenkt, so kann man ja auch beim Menschen beides (zonula membranacea und Cortisches Organ) als Resonatoren für den klangempfindenden Faktor halten.

Wie umsichtig die Natur war, uns einen gesonderten Empfindungsapparat für „periodische“ und für „nicht periodische“ Schwingungen zu geben, beweist das Verständniss des täglichen Lebens.

Mitten auf wogender See beim lärmenden Sturme, vernehmen wir die befehlende Pfeife des Bootsmannes; mitten im Donner der Schlacht gehorchen wir den Klängen des Hornes. Nur so sind wir im Stande, gleichzeitig die auf die Stirn gesetzte tönende Stimmgabel und schlagende Uhr zu vernehmen.

Die Sprache ist, wie schon angedeutet, eine Combination von geräuschvollen Consonanten und klangreichen Vocalen, während die Ersteren den ramus vestibuli erregen, reizen die Letzteren gleichzeitig den ramus cochleae.

Die Erfahrung lehrt, dass bei normaler Resonanz der Trommelhöhle und normaler Klangempfindung, die Geräuschempfindung, sowie das Hören des Schlages der Vögel schon um ein Bedeutendes beeinträchtigt werden kann, ohne dass das Sprachverständniss auffallend leidet, — so giebt es Individuen, welche sich für normal hörend halten und nicht im Stande sind eine Cylinderuhr, eine Nachtigall zu hören, während umgekehrt jede Beeinträchtigung der Klangempfindung das Verstehen der Sprache erschwert.

Die zonula membranacea gleicht mit ihren isolirten Querstreifen gewissermassen einem minutiösen Flügel, und dürfte die individuelle musikalische Anlage Hand in Hand gehen mit der Struktur desselben.

Das Verständniss der Musik hat nichts zu thun mit der Geräuschempfindung, und das Hören der Musik wird relativ wenig beeinträchtigt durch Zweckwidrigkeiten des Trommelhöhlenconductors, so lange, als nur eben die zonula membranacea zweckdienlich resonirt und der ramus cochleae zweckdienlich leitet.

Damit nun aber die zonula membranacea im Labyrinthwasser periodisch schwingen, resoniren kann, muss Letzteres frei beweglich, nachgiebig sein, und solches ist der Zweck

4) des foramen rotundum und des häutigen Saumes am foramen ovale.

Die Schnecken aller klangempfindenden Thiere, Vögel und Säugethiere, d. h. alle zur Resonanz geeigneten Schnecken, besitzen ein foramen rotundum, während Schnecken der nicht klangempfindenden Thiere solche entbehren, wie die, der beschuppten Amphibien.

Je mehr die fenestrae an Beweglichkeit abnehmen, z. B. durch Ossifikation der Membranen, desto mehr wird die Klangempfindung beeinträchtigt.

Jedenfalls haben diese Membranen auch noch die physikalisch-chemische Funktion der Diffusion.

So wie die Cornea durch Verdunstung den Stoffwechsel der Flüssigkeit der vorderen Augenkammer regulirt, so regulirt wohl sicher die Fenstermembran den Stoffwechsel innerhalb des Labyrinthes.

Auch die Bedeutung

5) der halbcirkelförmigen Canäle

scheint jetzt erkannt zu sein.

Mit der Hörfunktion haben sie nichts zu thun, denn man trifft Vorhöfe ohne, oder mit einem und zwei Bogengängen; nur die Ampulle der Bogengänge, soweit sie eine crista acustica trägt, ist gewissermassen als ein Säckchen zu betrachten; die eigentliche Funktion der Bogengänge ist es, die Bewegungen des Körpers zu reguliren.

Wenn man Thieren, z. B. Tauben, die Bogengänge abträgt, so beginnen sie zu taumeln und stürzen unter Drehbewegungen zu Boden.

Sehr häufig tritt mit Schwerhörigkeit plötzlich ein Taumeln, Störung des Gleichgewichts, Unsicherheit im Gange, Schwindel und Bewegungsanomalien jeglicher Art auf, was nur von einem abnormen Drucke auf das Labyrinthwasser, resp. der halbcirkelförmigen Canäle, herrührt.

So z. B. einerseits bei plötzlicher Verstopfung der Tuba und vermehrtem Luftdruck von aussen durch die Kette der Knöchelchen, und es schwinden dann alle diese Anomalien mit dem Eröffnen der Tuba, während andrerseits Hyperplasieen innerhalb des Labyrinthes, wie wir solche hauptsächlich nach meningitis cerebrospinalis beobachten, eine dauernde Reizung der Canäle mit dauernder Bewegungsanomalie verursachen. In diesen Fällen hat der damit Behaftete nur nöthig, sich zu setzen, und der Schwindel geht vorüber.

Ueberhaupt giebt es eine Menge von Erscheinungen am gesunden, wie am erkrankten Gehörorgane, deren Ursache zurückzuführen ist

6) auf einen zweckwidrigen Druck,

unter welchen die Gewebe des Organes zu stehen kommen.

Dieser Druck geht theils von ausserhalb des Organes liegenden Bedingungen aus, theils sind diese im Organe selbst enthalten, auch ist er bald ein vorübergehender, bald ein dauernder, durch pathologische Processe verursachter.

Es ist nicht nöthig, dass jeder Druck sofort bis auf die halbcirkelförmigen Canäle, wie angedeutet, störend einwirke, mitunter begnügt er sich mit Funktionsstörung der Trommelhöhle, mitunter führt er zur Unbeweglichkeit des Labyrinthwassers und der Hörhärchen, gewissermassen zur Excavation der Nervenhäute, zur mangelnden Geräuschempfindung, resp. reizt er auch dieselben zu subjectiven Empfindungen.

Druckerscheinungen beobachten wir daher beim Tauchen, Eintröpfeln, Ausspritzungen, selbst Zuhalten der Gehörgänge, bei fremden Körpern am Trommelfelle, wo sich der Druck alsdann durch den bewegbaren Conductor, Trommelfell, Hammer, Amboss, Steigbügel fortpflanzt, desgleichen bei Adhaesivbildungen, Residuen und Granulationen innerhalb der Trommelhöhle, sobald solche die foramina labyrinthi belasten, ja selbst schon bei Infiltrationen entfernter Gewebe, der Ohrmuschel, Tonsillen, Rachen- und Nasenhöhlen, die eben durch Belastung des zwischen der äusseren und inneren Hautdecke ausgespannten Trommelfelles, dieses in seiner Lage verändern und mitverändern können die Lage der Gehörknöchelchen.

Am Natürlichsten reihen sich hieran die Beobachtungen

7) über objective Hörerscheinungen.

Dieselben treten äusserst selten auf bei absolut integriter Funktion des Organes, in der Regel mit Störung derselben, welche alsdann mit diesen Erscheinungen eine gleiche Ursache haben; deshalb gehen sie auch mitunter einer späteren Funktionsstörung voran und sind schon im Anfange zu beachten.

Wenn wir Gehörkranke, welche über subjectives Hören klagen,

auffordern, uns die Art und Weise ihrer Empfindung zu benennen, so werden wir ein ganzes Heer von verschiedenen Namen zu hören bekommen. Wenn wir aber genauer zuhorchen, so werden wir leicht vier Categorieen unterscheiden.

Entweder nehmen sie eine Pulsationsempfindung wahr und dann klagen sie über pochen, hämmern, schlagen, klopfen, pulsiren des Ohres, oder sie haben eine Geräuschempfindung, und dann wählen sie den Ausdruck: mein Ohr saust, braust, rauscht, brummt und summt, oder es ist eine Ton- und Klangempfindung in ihrem Ohre, d. h. ihre Ohren tönen, klingen und singen, oder endlich haben sie eine aus Geräusch und Klang combinirte Empfindung, und dann heisst es: mein Ohr heult, schreit, spricht, zischt oder pfeift.

Was die Pulsationsempfindung betrifft, so ist das keine subjective Gehörsempfindung.

Entweder ist es eine abnorme Schallleitung und ein „hörbar werden" des normal vorhandenen Pulses der nahe liegenden Arterien, oder eine Vibrationsempfindung der alterirten sensiblen Nerven der Arterien.

Für Ersteres spricht der Umstand, dass wir diese Erscheinung fast regelmässig wahrnehmen bei Verstopfungen der Tuben, wodurch nun die Pulsation ihrer am häutigen Theile, sonst von Luft umgebenen und jetzt anliegenden Arterien, besser zum Labyrinthwasser geleitet wird. Für Letzteres aber, dass auch sehr hochgradige Taube davon gequält werden.

Immer ist die Zahl der wahrgenommenen Schläge isochronisch der Pulsfrequenz; für den Zusammenhang mit dem Gefässsystem sprechen jedenfalls die Thatsachen, dass Compression der Art. Carotis diese Erscheinung vorübergehend hemmt, sowie dass der Gebrauch von Digitalis ihre Frequenz vermindert.

Auch die subjectiven Erregungen des Hörnerv sind, wie seine objectiven, bestimmten Gesetzen unterworfen.

Sausen und brausen, ein Geräusch empfinden, kann nur der ramus vestibuli, tönen und klingen nur der ramus cochlea, und heulen und schreien ist eine gleichzeitige Reizung beider Zweige. Sausen und Brausen ist die bei weitem häufigste subjective Hörsempfindung, so dass Ohrensausen geradezu κατ ἐξοχὴν für subjectives Hören gebraucht wird.

Mannigfach können natürlich die Ursachen desselben sein, es kann mit dem Nerven- und Gefässsystem, mit cerebralen Erscheinungen und mit Veränderungen der Labyrinthcontenta in Verbindung stehen, dies ist nicht zu bezweifeln, doch lehrt die Erfahrung, dass es in der Mehrzahl der Fälle nur ein zweckwidriger Druck ist, welcher von der Trommelhöhle her auf dem ramus vestibuli lastet und diesen reizt.

Sausen begleitet also die meisten Funktionsstörungen und verschwindet in der Regel mit der Beseitigung derselben; so sausen z. B. die Ohren fast bei jedem Schnupfen, weil dieser die Ventilation der Trommel und somit die Druckverhältnisse ihres schallleitenden Conductors beeinträchtigt.

Dass ein Druck leichter Sausen hervorbringt, als Tönen und Klingen, liegt wohl darin, dass die cristae acusticae reizempfänglicher sind, als die widerstandsfähigere elastische zonula membranacea.

Deshalb beobachten wir Ohrentönen und Ohrenklingen allein sehr selten, und ob die Beobachtung richtig ist, dass solches als Arzneiwirkung nach Chinin und Morphium eintritt, lasse ich mindestens dahingestellt.

Jedenfalls kann aber von einer Intoxication des nervus acusticus keine Rede sein, denn warum soll Chinin die leitenden Nervenfassern des ramus cochlea intoxiciren, ohne die gleichgebildeten Nervenfasern des ramus vestibuli heimzusuchen?

Viel einfacher wäre die Erscheinung so zu erklären, dass eben der stärkere Gebrauch der Alkaloiden zu einer Hyperaemie des Periostes, also der klangempfindenden zonula membranacea, führe.

Das Ohrensausen, welches wir wahrnehmen, wenn wir eine grosse Muschel an unser Ohr legen, wird bedingt durch das bessere Leiten der in der Luft der Muschel vorhandenen Geräusche, Schwerhörende verspüren daher kein Sausen davon.

Was nun vom Ohrensausen gilt, gilt auch von der combinirten Empfindung des Heulens, Sprechens etc.; rieh tah eben der zweckwidrige Druck beide schallempfindende Organe gereizt.

Was die Behandlung der subjectiven Hörerscheinungen betrifft, so kommt es lediglich darauf an, ihre Grundursache, vor Allem den Sitz des zweckwidrigen Druckes zu erkennen, um diesen dann aufzuheben; so habe ich z. B. oft einfach durch Bepinselungen des ostium pharyngeum mittelst Solution Arg. nitri 0,6 : 30,0 durch eine dadurch erzielte bessere Athmung der Trommelhöhle, das Sausen vertrieben.

8) Einfaches räumliches Hören, Doppelhören.

Wir hören bekanntlich mit beiden Ohren einfach. Dies hat meines Erachtens darin seinen Grund, dass die Schwingungen der äusseren Luft nie gleich intensiv in beide Gehörgänge treten und wegen der Asymmetrie beider Organe nie gleich intensiv geleitet werden und reizen.

Es kommt aber von zwei qualitativ gleichen und nur quantitativ ungleichen Erregungen unsrer doppelseitigen Sinnesnerven immer nur der quantitativ stärkere allein zum Bewusstsein.

Wäre dem nicht so, so müsste ja z. B. ein Individuum mit einer defecten Trommelhöhle stets die Sprache doppelt, quantitativ verschieden hören, intensiver mit der normalen und weniger intensiv mit der defecten Trommelhöhle.

Wir hören mit einem Ohre ganz ebenso intensiv wie mit beiden, vorausgesetzt, dass der Schall der Richtung dieses einen entspricht; wir haben mit beiden Ohren nur den Vortheil, einen grösseren Hörkreis zu besitzen, mehr von allen Seiten hören zu können.

Sowie wir aber beider Augen bedürfen, um stereoscopischer, d. h. räumlicher zu sehen, so haben wir auch gewissermassen zwei Ohren nöthig, um räumlicher zu hören, d. h. um bestimmen zu können, aus welcher Richtung der Schall komme.

Daher verlieren einseitig Schwerhörige die Fähigkeit, die Richtung zu bestimmen, aus welcher der Schall kommt.

Einhörige klagen auch noch darüber, dass sie in einer Gesellschaft, wenn von allen Seiten durcheinander gesprochen wird, leicht betäubt werden und dann überhaupt schlecht hören.

Auch hält es schon schwer, bei verbundenen Augen mit Sicherheit anzugeben, wo eine Stimmgabel, die in der Nähe unseres Kopfes schwingt, tönt.

Als eine pathologische Erscheinung beobachten wir bisweilen bei einem erkrankten Gehörorgane ein vorübergehendes Doppelhören, doch nur für Töne und Klänge, nicht für Geräusche.

Die damit behafteten Individuen hören dann zwiefach, und zwar qualitativ verschieden, sowohl normal mit dem gesunden Ohre, als auch abnorm unter veränderter Klangfarbe mit dem erkrankten Ohre.

Zu erklären ist dieser Zustand höchst wahrscheinlich durch eine veränderte Spannung der einen zonula membranacea.

Wir beobachten daher dieses Symptom bei heftigen Entzündungen, bei Obstruktion einer Tuba, also bei einem abnormen Drucke, und es schwindet die Erscheinung mit deren Beseitigungen.

Eine andere Frage wäre nun noch die, wie verhält sich

9) Gehör zum Gefühl.

Die Vibrationen der uns umgebenden Luft, namentlich deren Erzitterungen, können so intensiv werden, dass sie gleichzeitig die Gefühlsnerven erregen.

Ebenso wie wir sie durch ein Kartenblatt verstärken können, um sie ohne Trommelhöhle dem festen Kopfe besser zuzuleiten, so haben wir nur nöthig, während des Gesanges ein Notenblatt mit den Fingerspitzen fest zu halten, um durch diesen Resonator eine Verstärkung der Vibrationsempfindung wahrzunehmen.

Setzen wir eine hochtönende Stimmgabel irgendwo auf die verschiedensten Körperstellen eines Taubstummen, oder eines hochgradig Tauben, so bekunden uns dieselben, dass sie davon eine Empfindung haben, während sie dieselbe verneinen, sobald wir die angeschlagene Stimmgabel auf den Schädel setzen.

Taubstumme zählen uns die Schläge einer Repetiruhr von allen Körpertheilen aus nach, nur nicht von den Kopfknochen; möglich, dass dort die Gefühlsnerven anderweitig endigen.

Hieraus folgt, dass Schwerhörige, die vom Kopfe aus eine schlagende Repetiruhr empfinden, deren Anschlag hören.

Bei Anaesthesieen der Hautnerven fehlt auch dem entsprechend die Vibrationsempfindung! —

IV. Vortrag.

Inhalt. Ueber Diagnostik im Allgemeinen. Funktionelle Diagnostik. 4 Kategorieen von Kopfknochenleitung. Schlussfolgerungen bei doppelseitig und einseitig Schwerhörenden. Temporäre Erscheinungen bei der Funktionsstörung. Besserhören beim Lärm. Untersuchung auf Simulation. Anatomische Untersuchung ohne Instrumente, der Ohrmuschel, des knorplichen Gehörganges des Pharynx und der Tonsillen.

Meine Herren!

Ich habe die pathologische Physik des Ohres so ausführlich besprochen, weil, wie Sie gleich sehen werden, dieselbe von grossem Werthe ist für

die Diagnostik.

An die sogenannten Diagnostica eines Organes dürfen wir wohl mit Fug und Recht die Ansprüche des Lebens erheben, dass deren logische Verwerthung uns in den Stand setzen soll, schon bei Lebzeiten die Ursache aller zweckwidrigen Erscheinungen zu erkennen, welche wir an einem Organe objectiv wahrnehmen können und über welche der Patient subjectiv Klage führt.

Wenden wir diesen rationellen Standpunkt auf die Otiatrie an, so überzeugen wir uns, dass hier im Grunde genommen für uns bei Lebzeiten nur wenige akustische Zweckwidrigkeiten sichtbar sind; deshalb können wir uns auch nicht befriedigt fühlen mit den beiden bisherigen Untersuchungsmethoden, dem Speculum einerseits und dem Catheter andrerseits, ohne darum abzuleugnen, dass deren sorgfältige Anwendung für jeden einzelnen Fall eine conditio sine qua non bleiben wird.

Mit dem Speculum werden wir natürlich immer die Grösse und Form erkennen können, den Inhalt und die Wandungen der Gehörgänge, die Defecte, Farbe, Richtung, sogenannten Collapsus, Hyperplasieen und Bewegbarkeit der Trommelfelle; da aber nicht alle isolirten Trommelfelle bewegbar und nicht alle collabirt erscheinenden wirklich collabirt, sondern auch unter Umständen individuell so gebildet sind, so können wir nur selten mit Sicherheit mangelnde Isolirung derselben erkennen; die Lage und Isolirung der Gehörknöchelchen aber, Adhaesivbildungen und feste Exsudate werden wir in der geschlossenen Trommelhöhle bei Lebzeiten selten sehen, und selbst bei geöffneter Trommelhöhle bleibt uns der Zustand der so wichtigen fenestrae stets unsichtbar.

Wenn wir den Catheter lege artis anlegen, ihn mit andringender comprimirter Luft füllen und unsern Gehörgang mit dem des katheterisirten Ohres durch einen Hörschlauch verbinden, so nehmen wir ein Geräusch wahr; wir werden uns aber später überzeugen, dass die Qualität und Quantität desselben im Maximum bedingt wird von der Form des ostium pharyngeum, der Lage des Catheters daselbst und der Stärke des Druckes, und nur minimal durch Zweckwidrigkeiten im Mittelohre.

Wenn wir durch den Catheter Luft pressen, so nehmen die meisten Patienten ein Vordringen der comprimirten Luft gegen das Trommelfell wahr, und mitunter können wir bei gleichzeitigem Speculiren eine Bewegung des Trommelfelles erkennen.

Hieraus folgt logisch, dass die Tuba wegsam war für comprimirte Luft, daraus folgt aber nicht, dass sie zweckdienlich ventilire bei der Athmung ohne vermehrten Druck.

Wir müssen also danach streben, das Gehörorgan noch in anderer Weise zu untersuchen und zwar vor Allem akustisch.

Auch die Aetiologie, der Zusammenhang des Gehörleidens mit dem ganzen Organismus, sowie der Eindruck des Patienten bleibt zu berücksichtigen.

Alle diagnostischen Erscheinungen können wir somit in vier Gruppen trennen, nämlich:

I. Akustische Erscheinungen des erkrankten Organs, d. h. dessen Hörerscheinungen, dessen Hörkraft.
II. Optische Erscheinungen, unserem Auge sichtbar mit oder ohne Hülfe von Instrumenten.
III. Specifische Erscheinungen, die nur beim Gehörorgan vorkommen, z. B. Catheterismus.
IV. Allgemeine pathologische Erscheinungen, z. B. Aetiologie.

1. Akustische Erscheinungen.

Hierher gehören die Erscheinungen der Kopfknochenleitung, der Trommelhöhlenleitung, der stabil und wechselnd gestörten Funktion, sowie des Hörens beim Lärm.

a) Kopfknochenleitung.

Normal hörend ist natürlich nur das Individuum zu nennen, welches Geräusche (Uhren) aus einer solchen Entfernung und Töne (Stimmgabeln) so lange vor dem Ohre hört, wie die bei weitem grössere Zahl gesunder Individuen.

Wenn sich normal Hörende die Gehörgänge fest verschliessen, so hören sie klar und deutlich den Tiktak einer an die Stirn gedrückten Ankeruhr, und wenn solches hier und da bei Jemandem nicht zutrifft, so liegt das nur daran, dass dessen sehr bewegbarer Trommelhöhlenconductor beim Verschluss einen zweckwidrigen Druck auf das Labyrinthwasser ausübt.

Die Schwingungen der an die Stirn gedrückten Uhr gelangen zum Labyrinthwasser, und zwar sowohl mit Hülfe der Trommelhöhle, als auch direkt durch die Knochen ohne Beihülfe dieser. Dass aber die Hülfe der Trommelhöhle hierbei eine ganz unwesentliche ist, geht zur Genüge daraus hervor, dass auch Schwerhörige mit defecter Trommelhöhle und mit so mangelhafter Conduction, dass sie eine Ankeruhr vor dem offenen Gehörgange nicht hören, überrascht sind, sie so klar von den Kopfknochen aus zu hören.

Das normale Hören eines Geräusches durch die Kopfknochen setzt also voraus: bewegbares Labyrinthwasser, normale Verhältnisse des membranösen Labyrinthes, der Otolithen, der cristae acusticae und des ramus vestibuli.

In gleicher Weise finden wir nun, dass normal Hörende und unter Umständen auch hochgradig Schwerhörige, die auf die Stirn gesetzte tönende Stimmgabel gleich lange langsam austönen hören. Diese müssen also intakte rami cochleae und resonirende zonula membranacea haben.

Letztere setzen aber wiederum ein resonanzfähiges Wasser voraus, also intakte Verhältnisse der fenestrae labyrinthi und somit auch eine Nachgiebigkeit der Luft vor diesen, d. h. eine normale Ventilation der Trommelhöhlen und zweckdienliche Tuben.

Untersuchen wir nun die Hörkraft doppelseitig Schwerhöriger bei geschlossenen Gehörgängen für Geräusche und Töne von den Kopfknochen aus, so treffen wir vier verschiedene Kategorieen,

α) solche, welche stossweise und periodische Schwingungen normal hören;
β) solche, welche beide Arten zu wenig hören;
γ) solche, welche stossweise zu wenig und periodische normal,
δ) solche, welche stossweise normal und periodische zu wenig hören.

b) Erscheinungen der Trommelhöhle.

Der akustische Werth einer zweckdienlichen Trommelhöhle besteht, wie vorgetragen, darin, dass Schwingungen fester Körper durch Luft und Trommelhöhle intensiver das Labyrinthwasser erregen, als dieselben Schwingungen fester Körper durch die Kopfknochen geleitet.

Bei normal funktionirender Trommelhöhle wird die leiseste Uhr, die wir noch durch die Kopfknochen hören, einen Meter weit vor den Gehörgängen gehört, und eine massive, langsam vertönende Stimmgabel halbmal länger vor dem Ohre, als vom Kopfe.

Untersuchen wir in gleicher Weise Schwerhörige, so finden wir einerseits solche, deren Hörkraft durch die Trommelhöhle in Relation zu der durch die Kopfknochen eine grössere, selbst eine normale ist, andrerseits solche, welche sie durch den Kopf viel besser hören, als durch die Trommel.

Durch Combination der Hörerscheinungen bei dieser doppelten

Prüfung sind wir nun in Betreff doppelseitiger Schwerhörigkeit zu folgenden diagnostischen Schlüssen berechtigt:

1) Doppelseitig Schwerhörige, welche Geräusche und Töne durch die Knochen normal percipiren, haben zweckdienliche rami acustici, zweckdienliche Contenta der Labyrinthe, eine resonirende zonula membranacea und in Folge deren zweckdienliche Labyrinthfenster und zweckdienliche Ventilation der Trommeln durch die Tuben, auch fehlt ein zweckwidriger Druck auf diese Theile.

Bei freien Gehörgängen kann also die Zweckwidrigkeit nur liegen im Conductor, Trommelfell und Gehörknöchelchen.

Normal resoniren kann es nie, denn sonst würde das Individuum ja nicht schwerhörig sein. — Einerseits treffen wir nun solche, deren Conductor weder Geräusche conducirt, nicht leicht bewegbar ist, noch auf Töne resonirt, nicht frei beweglich, nicht isolirt ist; in der Regel treffen wir diesen Zustand bei geschlossenen, in der Continuität intakten Trommelfellen, und deutet dieser Zustand immer in letzter Instanz auf mangelhafte Resonanz, mangelhafte Isolirung des Trommelhöhlenconductors; in der Regel wird dieser Zustand nur bedingt durch dessen Lageveränderung in Folge von Luftmangel, seltener durch Ablagerungen nach Exsudaten.

Andrerseits treffen wir hingegen solche, deren Conductor Geräusche normal conducirt, ohne auf Töne normal zu resoniren; bei näherer Untersuchung finden wir alsdann, dass bei normaler Lagerung und Isolirung der Gehörknöchelchen das Trommelfell defect ist, also ein Theil des Multiplicators für periodische Schwingungen fehlt.

Entweder ist dabei Otorrhoea zugegen, und dann ist der Rand des defecten Trommelfelles nicht angelöthet oder die stets vorhanden gewesene Otorrhoea sistirte, und dann ist in der Regel der Rand des Defectes angelöthet, aber so, dass dadurch die Isolirung des Conductors nicht beeinträchtigt wurde; löthet er sich hingegen zweckwidrig an, so werden auch Geräusche schlecht conducirt. Dies ist denn auch der Grund, weshalb viele Individuen während ihrer Otorrhoea besser hörten, als nachdem diese akustisch zweckwidrig sistirte.

Sie sehen also, meine Herren, wie wiederum pathologische

Anatomie und pathologische Physik sich beim Ohre bestätigen, sobald man es nur versteht, die Ergebnisse der Ersteren dem Lebenszwecke des Organes gemäss zu deuten.

Alles im Leben ist ja Relation.

2) Schwerhörige, welche Geräusche und Töne per ossa zu wenig percipiren, haben Zweckwidrigkeiten im ganzen nervus acusticus, oder innerhalb des Labyrinthes.

Bald handelt es sich um vollkommene Anaesthesieen, dann aber ist in der Regel eine Meningitis vorangegangen, bald um Schwellungen des Periostes, dann ist in der Regel Syphilis, resp. akutes Fieber nachzuweisen und in Relation zum Hören per ossa, das Hören per cavitatem wegen deren Normalität ein normales, bald handelt es sich um eine langsame Abnahme des Gehörs per ossa, bei gleichzeitigen zunehmenden Störungen der Trommelhöhle; alsdann haben Letztere regulariter zu zunehmend zweckwidrigen Lageveränderungen exceptionell zu morphologischen Veränderungen der Labyrinthcontenta geführt, bald endlich tritt diese Erscheinung plötzlich auf, ohne angedeutete aetiologische Momente, und dann handelt es sich um Tubenverstopfung und gesteigerten Druck.

3) Individuen, welche Geräusche per ossa zu wenig, resp. nicht percipiren, Töne und Klänge aber normal, haben sicherlich eine resonirende zonula membranacea mit deren nothwendigen Attributen: zweckdienlichen Labyrinthfenstern und Tuben —, es handelt sich nur um Zweckwidrigkeiten innerhalb des Labyrinthes mit Ausschluss der Schnecken, resp. um solche des ramus vestibuli. Natürlich sind diese verschiedener Natur, doch lehrt die Erfahrung des Lebens folgendes:

Solche Individuen haben mitunter eine normale Resonanz ihrer Trommelhöhlen, hören die Sprache ausreichend und erfahren erst durch Zufall ihren Gehörmangel; in diesem Falle handelt es sich um angeborene Defecte, höchst wahrscheinlich der crista acustica —, oder solche Individuen bemerken allmälig mit dem Alter eine kaum wahrnehmbare Abnahme des Sprachverständnisses, doch eine bedeutende für die Uhr; alsdann ist die Ursache höchst wahrscheinlich eine Krankheit des Alters, nämlich schwächere Athmung der Trommelhöhle, dadurch bedingte veränderte Lage der Knöchelchen, doch so, dass sie selbst nicht an

Isolirung verlieren, sondern nur fehlerhaft auf das Labyrinthwasser drücken. Oder dieser Zustand ist ein vorübergehender, meist einseitiger im Zusammenhange mit Entzündungen (furunkeln), Infiltrationen der äusseren Theile, und dann bewirkt die Infiltration ebenfalls ein Einwärtsdrängen des Steigbügels, eine Excavation der weichen, nachgiebigen crista acustica bei Integrität der widerstandsfähigeren elastischen zonula membranacea, doch wird mit dem Nachlass der Lageveränderung des Trommelfelles, unter Abnahme der Entzündung, auch wieder die Lage der basis stapedis zweckdienlich; unter Umständen kann freilich der vorübergegangene fehlerhafte Druck zu dauernder Zweckwidrigkeit, z. B. Resorption der crista acustica geführt haben.

4) Selten treffen wir Individuen, welche bei normaler Perception der Geräusche per ossa, Töne und Klänge nicht per ossa percipiren.

In den beobachteten Fällen war in Relation hierzu auch die Resonanz der Trommel beeinträchtigt und das Sprachverständniss ein geringes.

Es ist wohl unstatthaft, anzunehmen, dass es sich nur um eine Anaesthesie des einen ramus cochlea bei Integrität des ramus vestibuli handle; ein zweckwidriger Druck kann auch nicht lasten, doch kann er vorübergehend gelastet und, was wir beim Druck so häufig finden, zur Atrophie und zwar hier einmal zur Atrophie der zonula membranacea geführt haben.

Sublata causa non semper tollitur effectus, lehrt das organische Leben. Auch kann es sich in diesen Fällen handeln um Mangel an Resonanz des Labyrinthwassers in Folge von Gewebsveränderungen der membranae an den fenestrae.

Was die einseitige Schwerhörigkeit betrifft, so ist dieselbe bei offenen Gehörgängen zu untersuchen.

Wenn wir von der einseitigen, leicht zu diagnosticirenden Schwerhörigkeit abstrahiren, welche bedingt wird durch einseitige Cerumenablagerungen, durch einseitige Defecte in der Trommel bei vorhandenen oder vorangegangenen Otorrhoen, oder sich sofort verliert mit dem Einblasen von Luft, also von Unwegsamkeit der Tuba herrührt, so treffen wir 2 Arten, deren funktionelle Erscheinungen per ossa differiren.

1) solche, welche die auf die Stirn gedrückte Ankeruhr nur nach der gesunden, die Stimmgabel hingegen nur nach der kranken Seite hin hören.

Diese haben sicherlich normal funktionirende Schnecken, Labyrinthfenster und Tuben.

In der Regel funktionirt dabei die Trommel normal, und ist der Zustand eingetreten während eines Furunkels oder sonstiger Belastungen des Organes; in der Regel schwindet mit dieser Ursache die Erscheinung und ist eben nur zu erklären als ein zweckwidriger Druck, der sich bis auf die crista acustica extendirt, mitunter aber bleibt die Erscheinung auch nach dem Schwinden des Druckes, nun, dann hat eben der gewesene Druck bleibende Zweckwidrigkeiten der cristae bedingt.

2) Solche, welche die Stimmgabel nur nach der gesunden Seite hören, die Uhr hingegen bald so, bald so.

Diesen Zustand treffen wir häufig vorübergehend während eines Schnupfens, namentlich bei Influenza, und wird bedingt durch mangelnde Ventilation der Trommel.

Mitunter aber bleibt er nach wiederhergestellter Ventilation und hat dann eine traurige Prognose, denn es handelt sich nun um fehlerhafte Isolirung des Trommelhöhlenconductors und um bleibende Lageveränderungen, resp. Ernährungsstörungen im Labyrinthe.

Natürlich giebt es auch doppelseitig Schwerhörige, welche auf jedem Ohre einen verschiedenen Process haben, die Stimmgabel per ossa mehr nach der einen, die Uhr mehr nach der anderen Seite hin hören, ebenso auch vor dem Ohre einerseits weiter die Uhr, andrerseits länger die Stimmgabel; das besser Hören der Sprache fällt dann aber immer zusammen mit dem länger Hören der Stimmgabel vor dem Ohre.

Es sei fern von mir, die Ihnen soeben vorgetragene funktionelle Diagnostik des Ohres für die allein seligmachende zu halten, aber eine gewisse Berechtigung hat sie. Sie werden sich überzeugen, dass diese Diagnostica wie alle andern, unter Umständen allein durchschlagen, unter Umständen erst die Bedeutung erhalten im Zusammenhange mit anderen.

c) Die temporären Erscheinungen der gestörten Funktion.

Die Funktionsstörung ist entweder eine dauernde oder eine wechselnde; die dauernde verharrt entweder auf ihrer Höhe, ist ein vitium, oder sie nimmt progressiv zu, resp. ab, ist ein Process; bei der wechselnden tritt mit dem Wechsel zum Besseren entweder das volle, oder nur ein besseres Gehör ein unter gleichzeitigen verschiedenen Erscheinungen.

Dauernde, stabile Funktionsstörung treffen wir z. B. beim membranösen Verschluss des Gehörganges, bei Defecten im Trommelfelle oder einzelner Gehörknöchelchen, bei dauernden Isolirungsstörungen durch Adhaesivbildungen, sowie bei Atrophieen der Nervenhäute.

Dauernde, wachsende Funktionsstörung deutet in der Regel auf eine andauernde fehlerhafte Ventilation, Athmung und Ernährung der Trommel und fehlerhafte Lage ihres Conductors.

Langsam mit den Jahren abnehmende Funktionsstörung treffen wir einerseits bei plötzlicher Taubheit nach heftigen Erschütterungen, andererseits bei Individuen, die im Kindesalter an scrophulösen Rachenkatarrhen und Hyperplasieen der Tonsillen, die allmählich schwanden, gelitten haben. Plötzliches Wiedereintreten der Funktion deutet bei freien Gehörgängen auf eine plötzlich wieder eingetretene zweckdienliche Lage des Trommelhöhlenconductors. Zeitweise Funktionsstörungen treten unter sonstigem normalen Gehör auf bei bewegbaren Hindernissen in den Hörhöhlen, Cerumenansammlungen im äusseren Ohre, Schleimanhäufungen im ostium pharyngeum.

Wechselnder Grad von Funktionsstörung deutet darauf hin, dass neben den bewegbaren Zweckwidrigkeiten noch unbewegbare vorhanden sind.

Einen solchen treffen wir bei Otorrhoea, je nach dem Grade der Secretionen, bei dislocirten Knöchelchen, je nach der besseren Lage und Unterstützung derselben, sowie bei einem vitium in der Trommel solcher Individuen, die leicht an Erkältungen und damit in Verbindung stehender vorübergehender, zweckwidriger Ventilation leiden.

Hieran schliesst sich das sogenannte

Besser hören beim Lärm.

Normal Hörende verstehen während des Lärmes, z. B. am Strande, im Walde, beim Winde, in Fabriken, Concertsälen u. s. w. in der Regel die Sprache ihrer Mitmenschen schlechter, weil durch die gleichzeitigen anderweitigen Schwingungen der äusseren Luft Interferenzen erzeugt werden.

Wir bemühen uns daher auch nolens volens beim Lärm lauter zu sprechen.

Caeteris paribus hat nun der Schwerhörende einen doppelten Vortheil: weniger Interferenz und lauteres Ansprechen, und so vermeint er denn besser zu hören.

Die einfache Untersuchung mit einer Uhr ergiebt, dass normal Hörende während des Lärms dieselbe nur ebenso viel Zoll weit hören, als in der Ruhe Meter weit; Schwerhörende hingegen beim Lärm und in der Ruhe gleich weit.

Ausgenommen sind nur solche Schwerhörige, deren Trommelhöhlen zweckdienlich leiten, und diese Ausnahme ist eine ungemein seltene, weil, wie die Sectionen das Leben bestätigen, nur selten, etwa 1 % bei Schwerhörenden, wozu Taubstumme nicht zu rechnen sind, intakte Trommelhöhlen angetroffen werden.

Und so wird denn diese einfache Erscheinung des Lebens zum klaren Diagnosticon für das pathologische Leben:

„Schwerhörige, welche beim Lärm besser zu hören vermeinen,
„sind nie nervös Schwerhörige.“

Lebendiges wird am Besten durch Lebendiges belehrt!

Bevor wir die funktionelle Diagnostik verlassen, wollen wir noch

die Untersuchung der Simulanten

besprechen, weil deren Entlarvung allein durch diese geschieht!

Simulanten treffen wir seltener im bürgerlichen Leben, häufiger im militärischen an, — in der Regel geben diese Individuen vor, beiderseitig taub zu sein, seltener einseitig nichts zu hören.

Sie wissen, dass Alle, normal, wie schwer Hörende, mit Ausnahme derer, die zufällig an Anaesthesieen leiden, den Schlag einer Repetiruhr und den Ton einer Stimmgabel von allen Körpertheilen, mit Ausnahme des Kopfes, empfinden, d. h. fühlen, und dass Alle, mit Ausnahme hochgradig Tauber, solche vom Kopfe aus zwar gleichfalls empfinden, aber nicht fühlen, sondern hören.

Wenn Sie nun bei doppelseitigen Simulanten damit beginnen, Uhr und Stimmgabel zuerst an die Stirn zu drücken, so werden dieselben natürlich davon keine Empfindung haben wollen, und darin könnten sie ja Recht haben; wenn wir nun aber Beides an andere Körpertheile drücken, so verneinen sie auch von dort jede Empfindung, denn sie fürchten sich, diese nothwendige Gefühlsempfindung einzugestehen, weil sie nicht zwischen Gefühls- und Gehörsempfindung zu unterscheiden verstehen.

Einseitig Schwerhörige werden bekanntlich von der Stirn aus die Stimmgabel meist nach der kranken Seite hin hören, einseitige Simulanten werden dies natürlich nie zugeben.

Wir wissen, dass wir bei fest verschlossenem Gehörgange noch mittelst der Luft und Kopfknochen eine Repetiruhr zimmerweit, eine Spieldose fussweit hören; dasselbe muss ja der Fall sein, so lange als auch nur 1 Ohr normal funktionirt, mag das andere absolut taub sein, oder nicht.

Stellen wir nun einen einseitigen Simulanten in die Mitte eines grossen Saales, heissen ihn, sein taubes Ohr fest zu verschliessen und das gute offen zu halten; jetzt lassen wir die Repetiruhr etwa 10 Fuss seitwärts vom gesunden Ohre schlagen, so wird er uns die Schläge nachzählen; jetzt heissen wir ihn das gute Ohr verschliessen, das taube öffnen, gehen nach der angeblich tauben Seite und lassen dort in der Entfernung von 10 Fuss die Uhr schlagen, so wird er sie nicht hören wollen, weil er glaubt, sie mit dem tauben Ohre zu hören; er negirt die nothwendige Gehörsempfindung.

Mir hat diese Untersuchungsmethode, namentlich bei doppelseitigen Simulanten, stets gute Dienste geleistet.

Betrachten wir jetzt die optischen Erscheinungen.

II. Die anatomische Diagnostik.

Bald genügt dazu unser Auge allein, bald müssen wir Instrumente benutzen. Wir beginnen mit

a) der Ohrmuschel,

deren Untersuchungsmethode nichts Specifisches bietet; wir beachten genauer deren Umgebung, den processus mastoideus zygomaticus und die pars squamosa, indem wir diese Theile anklopfen, um deren Schmerzhaftigkeit zu beurtheilen.

Sind Fistelöffnungen vorhanden, so suchen wir, bevor wir sondiren, deren Richtung durch laue Einspritzungen zu erkennen; wir prüfen ferner die cavitas glenoidalis, den Zustand der Parotis und gehen dann über zu

b) dem knorpligen Gehörgang.

Um ihn besser inspiciren zu können, haben wir nur nöthig, die Ohrmuschel mit Daumen und Zeigefinger der einen Hand nach hinten abzuziehen und zu heben und mit denen der andern Hand den Tragus nach vorn abwärts zu drücken; sehen wir dabei Verwachsungen, so ist es gerathen, vorerst deren Natur mittelst Fischbeinsonden festzustellen, bevor man an deren Entfernung geht; die Deutung aller sonstigen wahrnehmbaren Erscheinungen ist einfach, und wir betrachten daher gleich

c) den Pharynx.

Es genügt vorerst, die Patienten laut und lange a singen zu lassen, resp. deren Zunge kräftig herabzudrücken.

Oft fällt uns sofort die schiefe Richtung der hinteren Pharynxwand auf, deren Grad oft exorbitant ist, so dass die Rosenmüller'sche Grube auf der einen Seite ganz verschwindet und auf der anderen Seite zollweit wird; ebenso häufig sehen wir auch den oberen Theil mit dickem, zähem Schleim vollgepfropft.

Wir beachten genau den Zustand seiner Schleimhaut: bald finden wir sie dünn, venös, trocken, bald im Gegentheil auffallend dick, infiltrirt, schlüpfrig, mit Schleim bedeckt, so dass wir sofort auf die Vermuthung kommen, dass hier die Grundursache des Gehörleidens zu suchen sei; mitunter treffen wir selbst Granulationen, Polypen und furunculöse Abscesse.

Was endlich

d) die Tonsillen

betrifft, so bezweifle ich, dass deren Hyperplasie allein durch mechanischen Verschluss des ostium pharyngeum Taubheit bedinge, dagegen sprechen die anatomischen Verhältnisse und das endemische Vorkommen von mächtigen Tonsillen, die geradezu den provinziellen Dialekt bestimmen; wohl aber treffen wir chronische Hyperplasieen bei allen Kindern, welche an scrophulösem Rachenkatarrh leiden, wo dann dieser die Taubheit bedingt, und akute Tonsillenabscesse führen zu leicht zu Infiltrationen ihrer Umgebung und somit zum Zusammenschnüren des mittleren, halb häutigen Tubenkanals, zur Athmungsnoth der Trommel.

Wir beobachten ja, wie in gleicher Weise mächtige Nasenpolypen der mittleren Nasengänge ebenfalls durch Athmungsnoth der Trommel Schwerhörigkeit bedingen, welche sich verliert mit deren Extraktion.

Auch ist es statthaft, anzunehmen, dass diese Geschwülste die Schleimhaut belasten und diese Belastung ähnlich durch Erstreckung der Belastung durch fehlerhaften Zug auf die Schleimhaut der Trommelhöhlen, ihren Ausläufern, zweckwidrig wirken, Lageveränderungen des Conductors bedingen, wie Belastungen der äusseren Haut, z. B. Furunkeln.

Die feinsten physikalischen Instrumente, die zartesten Reagentien sind unsere Sinnesorgane.

V. Vortrag.

Inhalt. Wesen des Speculums, dessen Farbe, Stoff, Weite, Form. Lichtquellen, natürliches, künstliches Licht, Technik des Gebrauches. Wahrnehmbare Erscheinungen im Gehörgange bei normal und bei Schwerhörenden, — desgleichen am Trommelfelle, dessen Situs, Microscopi, normales Trommelfell, Trübungen, Beleuchtungsbilder bei Schwerhörenden.

Meine Herren!

Heute haben wir eine von Alters her bekannte Untersuchungsmethode zu besprechen, nämlich die mit dem sogenannten

Ohrenspiegel.

Wir haben hierbei zu berücksichtigen die Wahl desselben, des sogenannten Speculums, die Wahl der Lichtquelle, die technische Anlegung und die für den Zweck des Organes geeignete Kritik aller hierbei wahrnehmbarer Erscheinungen, namentlich ihre Genesis.

a) Speculum.

Dasselbe hat den Zweck, uns die tiefer gelegenen Theile des Gehörganges, das Trommelfell, sowie unter Umständen einzelne Theile der Trommelhöhle sehrecht zu machen; es spielt dabei nur die Rolle eines Direktors und nicht eines Reflektors der Lichtstrahlen, so dass Farbe und Glanz seiner inneren Wandungen ohne Belang ist.

Da der knorplige Gehörgang in der Regel weiter als der

beginnende, überhaupt nicht dilatirbare knöcherne ist, so dürfte ein geschlossenes Speculum den zangenförmig dilatirenden vorzuziehen sein, mit Ausnahme jener wenigen Fälle, wo der knorplige, dilatirbare durch Fettpolster verengt ist.

Specula mit runder Oeffnung bleiben für die Mehrzahl der Fälle den elliptischen vorzuziehen; in Betreff ihrer Masse empfiehlt sich am Besten Hartkautschuk.

Die Anlegung eines solchen verursacht in Relation zu dem metallenen weniger Empfindung, weniger Kältegefühl, und lassen sich dieselben schnell reinigen; endlich in Betreff ihrer Form scheinen mir die ganz conischen nicht so angenehm für den Untersucher zu sein, als die nach oben etwas geschweiften.

Zweckmässig ist es, deren 3 zu besitzen, von verschiedener Weite, in einem passenden Kaliber, bei gleicher Höhe von circa 4 Centimeter.

b) Lichtquelle.

Als Lichtquelle benutzen wir natürliches, oder auch künstliches Licht, klares Tageslicht, und falls dieses trübe ist, reflektirtes, — wohl dem, welchem stets ein Sonnenstrahl zur Verfügung steht.

Das künstliche Licht muss vor Allem höher stehen als das zu untersuchende Ohr, da bei der Untersuchung der Kopf nach der entgegengesetzten Seite geneigt wird; der Hauptstrahl muss schräg hineinfallen.

Am Zweckmässigsten bleibt eine stellbare Gasflamme, resp. Lampe; der feste Punkt muss an der Decke sein und sich diese nach der Höhe des Patienten herunterschieben lassen, — unten muss der Untersucher freien Spielraum haben und alles Unnütze, wie Reflektoren, vermeiden.

Ein kräftiger, direkter Lichtstrahl bleibt immer vorzuziehen; einen solchen ungemein intensiven kann man sich einfach verschaffen: Sie lassen sich einen Cylinder von circa 10 Centimeter Durchmesser und 20 Centimeter Höhe anfertigen aus innen plattirtem Kupferblech, wie Sie in den Schauläden dergleichen sehen können. Dieser Cylinder wird um den der Gasflamme, resp. der Oellampe befestigt und hat an einer Seite eine Oeffnung von 6—7 Centimeter Weite. Diese wird ausgefüllt von einer kräftigen, dicken, biconvexen Linse, die um ihre Axè etwas drehbar und in solcher Höhe angebracht ist, dass dahinter die leuchtende Flamme ihre grösste Beleuchtungskraft hat.

Sie werden bei unseren klinischen Uebungen staunen über die Intensität dieser Beleuchtung und deren Bequemlichkeit.

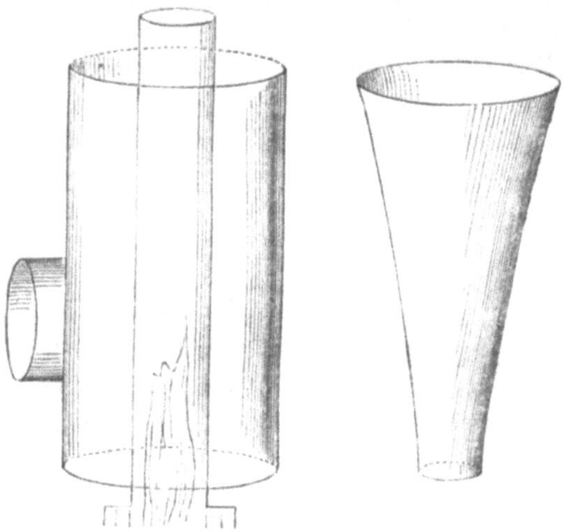

Fig. IV.

Untersuchungen am Krankenbette sind relativ seltener; es genügt ein Stückchen Wachsstock, das wir an die pars squamosa kleben und dessen Licht wir mittelst Reflektoren in den Gehörgang reflektiren; bei der geringen Entfernung und Begränztheit des Objektes ist schon diese Lichtquelle bei akuten Krankheiten ausreichend.

c) Technik.

Hauptsache bleibt die zweckmässige Anlegung des Speculums.

Der äussere Gehörgang hat im knorpligen Theile ziemlich die Richtung von unten nach oben bis zum beginnenden, engeren, knöchernen, welcher sich wiederum von oben nach unten und dabei nach vorn erweitert.

Ziehen wir also die Ohrmuschel nach hinten und oben kräftig ab, so machen wir aus dem ganzen Gehörgange einen Kanal mit nur einer Richtung von oben, hinten, aussen (o h a) nach unten vorn, innen, gewissermassen von den Schläfen zur Nase.

Bei diesem Zuge entfernt sich der knorplige vom knöchernen Gehörgange, und können wir nun den knorpligen über ein möglichst weites Speculum aufziehen, ohne den empfindlichen knöchernen Gehörgang zu berühren.

Hierin allein beruht die Geschicklichkeit, keine Schmerzen zu verursachen; so lange der knorplige Gehörgang nicht entzündet ist, entstehen die Schmerzen beim Untersuchen immer nur durch das Hineinbohren gegen das Periost des beginnenden knöchernen Gehörganges, was durchaus unstatthaft ist.

Bei geräumigen, weiten Gehörgängen ist die Speculation unter jeglicher Lichtquelle eine leichte und werthvolle; je enger die Gehörgänge sind, desto schwieriger wird es, eine klare Uebersicht zu gewinnen.

d) Wahrnehmbare Erscheinungen.

Um den diagnostischen Werth der optischen Erscheinungen im Ohre für's Leben richtig zu beurtheilen in Betreff ihrer Zweckwidrigkeit, müssen wir immer erst fragen, ob wir denn nicht auch dieselben Erscheinungen bei zweckdienlichen Gehörorganen wiederfinden. Hic haeret aqua.

„Nur die Fülle führt zur Klarheit“, sie allein ist im Stande, zwischen normaler Individualität und pathologischer Zweckwidrigkeit zu unterscheiden.

Was zweckdienlich ist, ist normal, ist gesund für den individuellen Fall.

Betrachten wir nämlich den knöchernen Gehörgang normal Hörender, so finden wir dessen räumliche Verhältnisse, Tiefe, Richtung, Windung, Weite ausserordentlich verschieden, einfach bedingt durch das individuelle dicke Wachsthum des Knochens und bei Kindern enger, bei Greisen weiter.

Auch die Gefässverbreitung ist eine sehr abweichende; bei Kindern ist der hintere, obere Theil auffallend geröthet, bei Erwachsenen weniger, doch mitunter eine prägnante Röthe durch den ganzen Gang bemerkbar. Die starke Röthe bei Kindern dürfte darin ihren natürlichen Grund haben, dass bei ihnen der Gehörgang noch wächst.

In der Regel zeigt die auskleidende Membran eine gewisse Geschmeidigkeit und fettigen Glanz, oft ist sie trocken, schilferig mit quantitativ äusserst verschiedener Cerumensecretion, bei Kindern von katarrhalischer Constitution nimmt sie leicht den Charakter einer Schleimhaut an; selbstverständlich treffen wir auch hier, wie überall in der Luft, Sporen von Pilzen, zumal wenn abgestorbene Zellen, die den Pilzen zur Nahrung dienen, vorhanden sind.

Bei Schwerhörenden treffen wir unter Umständen dieselben Erscheinungen, unter Umständen besondere, nämlich Unwegsamkeit, bedingt durch fremde Körper, Cerumensecretion oder Residuen vorangegangener Otorrhoen, circumscripte Entzündungen (Furunkel), oder diffuse mit deren Ausgängen in Exsudaten, selten fibrinöse, meist serös albuminöse, Otorrhoen ohne oder mit Excrescenzen, Granulationen oder Polypen, selten membranöse Gerinsel, specifische Tumoren, Erweiterungen, Usuren der membranösen Decke.

Um die

Erscheinungen am Trommelfell

richtig zu deuten, müssen wir vorerst dessen Situs und Struktur genauer beschreiben.

Der knöcherne Gehörgang hat ungleich tiefe Wandungen, seine vordere ist am längsten, dann kommen die untere, hintere und zuletzt die obere (vuho); diese Wandungen endigen mit einem Falze, sulcu tympani, worin eben das Trommelfell ausgespannt ist, in Folge dessen bildet das Trommelfell mit dem Gehörgange einen Neigungswinkel von individuell verschiedener Grösse, bei Kindern liegt es mehr horizontal, bei Erwachsenen mehr vertikal.

Der sulcu tympani ist oben defect, und diesen Defect überragt das Trommelfell, so dass dasselbe gewissermassen aus einem grösseren kreisrunden Abschnitt besteht, auf welchem oben ein kleiner dreieckiger sitzt, und somit das Trommelfell höher als breiter wird.

Wir wissen bereits, dass das Trommelfell aus drei Lamellen besteht, die vordere, meist epidermoidale, und die innere epitheliale sind geschlossen; die mittlere ist in der Mitte defect, darinnen bewegt sich das manubrium des Hammers, welches somit nur mit der äusseren und inneren verwächst.

Das manubrium beginnt im defecten Annulus tympani mit einem in den Gehörgang vorspringenden kleinen Fortsatz, ändert alsdann seine Richtung, insofern es nach der Trommelhöhle zu einspringend herabgeht, während sein Ende sich wieder nach dem Gehörgange zuwendet; das Trommelfell muss sich diesen Biegungen accommodiren und hat daber, vom Gehörgange aus betrachtet, beifolgende Neigung (Fig. 5).

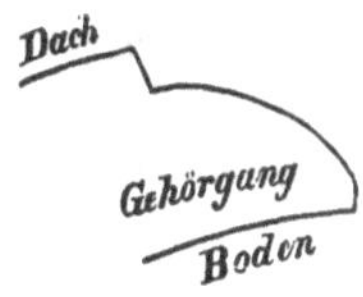

Fig. V.

Das manubrium reicht bis etwa über die Mitte des Trommelfelles und theilt somit das Trommelfell in drei Abschnitte, einen vorderen, einen hinteren, einen unteren, deren Grössen sehr variiren.

Da das manubrium in der Regel von oben und vorn nach hinten und unten verläuft, so ist in der Regel der hintere Abschnitt bedeutend kleiner, doch beobachten wir gerade das Gegentheil, unbeschadet seiner zweckdienlichen Funktion.

Was die 3 Lamellen des Trommelfelles speciell betrifft, so besteht die äussere aus einer dünnen Epidermislage, eine Fortsetzung der Epidermis des Gehörganges, und von der oberen Wand desselben geht ein Cutisstreifen von verschiedener Mächtigkeit auf das Trommelfell längst dem Hammergriffe über; derselbe führt auch mit sich die den Hammergriff begleitenden Gefässe und Nerven, doch sind diese Cutiselemente oft verschwindend klein, je stärker die Cutis am Trommelfell entwickelt, desto unsichtbarer wird das manubrium, desto weniger ist das Trommelfell durchscheinend, wie es für gewöhnlich allein der obere dreieckige Theil ist.

Desgleichen besteht die innere Lamelle aus einer zarten, geschichteten Epithelialmembran, einer Fortsetzung des auskleidenden Epithels der Trommelhöhle.

Die mittlere Schicht ist die mächtigste, sie besteht aus festem

Bindegewebe mit überwiegender Intercellularsubstanz bei geringer Anzahl von Bindegewebskörperchen, welche denen der Cornea am meisten gleichen. Sie ist, wie schon gesagt, in der Mitte defect, damit das manubrium Spielraum für seine Drehbewegungen hat, sie ist ferner ungleich dick, am mächtigsten am Umfange als annulus cartelagineus, sie zeigt einen faserigen Bau und lässt sich in eine radiane, mehr speichenartige, und eine circuläre Lamelle zerlegen. Das Trommelfell hat keine contractilen Fasern, auch keine Muskelfasern, es ist eine thierische Membran und als solche, wie alle, sehr elastisch. Indem aber die Cutiselemente ungleich vertheilt sind und die Bindegewebsschicht ungleich mächtig ist, stellt das ganze Trommelfell eine stellenweise ungleiche, doch heterogene Membran vor, mit stellenweise verschiedenem Eigentone, wodurch ihre Resonanz für alle Töne eine möglichst zweckdienliche ist.

Als Vorbild hat sich gewissermassen der Flügelbauer ein solches Trommelfell genommen, indem er den Resonanzboden aus verschiedenen Holzplatten zusammensetzt; er wählt eine andere für den Diskant, als für den Bass.

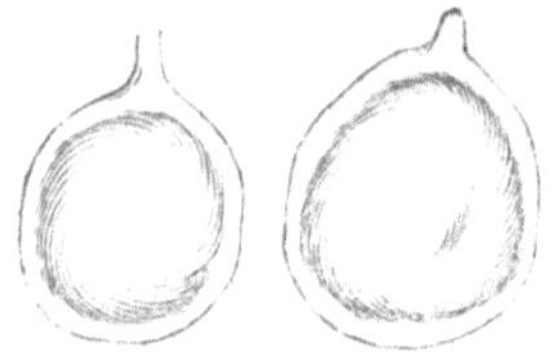

Fig. VI.

Will nun ein Anfänger die Speculation des Trommelfelles erlernen, so wird er gut daran thun, den Hammer als Anhaltspunkt zu benutzen, und nur dann annehmen ein Trommelfell vor sich zu haben, wenn er das manubrium erblickt, es sei denn, dass das ganze Trommelfell mit dem Hammer ulcerirt wäre. Anfänger nämlich dirigiren das Speculum in der ersten Zeit leicht gegen die längere, vordere Wand des Gehörganges und halten solche für ein Trommelfell, oder verwechseln dieses mit Bindegewebs-Neubildungen, die den äusseren Gehörgang gleich wie ein Trommelfell abschliessen können.

Haben wir aber das Manubrium erblickt, so erscheint uns bei guter Beleuchtung und guter Kopflage, bei günstiger Weite des Gehörganges das Trommelfell im Hintergrunde in der Regel bei normal Hörenden als

„eine zarte, durchscheinende, straffe, fettige, blasenartige Haut, „wie eine mit Luft gefüllte Schwimmblase eines Fisches, die „mit zwar glatter, doch unebener, in einander fortgehender Ober- „fläche wie in einem Rahmen ausgespannt ist und an welcher „wir stellenweise verschiedene Färbungen und Contouren erblicken.

Beleuchten wir jetzt den dreieckigen oberen Theil des Trommelfelles im defecten sulcus tympani genauer, so sehen wir daselbst eine intensive, diffuse Röthe, von Gefässen herrührend, und aus diesem röthlichen Kranze nach aussen eine kleine Hervorragung mit knopfartiger, gelblicher Spitze, den proc. brevis mallei, auch Umbo genannt; senken wir darauf das Speculum, so sehen wir nach unten und einwärts das gelbweissliche Manubrium als einen deutlichen Strang mit seinem etwas angeschwollenen, keulenförmigen, gelblichen Ende.

Von dieser Stelle nach vorn und unten erscheint ein Lichtkegel, etwa von der Grösse einer kleinen Perle; das Trommelfell ist hier am durchscheinendsten, am meisten nach innen gezogen und bildet daselbst gewissermassen einen Concavspiegel en miniature, der das einfallende Licht reflektirt; von dort nach dem unteren Rande des Trommelfelles zu ist es dann wieder etwas nach aussen hervorragend.

Ebenso können wir nach allen Seiten die Einsetzung des Trommelfelles erblicken. In einigen Fällen endlich sehen wir zu beiden Seiten des Manubriums zwei strangartige Gefässe verlaufen, mehrfach hingegen nur einen.

Dies wäre im Allgemeinen der Anblick, den ein von den Otologen, welche dem rein anatomischen Standpunkte huldigen, „sogenanntes normales Trommelfell“ liefert.

Wir finden nun aber, dass ein Trommelfell bei normal Hörenden, unbeschadet seiner Zweckdienlichkeit, einen sehr verschiedenen Neigungsgrad, einen sehr verschiedenen Concavitätsgrad und sehr verschiedene Gefässverbreitung und Trübungen haben kann. Wir finden ferner, dass der Lichtkegel sehr wankelmüthig ist, unbeschadet der Funktion ganz fehlt und an seiner Stelle sich eine gelbliche, linsenförmige, circumscripte Trübung (vielleicht herrührend von Fettmetamorphose) einstellen kann; unter meinen Augen habe ich mehrfach einen solchen Lichtkegel sich bilden sehen als Neubildung nach Usuren des vorhanden gewesenen Trommelfelles.

In manchen Fällen ist freilich das sogenannte „normale Trommelfell" so zart und transparent, dass man deutlich den langen Schenkel des Ambosses, das sich hervorwölbende Promontorium und die darauf liegende röthlich-gelbe auskleidende Membran der Trommelhöhle hindurchsehen kann, aber unbeschadet der Funktion sehen wir das Trommelfell im verschiedensten Grade getrübt, bald inselartig, bald mehr gleichartig, auch stellenweise verkalkt.

Bei diesen Trübungen der Trommelfelle „normal Hörender" wird bald die Aussicht auf den Hammer erschwert, und dann handelt es sich wohl mehr um Trübungen, die von der Epidermis ausgehen, wie z. B. fast jedesmal nach dem Eintröpfeln von Oleum amygdalarum dulcium, oder die Aussicht auf das Manubrium wird verbessert, dann gehen die Trübungen von der hinteren Epithelialschicht aus, vielleicht handelt es sich dann um einen stärkeren Verbrauch, leichteren Zerfall des Epithels, oder die Aussicht auf das Manubrium bleibt dieselbe, wie z. B. bei alten Leuten, und dann sitzt die Ursache der Trübung vielleicht in der mittleren Schicht, in Transformirung der Intercellularsubstanz mit Veränderung der Bindegewebskörperchen oder einfach in Sclerotisirung.

Niemals aber kann bei normal Hörenden eine Trübung bedingt sein durch Luftmangel und durch Verlöthungen, denn unter diesen Bedingungen ist ja das Trommelfell ein zweckwidriges, und ein normales Gehör ein nonsens für jeden Naturforscher, da sie ja Alle der Glaube an eine mechanische Weltordnung zur weiteren Forschung ermuthigt.

Eine gleiche Verschiedenheit zeigen die Trommelfelle normal Hörender in Betreff ihrer Beweglichkeit.

Bald finden wir sie so beweglich, dass die geringste Compression der Luft im Pharynx bei zugehaltenem Munde und Nase dieselbe sichtbar nach dem Gehörgange hin ausdehnt, und zwar bald mehr am Rande, bald mehr in der Mitte sich hervorwölbend, während andere normal Hörende caeteris paribus keine Veränderung zeigen, auch ändert sich bei dieser Compression bald die Röthe derselben, bald nicht.

Gehen wir, also vorbereitet, zu den abnormen Beleuchtungsbildern über.

Da das Trommelfell aus Epithelial- und Bindegewebe besteht, so ist es selbstverständlich, dass alle cellulären Aberrationen dieser beiden grossen Klassen von Geweben sich auch am Trommelfelle antreffen lassen werden und bereits angetroffen worden sind.

Mitunter hyperplasirt die Epidermisschicht millimeterdick, diese Cumulationen rauben die Aussicht auf das Manubrium, und das Trommelfell erscheint mehr gleichmässig glatt ohne Contouren.

Die Cutisschicht kann sich diffus entzünden und als eine geröthete Scheibe erscheinen, oft wie eine entzündete Schleimhaut, wie z. B. die Conjunctiva; es kann selbst zu Granulationsbildung kommen, wie bei einer Conjunctivitis granulosa.

Dieser Zustand ist bald schmerzhaft, bald schmerzlos, und die Funktionsstörung mitunter unbedeutend.

In anderen Fällen bildet sich eine circumscripte membranöse Entzündung, ein schmerzhafter Furunkel aus, wobei der obere Theil ungemein in den Gehörgang hineinragt.

Einen besonderen Cyclus von Erscheinungen bilden die Beleuchtungsbilder der vorhandenen, resp. sistirten Blennorrhoea.

Wir treffen Perforationen, Defecte, ja vollständige Ulceration, desgleichen veränderte Lage der Knöchelchen.

In der geöffneten Trommelhöhle erblicken wir das geröthete Promontorium mit oder ohne Granulationen u. s. w.

Bei sistirter Blennorrhoe treffen wir bald kleine, an Farbe und Consistenz erkennbare Narben, bald grössere Neubildungen, oder Verschluss der Perforation durch Concretionen und Kalkablagerungen, dabei fast immer eine grössere Concavität; Neubildungen gehen in der Regel vom Promontorium aus.

Ist nun keine Entzündung vorhanden, ist oder war keine Otorrhoea zugegen, so erscheint das Trommelfell bei Schwerhörenden in der Regel trübe und zwar oft aus gleichen Gründen, wie die Trübungen bei normal Hörenden.

Ein normales, zweckdienliches Trommelfell ist für's Leben ein resonirendes, d. h. ein isolirtes; diese Wahrheit lässt kein weiteres Raisonnement zu.

Ausserdem muss ein normales Trommelfell eine normale Lage

haben, welche den Hammer und durch diesen die Kette der Knöchelchen zweckdienlich, d. h. isolirt stützt.

Und so finden wir denn, dass die funktionslosen, trüben Trommelfelle bei Schwerhörenden nur entweder durch umfangsreiche Adhaesivbildungen fehlerhaft isolirt sind, oder mit Luftmangel einhergehen und die Lage der Knöchelchen verändern.

Je weniger Luft in der Trommel, desto trüber erscheint eo ipso die cellulär normal gebaute Membran.

Verwundungen des Trommelfelles entstehen durch Luftdruck oder feste Körper. Bei der stellenweise so geringen Elasticität und Zartheit derselben genügt unter Umständen der leiseste Druck, um es zu zerreissen. Verwundungen durch feste Körper, Strick-, Haar-, Stecknadeln und Stahlfedern, treffen wir in der Regel im oberen Theile, da der untere, vordere Theil durch die entsprechend längeren Wandungen des Gehörganges geschützt wird.

In der Regel führen solche Verletzungen zu Entzündungen mit Otorrhoea und bieten daher complicirte Beleuchtungsbilder.

So viel von der Speculation, — wir sehen Multa, sed non multum! und vor Allem erinnern Sie sich stets daran, dass die wichtigeren Theile der Trommelhöhle, der isolirte Kopf des Hammers, des Steigbügels, sowie die Labyrinthfenster auch bei intensivster Lichtquelle der sinnlichen Beobachtung entzogen bleiben!

VI. Vortrag.

Inhalt. Specifische Diagnostik, Catheterismus, mechanische Verhältnisse des Tubakanals, Eigenschaften des Catheters — Stirnbinde — Anlegung des Catheters in zwei Methoden — Hindernisse — Benutzung des Catheters zur Diagnose — Entstehung des Geräusches beim Lufteinblasen, im ostium pharyngeum, Otoscop, diagnostische Schlussfolgerung, Sondiren der Tuben, Schluckbewegungen — Manometer, Valsava, Politzer.

Meine Herren!

Wir beginnen heute mit den Erscheinungen des Catheterismus der Tuben.

Derselbe wurde von einem schwerhörenden Postmeister Guzok entdeckt.

Dieser schob sich eine Röhre durch den Nasengang bis ans ostium pharyngeum der Tuba, drückte durch diese Röhre Luft und hob seine Taubheit. Zweifelsohne hatte er im Mittelohre eine chronische mechanische Zweckwidrigkeit bedingt durch Luftmangel bei cellulärer Integrität des Conductors, welche er eben durch Luftdruck und Lufteintreibung aufhob.

Seitdem hat sich der Catheterismus in der Otiatrie eingebürgert und dies mit Recht.

Wenngleich schon das sogenannte Politzer'sche Verfahren für viele Fälle seiner Einfachheit wegen vorzuziehen ist, so bleiben doch noch Fälle übrig, wo der Catheterismus das alleinige Diagnosticon und Therapeuticon bleibt, doch stets wird seine Anwendung und sein Nutzen abhängig sein von den mechanischen

Verhältnissen der Tuba, als des Hauptfaktors, mit dem gerechnet werden muss; mit dieser haben wir daher anzufangen.

Die Tuba ist die unmittelbare Fortsetzung der Trommelhöhle und besteht wie der äussere Gehörgang aus einem knorpligen und knöchernen Theile.

Der knöcherne ist kürzer, bei Erwachsenen etwa $^1/_2$ Zoll lang, der knorplige ist länger, etwa 1 Zoll lang, an der Vereinigung Beider hat die Tuba ihre engste Stelle, den schlitzartigen 1—2 Millimeter hohen und $^1/_2$—1 Mm. breiten Isthmus.

Die knorplige Tuba lässt sich wie der knorplige Gehörgang gegen die knöcherne verschieben, die ganze Tuba gleicht gewissermaassen einem abgestumpften Doppelkegel, die knöcherne beginnt nicht vom Boden, sondern nahe dem Dache in der Trommelhöhle, ihr ostium tympanicum ist circa 3 Mm. breit, sie selbst verläuft mehr horizontal an der pars petrosa vor dem canalis caroticus, der knorplige hingegen verläuft von oben, hinten und aussen (oha) nach unten, vorn und innen nach dem seitlichen Pharynx zu und endet daselbst mit einem prominirenden Wulste, dem ostium pharyngeum an der lamina interna processus pterygoideus des Keilbeines meist in gleicher Höhe mit dem unteren Nasengange.

Der Tubaknorpel inserirt in seiner fovea pro tuba Eustachii, welche gebildet wird durch Vereinigung von der pars petrosa und dem Keilbeinflügel.

Von der knorpligen Tuba ist bereits erwähnt, dass dieselbe nicht ganz knorplige, sondern theilweise häutige Wandungen hat und für gewöhnlich nur im oberen Theile geöffnet ist.

Das ostium pharyngeum ist hingegen stets geöffnet, denn hinten wird es gebildet von dem 4—5 Mm. hohen Wulste des Tubaknorpels, vorn von der lamina interna processus pterygoideus.

Die räumlichen Verhältnisse desselben variiren aber sehr. Von dem Tubaknorpel und gleichzeitig von der pars petrosa entspringt der musculus petro-salpingo-staphylinus sive levator veli palatini, der bei seiner Wirkung die räumlichen Verhältnisse der Tuba nicht besonders verändert, von der häutigen Tuba aber und der spina angularis des Keilbeines der bereits erwähnte musculus spheno-salpingo-staphylinus sive tensor veli palatini als Dilatator tubae.

Vor diesem Muskel und den an der häutigen tuba pulsirenden Arterien verläuft der musculus pterygoideus internus, hinter dem ostium pharyngeum liegt die Rosenmüllersche Grube.

Das ostium liegt circa 6‴ vor der Wirbelsäule, 6‴ unterhalb der Schädelbasis, die beiden ostien sind etwa 12‴, die hervorragendsten Ränder der Tubenknorpel etwa 8‴ von einander entfernt.

Von der vorderen Nasenöffnung beträgt die Entfernung des ostium etwa 2—$2^1/_2$″, von der Nasenspitze $2^1/_2$—$3^1/_2$″ selbst darüber, dabei auf beiden Seiten variirend.

Die Führungslinie der Tuba würde, wenn sie mit dem Boden der Nasenhöhle in einer Ebene läge, mit diesem einen Winkel von 130—140° bilden; der Neigungswinkel der Tuba zur horizontalen Ebene beträgt ungefähr 35—30° bei Erwachsenen.

(Beistehende Fig. VI., dem Roser'schen Vademecum entnommen, versinnlicht die Lagen und Richtungsverhältnisse der Tuba im Zusammenhange mit Trommelhöhle und Gehörgang).

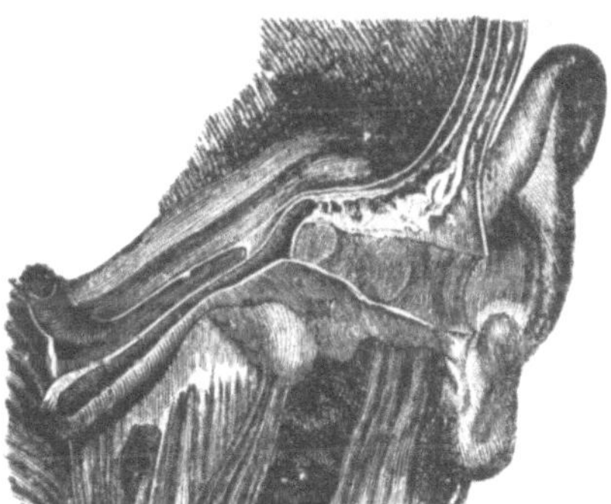

Fig. VI.

Ueberkleidet wird innen die ganze Tuba von einer Schleimhaut, welche nur im ostium pharyngeum noch Schleimdrüsen hat, nach dem knöchernen Theile zu an Feinheit zunimmt, mit dem Perichondrium und Periost innig verwächst und durchweg Flimmerepithel trägt, dessen funktionelle Wichtigkeit bereits erörtert wurde.

Unterhalb dieser Schleimhaut liegt eine Fettschicht, deren Mächtigkeit verschieden ist und Hand in Hand zu gehen scheint mit der Adipositāt des Pharynx, ihre zu starke Ausbildung hemmt natürlich die Athmung der Trommel. Bei Kindern sind die Verhältnisse anders, die Tuba ist kürzer, horizontaler, der Isthmus breiter, die Schleimhaut dicker, die Sekretion ergiebiger, der Knorpelwulst am ostium pharyngeum kleiner, das ostium schlitzartiger.

Soviel von den räumlichen Verhältnissen der Tuba; wir gehen jetzt zum Catheterismus selbst über.

Der Catheterismus hat den Zweck, eine Röhre durch die Nasengänge bis an das ostium pharyngeum vorzuschieben, so dass das Ende derselben gewissermaassen mitten im beginnenden ostium zu liegen kommt. Es ist also weniger ein Catheterismus der Tuba, als der Nasengänge zu nennen. Es fragt sich also, wie eine solche Röhre, welche Catheter genannt wird, beschaffen sein muss.

Einige empfehlen feste aus Silber, andre elastische aus Cautschouk, Guttapercha, oder Bougiemasse; die Vorzüge sind meines Erachtens rein subjektiv. Jeder wird den Catheter loben, mit dem er zu operiren gewohnt ist; die verschieden sein sollende Schmerzhaftigkeit beim Anlegen ist mehr durch die subjektive Reizbarkeit der Nasenschleimhaut, durch die Bildung der Gänge und die Gewandheit des Operateurs bedingt, als durch den Stoff des Catheters.

Dass er schnabelförmig gebogen sein muss, versteht sich von selbst; die Stärke der Biegung muss eine verschiedene sein; sie muss sich für den konkreten Fall nach der seitlichen Entfernung des ostium vom hinteren Ausgange der Nase und nach der Ausbiegung des Vomers richten; sie ist demnach zwar eine geringe, doch eine wesentlich verschiedene.

Das Ende des Catheters braucht nicht aufgewulstet zu sein, weil es dann unnützerweise schwerer den Nasengang passirt, es muss sogar möglichst gerundet, nur nicht scharfkantig sein.

Ich bediene mich der bekannten Ohrencatheter

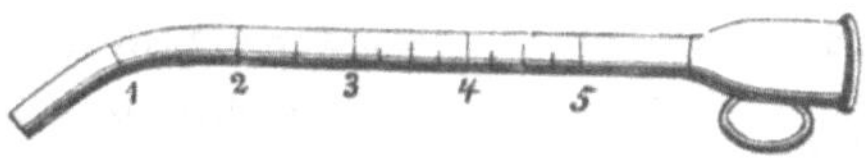

Fig. VII. Catheter.

Es sind silberne Röhren von verschiedenem Caliber, deren Lumen von oben bis unten gleichmässig weit, aber unten mit einer Biegung von 20—40° geschnabelt ist. Das Ende sei möglichst glatt, ohne Kanten, abgerundet; die Röhre selbst ist 6—6½″ lang und die Zolle eingravirt, auf der Röhre sitzt ein ¾″ hoher Tubulus, der einen Ring trägt, welcher an der geschnabelten Seite aufsitzt, so dass man aus der Stellung des Ringes vor der Nase die Stellung des Schnabels im Pharynx oder im Tubaostium entnehmen kann.

Das Lumen braucht nicht sehr weit zu sein, wenigstens ist die Weite ziemlich gleichgültig, da ja der Isthmus der Tuba selbst so eng ist und alles, was in die Trommelhöhle dringen soll, durch diese hohle Gasse kommen muss. Sollen durch den Catheter warme Dämpfe applicirt werden, so ist es zweckmässig, den Theil desselben, der den vorderen Nasenknorpel berührt, also etwa die Strecke von 2½—4″ mit einem schlechten Wärmeleiter, mit einem Bougiestück, zu überziehen.

Um ihn nach dem Anlegen zu fixiren, bediene ich mich einer einfachen Stirnbinde; sie besteht aus einem Mittelstück,

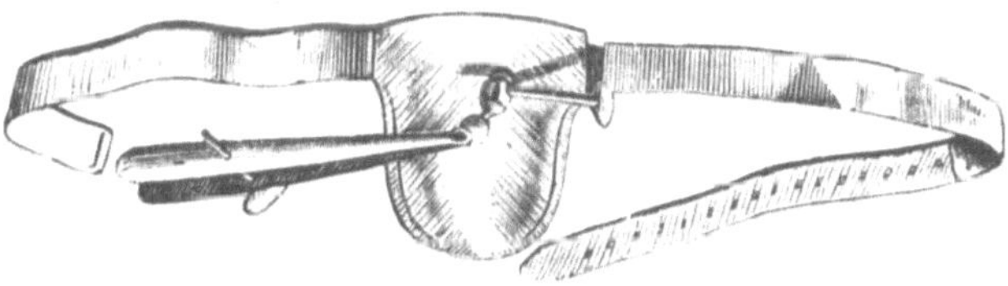

Fig. VIII. Stirnbinde.

d. h. einer kleinen hinten gepolsterten Metallplatte in deren Mitte ein Kugelgelenk angebracht ist zur Aufnahme einer Pincette, welche über dem Catheter vor der Nase festgeschraubt werden kann. Durch das Kugelgelenk ist jede Beweglichkeit, so weit sie nöthig ist, gesichert, die Binde also jedenfalls zweckmässig.

Sie wird festgeschnallt und sitzt dann fester, als wenn wir, um sie nach Art einer Brille aufzusetzen, anstatt des Lederriemens, Metallfedern anbringen.

Nachdem dieses geschehen, schreiten wir zur Anlegung des Catheters.

Wir stellen uns dazu stets nur zur Rechten des zu Operirenden, mag man dessen linke oder rechte Tuba catheterisiren wollen, wir ergreifen den Catheter mit der rechten Hand an seinem oberen Ende unterhalb des Tubulus wie eine Schreibfeder, so leicht als möglich beweglich, und beginnen die Operation. Es giebt deren zwei Methoden; die eine, deren ich mich bediene, besteht darin: direkt von vorn in die Tuba zu gelangen; die andere, eben so gebräuchliche, darin, von der hinteren Wandung des Pharynx zurückfahrend, die Tuba von hinten zu treffen. Beide zerfallen in 3 Positionen. Ich werde mit der Beschreibung der ersteren Methode beginnen, welche ich von meinem Lehrer, dem Anatomen Schlemm erlernte.

I. Methode. 1ste Position: Der Operateur umfasst mit seinem linken Arm den Kopf des Patienten von hinten, so dass seine Hand auf den Scheitel desselben zum Fixiren des Kopfes zu liegen kommt, ergreift den Catheter in mehr perpendicularer Haltung, das Schnabelende höher als den Tubulus gerichtet, und sucht ihn über den Cartilago nasalis inferior hinweg auf den Boden der Nasenhöhle am Naseneingange hinzulegen; jetzt gehen wir zur 2ten Position über: wir erheben den Catheter bis in die horizontale Lage, den Schnabel nach unten gerichtet, und führen ihn auf den Boden der Nasenhöhle vorwärts; unser Gefühl sagt uns, wann wir deren Ausgang erreicht haben, und hinter das Velum palatinum gelangt sind, und wir den Widerstand des Bodens der Nasenhöhle plötzlich vermissen; sofort beginnt die 3te Position: wir drehen den Catheter nach aussen um seine Achse um einen rechten Winkel, so dass der Schnabel und der Ring horizontal nach aussen gekehrt sind, drücken den vorderen von uns gehaltenen Theil nach innen gegen das Septum narium, gegen den Vomer, wodurch der Schnabel mehr nach aussen geräth und suchen nun langsam vorstossend an der vorderen äusseren Wandung des Pharynx hinfühlend die Tuba von vorn, wo sich kein Wulst befindet, zu erreichen; im Moment, wo wir

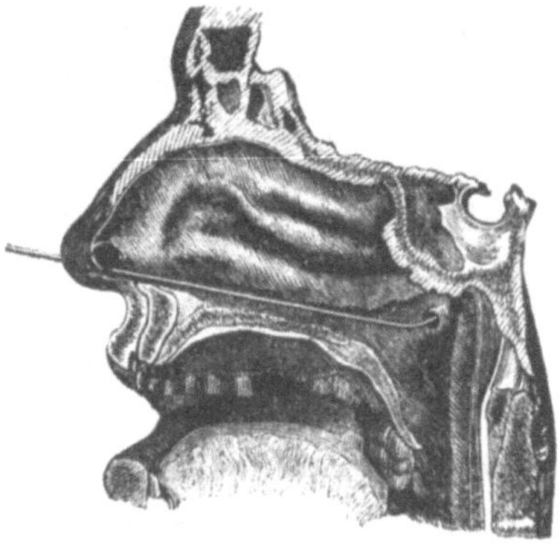

Fig. IX.

ihr nahen, machen die Patienten in der Regel eine durch den Reiz des Catheters erregte Schlingbewegung und der Catheter gleitet in den Anfang der Tubamündung hinein, was wir an dem Widerstande, den der Tubaknorpel nach hinten entgegensetzt, deutlich fühlen.

II. Methode. Bei der anderen Methode beginnt die erste Position ebenso, auch die zweite ist dieselbe, nur wird sie weiter ausgedehnt und der Catheter bis zur hinteren Pharynxwand vorgeschoben; dort angelangt, machen wir eine gleiche Drehung in die dritte Position, nur suchen wir jetzt an der hinteren äusseren Wand des Pharynx an der Rosenmüller'schen Grube hinfühlend durch Vorziehen des Catheters den Tubawulst zu gewinnen und über ihn, der sich durch seine Elasticität auszeichnet, hinweg gleitend, mit einem Ruck von hinten her in die Tuba zu gelangen.

Wir fixiren ihn in der für richtig anerkannten Lage, in welcher er dem Patienten keinen Schmerz, kein Unbehagen, keine Beeinträchtigung des Schluckens, des Athmens und des Sprechens, sowie keinen Kitzel im Halse und keinen Hustenreiz verursachen darf, mittelst der Pincette der Stirnbinde, die wir über ihn öffnen und zuschrauben.

Ueber den verschiedenen Werth der beiden Methoden ist nicht weiter zu discutiren; der Eine wird diese, der Andere jene vorziehen; bei starker Anschwellung der Tonsillen dürfte die Letztere, bei stark ausgeprägtem Tubawulste die Erste relativ vorzuziehen sein.

Wir irren aber, wenn wir glauben, dass bei richtiger Lage des Catheters im ostium pharyngeum derselbe nun fester liegt als bei falscher Lage. Im Gegentheil wird nach meiner Beobachtung der Catheter grade am festesten gehalten durch die Rosenmüller'sche Grube. Dass das ostium pharyngeum den Schnabel des Catheters gewissermaassen umfasse, davon kann keine Rede sein, denn das Ostium pharyngeum ist ja viel weiter als jeder Catheter, der die Nasengänge passiren kann und sich selbst überlassen, also nicht fixirt, hat er eine stete Neigung aus dem abschüssigen ostium pharyngeum hinabzugleiten. Der Boden der Nasenhöhle ist ja ausgehöhlt, bietet also einem sieben Zoll langen Catheter keine hinreichende Unterstützung, sein Uebergewicht ist stets am vorderen tubulus und es ist nur ein sehr seltener Fall, dass ohne Fixirung des Catheters derselbe von selbst seine richtige Lage beibehält, am ersten tritt solches noch ein bei Stricturen des unteren Nasenganges, bei stark gewölbten Conchen, weil dann in grösserer Ausdehnung der Catheter umschlossen wird.

Bei guten räumlichen Verhältnissen des Nasencanales und des Pharynx ist diese aus reinem Vorurtheil mit Unrecht von Arzt und Publicum gefürchtete Operation geradezu eine Spielerei — eine scheinbar kühne Behauptung, deren Wahrheit aber am besten wohl dadurch bewiesen wird, dass ich jetzt mehrere Dutzende von Patienten und Patientinnen aufzuweisen habe, die sich in einigen Sitzungen das Selbstcatheterisiren bei mir angeeignet hatten, sobald sie sich nur erst überzeugen konnten, dass die therapeutische Behandlung der Trommelhöhle durch den Catheter als Mittel zum Zweck genügende Resultate erzeugt hatte.

Andererseits räume ich gern ein, dass Verhältnisse der Nasenhöhle und des Pharynx die Anlegung nicht nur erschweren, sondern oft unmöglich machen, so dass ich manchmal mich genöthigt gesehen habe, Patienten mit Ernährungs-, resp. Isolirungsstörungen in der Trommel, deren Besserung eine wahrscheinliche war, leider trotz der Wegsamkeit ihrer Tuben, von der mich das Valsalva'sche Experiment überzeugte, wegen räumlicher Verhältnisse der Nasenhöhle und des Pharynx als nicht zu behandeln anzusehen. Solche Hindernisse können sein

am Naseneingange: übermässige Höhe der Cartilagines nasi inferiores;

im Nasencanal: Stricturen durch starke Seitwärtsbiegungen des Vomer oder grosse Ausbiegungen der Conchen; Polypen, Fibroide, Exostosen, cariöse, lupôse und carcinomatöse Entartung, so wie erhöhte Sensibilität der Nasenschleimhaut, Catarrhe derselben, unüberwindliche Neigung zum Niesen;

im Pharynx: übermässige Anschwellung der Tonsillen, krankhaft entartete Schleimhaut desselben; Granulationen, Stricturen an der Tubamündung nach syphilitischen Ulcerationen, Fehlen des Tubawulstes, Verschwellung des ostium pharyngeum in Folge eines daselbst festsitzenden folliculösen Catarrhs mit oder ohne Bindegewebsexcrescenzen, steter Hustenreiz, endlich zu schräge Stellung des Pharynx und dadurch ein einseitiges Fehlen der Rosenmüller'schen Grube.

Im Allgemeinen finden wir, dass rechterseits der Nasengang weiter und linkerseits enger ist, vielleicht weil im Allgemeinen der Vomer sich mehr nach links hervorwölbt, doch treffen wir auch nicht selten das Gegentheil.

Man hat vorgeschlagen, wenn sich der Catheter durch den unteren Gang nicht einführen lässt, den mittleren zu benutzen; was auch ausführbar ist; nur fehlt hierzu die Sicherheit der Lage des Catheters und auch der Einführung; nebenbei ist noch der mittlere Gang nervenreicher und bei weitem empfindlicher. Im Uebrigen ist die Art der Einführung dieselbe und die zweite Methode entschieden vorzuziehen.

Nur muss man später beim Fixiren den Catheter vorn recht hoch halten, damit die Spitze tiefer fällt, weil bei der Einführung durch den mittleren Nasengang das ostium pharyngeum meist tiefer als der Einführungscanal zu liegen kommt. Mitunter ist der vordere Theil des seitlichen Pharynx so verbildet, dass wir den Schnabel des Catheters, nachdem er den Nasengang leicht passirt hat, nicht wie angegeben von unten nach aussen zum ostium hin umdrehen können. Ich habe dann bisweilen die Beobachtung gemacht, dass wir leichter den Schnabel im Pharynx von unten nach innen, dann nach oben und so ins Ostium dirigiren können, also grade die entgegengesetzte Drehung vornehmen müssen. Dass überhaupt viel Variationen vorkommen werden, ist selbstredend.

Einige Autoren empfehlen bei Strictur eines Nasenganges durch den Nasengang der entgegengesetzten Seite die Tuba zu catheterisiren. Ich bezweifle deren praktische Ausführbarkeit für die meisten Fälle, denn derselbe Catheter ist dazu nicht anwendbar, weil ja dieselbe Krümmung, die z. B. für die Entfernung der linken Tuba vom hinteren linken Nasenhöhlenausgange ausreicht, nicht auch für die Entfernung der linken Tuba vom rechten Nasenhöhlenausgange gemacht sein kann; freilich bezweifle ich keinen Augenblick, dass Jemand, was viel leichter ist, einen Catheter z. B. durch den rechtseitigen unteren Nasengang einführen und dann im Pharynx den Schnabel anstatt nach rechts d. h. nach aussen nach links d. h. nach innen drehen kann, aber darum ist doch noch nicht bewiesen, dass derselbe nun die linke Tuba catheterisirt hat. Unter günstigen Umständen kann ein von dort her kommender Luftstrom auch einmal den Schleim aus dem entgegenstehenden Ostium wegblasen.

Eigentlich wäre in solchen Fällen der Catheterismus durch den Mund indicirt; ich selbst habe ihn nicht versucht, glaube auch nicht, dass er eine besondere Geschicklichkeit voraussetzt, doch fürchte ich, dass er sich schwer wird fixiren lassen wegen Reizung zum Vomiren und zu Schluck- und Schlingbewegungen.

Ueble Ereignisse habe ich bei der Catheterisation nie erlebt; Nasenbluten schlage ich nicht an, denn es kommt meist nur bei solchen Individuen vor, deren Zahnfleisch schon beim Reinigen der Zähne zu Blutungen neigt; Schmerzen entstehen nur bei Stricturen; Polypen und dergleichen habe ich niemals dadurch entstehen sehen. Ohnmachten und Angstschweiss zeigen sich bisweilen bei weniger Standhaften (sonderbarerweise mehr bei Männern als bei Frauen) vor der Operation: lösen sich aber nach derselben in Wohlgefallen auf. Andere haben Emphyseme entstehen sehen, doch wohl nicht durch den Catheter, sondern durch das darauf folgende Lufteinblasen oder Sondiren.

Um nun den Catheter als ruhiges Diagnostikon zu verwerthen, verbinden wir den lege artis angelegten und befestigten mit einer etwa 2 Fuss langen Gummiröhre von einigen Linien Lumen, deren eines Ende eine Spitze hat, die zum Tubulus des Catheters passt und dessen anderes Ende ein Mundstück zum Blasen trägt.

Durch diesen können wir Luft einblasen mittelst unserer Lunge oder mittelst eines Gummiblasebalgs mit oder ohne Ventil, oder mittelst eines Gebläses, resp. Luftpumpe, u. s. w.

Der hierdurch erzeugte Luftstrom ist aber stossweise und in der Regel so mächtig, dass er sich besser als Therapeuticon, wie als Diagnosticon benutzen lässt.

Am Zweckmässigsten erscheint mir folgender Druckapparat.

Ein zinnerner broncirter Behälter (*A*) enthält circa 8 Cubikfuss Luft, ist demnach ungefähr 4 Fuss hoch bei 20 Zoll Diameter am Boden. Derselbe wird $2^1/_2$ Fuss hoch mit Wasser gefüllt; aus ihm lässt sich ein zweiter etwas schmälerer, ebenso hoher Behälter (*B*) mittelst einer Winde (*CCC*) herauswinden, indem sich dabei das an seinem Deckel befindliche Ventil (*V*) von selbst öffnet, um in den Behälter *A* Luft hineinzulassen.

Ist nun der Cylinder *B* aus dem Wasser von *A* hinausgewunden, so lassen wir langsam die Winde los; sofort schliesst sich von selbst das Ventil und die auf dem Deckel befindlichen Eisengewichte (*DD*) (20 Stück à 7 Pfd.) comprimiren die Luft

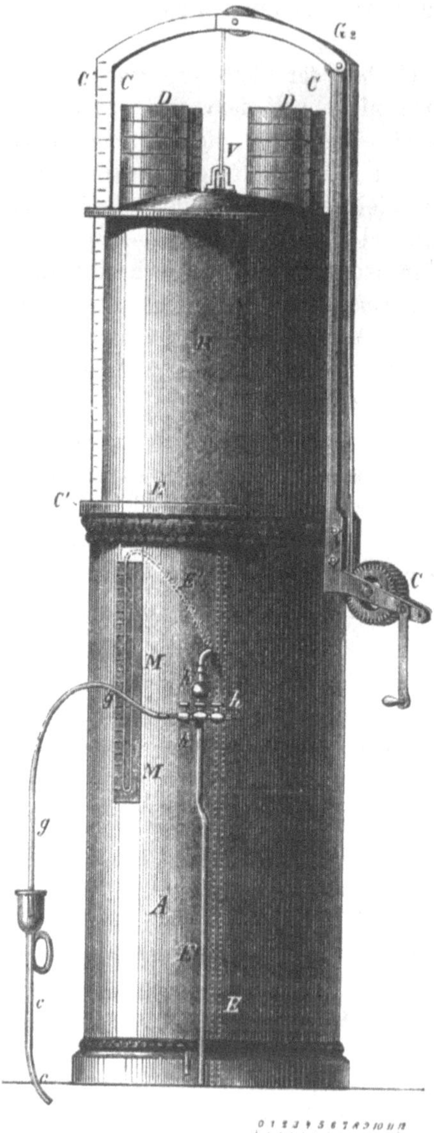

Fig. X.

in B, wodurch der Cylinder in's Wasser einsinkt, zuletzt auf demselben gewissermaassen schwimmt.

In der Mitte des Behälters A befindet sich eine 4 Fuss hohe bleierne, fingerdicke, lufthaltige Röhre (EE). Die Luft in derselben communicirt also mit der in B und kommt mit dieser unter gleichem Druck zu stehen. Diese Röhre geht unter dem Boden durch in eine Messingröhre E' über, und aussen am Behälter etwa $2^3/_4$ Füss in die Höhe; hier endet sie einerseits mit mehreren verschliessbaren Hähnen (hhh), andererseits setzt sie sich nach oben (E') fort, um seitwärts in ein Wassermanometer (MM) zu endigen. (Der Wasserstand zeigt 18 Zoll.) Mit den Hähnen hhh ist nun ein Gummischlauch (gg) zu verbinden, welcher in den Catheter (cc) übergeht.

Oeffnen wir also den Hahn, so strömt gleichmässig, unter messbarem Drucke, ein bestimmtes Quantum Luft in den Catheter und zwar 20

Minuten lang, sobald wir den Hahn inzwischen nicht schliessen.

Lassen wir diese Luft in einen freigehaltenen Catheter einströmen, so beobachten wir nur ein sehr geringes Reibungsgeräusch; nähern wir hingegen das Schnabelende des Catheters dem Tubulus eines Andern, der am meisten der Form nach dem Ostium pharyngeum entspricht, so verstärkt sich das Reibungsgeräusch und ist vollständig dem analog, das wir wahrnehmen, wenn wir die Luft aus dem Catheter in das ostium pharyngeum an einer Leiche einströmen lassen. Wir überzeugen uns leicht, dass das Reibungsgeräusch, welches im ostium pharyngeum entsteht, bei derselben Leiche ein verschiedenes ist, je nach dem Lumen des Catheters, nach der Stärke des Luftdruckes, sowie nach der Lage des Schnabels des Catheters im ostium pharyngeum, dass es ganz aufhört, wenn die Oeffnung des Catheters dessen Wandungen berührt, denn es existirt ja eben nur durch die rückströmende Luft.

Deshalb beobachten wir auch fast ein gleiches Geräusch, wenn der Catheter in der Rosenmüller'schen Grube liegt und wir Luft durch denselben ausströmen lassen.

Um bei Lebzeiten dieses Geräusch zu hören, bedienen wir uns des sogenannten Otoscops, das denselben Zweck hat, wie ein Sthetoscop.

Am Zweckmässigsten bedienen wir uns dazu eines $1^1/_2$—2 Fuss langen Gummischlauches von dem Kaliber unseres Gehörganges, das eine Ende dieses Schlauches lassen wir frei und stecken es in unseren Gehörgang, von dem es festgehalten wird und in das andere Ende stecken wir unseren Ohrenspeculum.

Wenn wir nun Jemand lege artis catheterisirt haben und mittelst unseres Druckapparates einen continuirlichen, nicht zu intensiven Luftstrom durch den Catheter in das ostium pharyngeum eintreten lassen, so nehmen wir, sobald wir das Speculumende unseres Otoscops auf den Gehörgang des catheterisirten Ohres setzen, ein Reibungsgeräusch wahr, indem das im ostium pharyngeum entstehende Reibungsgeräusch durch die Luft in der Tuba und Trommelhöhle durch Trommelfell und Luft zu unserem Trommelfelle geleitet wird.

Am intensivsten nehmen wir dieses Geräusch bei solchen

Individuen wahr, deren Trommelfelle defekt sind, indem dann das Reibungsgeräusch direkt nur durch Luft zu unserem Trommelfelle gelangt, ein unzweideutiger Beweis, dass nicht in der Trommelhöhle, sondern im ostium pharyngeum der Ursprung des Geräusches ist.

Andere Beweise sind folgende:

Wenn wir caeteris paribus das Speculumende unterhalb des Ohrläppchens aufsetzen, so hören wir dasselbe Geräusch, doch weniger intensiv, denn das in der Luft des ostium pharyngeum entstehende Geräusch wird auch durch die festen Wandungen des ostiums nach aussen zu den Weichtheilen geleitet, ebenso hören wir das Geräusch wiederum schwächer, wenn wir das Speculumende auf die pars squamosa setzen, doch hören wir es auch von dort stärker, wenn die Leitungsverhältnisse günstiger sind.

Dieses Geräusch wird sich natürlich sehr leicht fortpflanzen durch die Luft des Pharynx zum anderen ostium pharyngeum und anderen Trommelfell und ich habe Individuen gefunden, bei denen die Leitungsverhältnisse vom catheterisirten ostium pharyngeum nach dem entgegengesetzten Trommelfelle hin besser waren, als nach dem dazu gehörenden, so dass ich das dort entstehende Geräusch besser hörte, wenn ich das Otoscop auf das nicht catheterisirte Ohr, als wenn ich es auf das catheterisirte setzte.

Wenn wir anstatt zu otoscopiren caeteris paribus speculiren, so nehmen wir mitunter, je nach der Bewegbarkeit, eine Ausbiegung des Trommelfelles wahr, doch wissen wir, dass eine solche Bewegbarkeit keine conditio sine qua non ist für dessen Resonanz.

In dem Maasse, als das Geräusch gegen die Trommelhöhle vordringt, wird es bei normaler Geräuschempfindung von dem Catheterisirten selbst gehört und dadurch wegen Interferenz gleichzeitiger Geräusche der äusseren Luft schlecht percipirt, in demselben Maasse wird aber auch die freie Bewegung der fenestrae gehemmt und somit die Perception periodischer Schwingungen vermindert, so dass wir die Beobachtung machen, dass Catheterisirte in dem Maasse, als Tuba und Trommelhöhle lufthaltig sind, die Luft des Mittelohres also mit der äusseren Luft in Continuität steht, während der Procedur taub sind, angesprochen, nicht antworten und falls sie sprechen, ungemein schreien, alle solche Individuen hören aber auch, mögen sie noch so schwerhörig sein, die Stimmgabel per ossa normal, diese verspüren auch alle das Eindringen der Luft und führen unwillkürlich ihre Finger zu den Gehörgängen, gewissermaassen um der Fülle der Trommelhöhle entgegenzuarbeiten.

Mit Berücksichtigung aller Erscheinungen, die das catheterisirte Ohr liefert, glaube ich nun zu folgendem diagnostischen Lehrsatz berechtigt zu sein:

„sobald ein Schwerhörender nach Anlegung des Catheters und nach Verbindung desselben mit einem Luftdruckapparate in Folge des Einströmens comprimirter Luft in das ostium pharyngeum und Vordringens derselben gegen das Trommelfell über subjective Empfindung in dem betreffenden Ohre klagt, sobald sich gleichzeitig merkbar während dieses Einströmens die Hörweite der Uhr beträchtlich vermindert; sobald wir ferner dabei eine Bewegung des Trommelfelles nach aussen per speculum wahrnehmen, sobald wir mit oder ohne Otoscop das in dem betreffenden ostium pharyngeum entstehende Reibungsgeräusch, bis zum Trommelfell geleitet, klar und deutlich hören und zwar durch die Luft des Gehörganges des Catheterisirten intensiver, als caeteris paribus durch alle anderen umgebenden Theile, so können wir überzeugt sein, dass dann der Catheter lege artis gelegen ist und die comprimirte Luft im ostium pharyngeum in lufthaltiger Communication mit der Luft der Trommelhöhle tritt."

Je prägnanter diese Erscheinungen auftreten, desto sicherer wird unsere Ueberzeugung.

Eigentlich ist jetzt die Tuba nur wegsam **während** des Druckes, wobei sich der **ganze** Tubenkanal ausdehnt, darum kann sie ohne Luftdruck doch unwegsam sein, indem sich erst durch den Druck der häutige Kanal ausdehnt und die Erscheinungen eintreten lässt, während der stets geöffnet sein sollende knorplige

Theil des Tubenkanals dennoch erkrankt sein und die Ursache der Funktionsstörung bedingen kann.

Ein Gummirohr kann sehr wohl beim Luftdrucke wegsam sein, und ohne Druck collabiren.

Fehlen hingegen diese Erscheinungen ganz oder werden sie sehr zweifelhaft, so liegt entweder der Catheter nicht lege artis (beiläufig der bei weitem häufigste Fall) oder in den betreffenden Theilen ist die Wegsamkeit theils beeinträchtigt theils aufgehoben, oder Beides ist zugleich der Fall.

Um nun zuerst Gewissheit darüber zu erlangen, ob die schlechte Lage des Catheters daran Schuld war, können wir dessen Lage etwas verändern, noch einmal das ostium mittelst unseres Gefühles aufsuchen.

Hierauf stelle man folgenden entscheidenden Versuch an: während die Luft aus dem Catheter ausströmt (vorausgesetzt, dass sie überhaupt ausströmen kann und nicht die Oeffnung des Catheters durch festes Berühren der Wandungen irgendwo am Pharynx verstopft wird), legen wir unser Otoscop an, und lassen jetzt vom Catheterisirten eine Schluckbewegung machen. Hierbei öffnet sich die Tuba, falls sie eben wegsam werden kann, und wir hören dann momentan das Geräusch, welches an der Mündung des irgendwo liegenden Catheters entsteht, klar und deutlich vordringen.

Wir unterscheiden sehr wohl dieses kräftige vordringende Reibungsgeräusch von jenem eigenthümlich gurgelnden kurzen Geräusche, welches wir beim Schlucken überhaupt wahrnehmen. Wir stellen diesen Versuch mehrfach an und erst dann, wenn wir jenes Reibungsgeräusch nicht hören, schliessen wir auf erschwerte oder vollständig aufgehobene Wegsamkeit der Tuben, resp. Trommelhöhlen.

Im anderen Falle werden wir uns natürlich bemühen, besser zu catheterisiren.

Die Erfahrung lehrt, dass die Unwegsamkeiten der Tuben meistentheils nach abgelaufenen Catarrhen bedingt sind durch Schleimpfropfen, welche das ostium pharyngeum verstopfen; der stossweise Strom, mittelst einer Luftpresse erregt, wirkt momentan viel intensiver, als jener continuirliche, zur Diagnostik geeignetere und ist es darum zweckmässig, sobald die Unwegsamkeit diagnostisch festgestellt ist, die Luftpresse zur Entfernung der Hindernisse anzuwenden.

Solches wird meist mit Erfolg geschehen. Geschieht es nicht, so ist eine andere Ursache der Unwegsamkeit vorhanden; diese lässt sich aber ebenso wenig ihrem cellulären Verhalten als ihrem Sitze nach mit dem Catheter erkennen.

Ob die bleibende Unwegsamkeit der Tuba bedingt wird durch eine Schwellung der Schleimhaut im Tubenkanale, ob durch Compression seiner Wandungen von aussen her, z. B. durch Hyperplasieen der Fettschicht, ob durch folliculöse Catarrhe im ostium pharyngeum, ob durch Neubildungen, Granulationen, Polypen, Excrescenzen daselbst, ob durch Adhaesivprocesse im Tubenkanale oder im ostium pharyngeum, muss auf andere Weise ermittelt und mitunter durch das Pharyngoscop ad oculos geführt werden können. Zum Glück sind aber alle diese Zustände relativ äusserst selten, wie die Sektionsbefunde lehren.

Das Sondiren der Tuben, d. h. das Durchführen von Sonden mittelst des Catheters durch den Tubenkanal ist zwar leicht ausführbar, aber für die Diagnose ohne Belang.

Früher war ich anderer Ansicht, weil die von mir benutzten Sonden, aus Darmsaiten bestehend, zu massiv waren, jetzt wo ich die von anderen Autoren vorgeschlagenen dünnen aus Bougiemasse angewendet habe, bin ich von der Ausführbarkeit der Operation überzeugt.

Diese Sonden sind in der Regel etwa 1 Fuss lang und darüber. Wir markiren uns vorher die Länge des Catheters an einer solchen Sonde, haben wir sie alsdann bis zur Marke vorgeschoben, so erscheint das feinere Ende am Schnabelrande des Catheters im ostium pharyngeum, soll sie jetzt beim weiteren Vorschieben bis in die Trommelhöhle gelangen, so muss sie sich bei Erwachsenen bequem und leicht 2 Zoll vorschieben lassen (denn so gross ist die Entfernung vom Catheter bis zum Trommelfelle) ohne zu drücken, oder bei Schluck- und Schlingbewegungen zu incommodiren.

Lässt sie sich leicht 2 Zoll vorschieben und erzeugt Beschwerden beim Schlucken, so liegen die 2 Zoll Sonde nicht im Tubenkanal, sondern im Schlunde, was häufig vorkommt.

Lässt sich die Sonde hingegen wenig oder gar nicht vorschieben, so beweist dies durchaus nicht die Unwegsamkeit der Tuba, sondern meist eine hierzu zweckwidrige Form und Bildung des ostium pharyngeum, sie lässt sich nämlich nur dann vorschieben (analog wie nur dann mittelst Luftdouche Geräusche entstehen), wenn dieselbe frei im ostium pharyngeum schweben kann.

Lässt sich die Sonde leicht durchschieben, erscheint sie sogar für eine gleichzeitig vorgenommene Speculation sichtbar hinter dem Trommelfelle und zwar in der Regel zwischen Manubrium und Ambossschenkel, so wissen wir ja doch nicht, welchen Weg sie genommen hat, ob sie nämlich durch den oberen dreieckigen stets geöffneten, so wichtigen knorpligen Theil, oder durch den minder wichtigen unteren, für gewöhnlich collabirten Theil, welcher sich bei dem Catheterismus und Sondiren geöffnet hat, gedrungen ist; über den Zustand der Wandungen der Tuba aber, lässt uns diese Operation ganz im Unklaren.

Lässt sich die Sonde nicht leicht durchschieben, so bleibt es immer gefährlich, den Durchschub forciren zu wollen, es entstehen zu leicht Emphyseme.

Da nun der Catheterismus nebst Luftdouche nur die eine Frage mit Sicherheit lösen kann, ob dadurch Luft bis zum Trommelfelle vom Pharynx aus in Continuität tritt, oder nicht, so haben sich die meisten Otologen bemüht, diese eine Frage auch ohne Catheterismus durch Surrogate zu lösen, die einen verschiedenen Werth haben.

Otoscopie.

Wenn wir, wie angegeben, per Otoscop den Gehörgang eines Individuums mit dem unsrigen verbinden, so hören wir ein knackartiges kurzes Geräusch, sobald der zu Untersuchende kräftig schluckt, doch können wir daraus keinen diagnostischen Schluss ziehen. Beim Schluckakte entstehen eine Menge Muskelcontraktionen, Veränderung der Luftsäule im Munde u. s. w., kurz Schallschwingungen, welche unserem Ohre ergiebig zugeleitet werden.

Dass der jedesmalige Zustand der Trommelhöhle sie nicht nachweisbar verändert, beweist die Thatsache, dass Individuen ohne Trommelfelle dasselbe Geräusch beim Schlucken erzeugen, und würde es allein in der Tuba entstehen, so müsste es uns bei solchen Individuen gerade extraorbitant zugeleitet werden.

Manometer.

Wenn wir eine kleine knieförmig gebogene Manometerröhre luftdicht in den Gehörgang einsetzen und schlucken lassen, so beobachten wir bei normal Hörenden in der Regel ein Sinken der Flüssigkeit nach dem Gehörgange zu; dies beweist eine Vergrösserung seines Lumens, weiter nichts, und die Vergrösserung kann viele Ursachen haben; wir beobachten daher diese Erscheinung auch bei Schwerhörenden, die an Luftmangel der Trommelhöhle leiden, die wir im Momente darauf durch Lufteinblasungen herstellen.

Wenn normal Hörende ihren Mund fest verschliessen, mit Daumen und Zeigefinger, oder sonst wie ihre Nase luftdicht zuhalten und stark zu exspiriren versuchen, so drücken sie die Luft aus den Lungen gegen diejenige im Pharynx und in der Nasenhöhle, sie comprimiren deren Luftsäulen und die so comprimirte Luft hat das Bestreben, sich mit der weniger comprimirten Luft in der Trommelhöhle per tubam, wenns geht, ins Gleichgewicht zu setzen.

Diese Procedur nennen wir den valsavischen Versuch.

Valsava.

Die subjectiven Erscheinungen, welche hierbei normal Hörende in der Regel wahrnehmen, sind folgende:

Sie verspüren einen Druck, einen Kitzel und eine Fülle im Ohre, sie suchen dieses lästige Gefühl dadurch zu beseitigen, dass sie instinktmässig mit dem kleinen Finger den Gehörgang schütteln, mitunter empfinden sie selbst Schmerz und Taumeln, sie glauben, es schiebe sich eine Klappe vor, denn sie hören momentan weniger intensiv, weil durch diese Procedur die Isolirung des Schallleitungsconduktors beeinträchtigt wird.

Alle diese Erscheinungen verlieren sich, sobald sofort nach

dem Versuche geschluckt wird, denn dieselben treten nur dadurch auf, dass beim Valsava die Luft in der Trommelhöhle stärker gespannt wird und durch sofortiges Schlucken wird auf dem Wege der Verbreiterung des Tubenkanals die zu starke Spannung wieder ausgeglichen.

Aber es giebt auch normal Hörende, welche von allen diesen Erscheinungen nichts verspüren, bei denen also aller Wahrscheinlichkeit nach die comprimirte Luft nicht bis zum Trommelfelle vordringt; bei schwächlichen Damen lässt es sich erklären, durch einen Mangel an genügender Druckkraft und bei genügender Druckkraft vielleicht durch Faltenbildung im Tubenkanal, doch habe ich auch die Beobachtung gemacht, dass normal Hörende auch ungleich bei gleicher Druckkraft, bald Tage lang die Compression der Luft nicht verspüren, ohne dass dabei die normale Funktion des Gehörorgans beeinträchtigt wird.

Objectiv können wir hingegen mit unserem Auge und Ohr in der Regel folgendes wahrnehmen.

Wenn wir gleichzeitig das Speculum bei ergiebiger Lichtquelle anlegen, so sehen wir bisweilen wie beim Valsava'schen Versuche, dass sich das Trommelfell auswärts wölbt und zwar bald mehr, bald minder, bald mehr am Rande, bald mehr in der Mitte am Lichtkegel, bald am Manubrium; oder wir sehen, wie eine Stagnation in den Gefässen eintritt, nicht nur das Trommelfell röthet sich, sondern auch die Cutis des äusseren Gehörganges, namentlich hinten und oben, selbst das Gesicht, doch giebt es auch normal Hörende, bei denen solche Erscheinungen ganz fehlen.

Aus dem Gesagten können wir diagnostisch etwa nur folgendes hinstellen:

1) Wenn wir bei Schwerhörenden mittelst Speculum während des Valsava'schen Versuches isochronisch mit dem Drucke eine Beweglichkeit des Hammers, eine Veränderung der Form des Trommelfelles, sowie eine Zunahme der Röthe bemerken, wenn wir mittelst Otoscops ein Vordringen der Luft bis zum Trommelfelle hören und die Individuen selbst subjective Empfindungen wahrnehmen, so ist es wahrscheinlich, dass die Tuba wegsam

und die Trommelhöhle lufthaltig ist, sicher hingegen ist nur, dass sie beim Druck wegsam ist.

2) Fehlen diese Erscheinungen, so sind wir deshalb allein noch nicht berechtigt zum Gegenschlusse; es kann die Ursache der Funktionsstörung immer noch wo anders, als in der Unwegsamkeit der Tuba und Trommelhöhle liegen.

3) Nehmen wir beim Valsava ein weithin hörbares Pfeifen wahr, so können wir mit Sicherheit auf Perforation des Trommelfelles schliessen, selbst wenn dieselbe mittelst der Speculation ihres Sitzes wegen unsichtbar ist.

Betrachten wir nun den sogenannten

Politzer'schen Versuch.

Im Grunde genommen ist dieser Versuch ein Therapeuticon, doch kann er seiner Einfachheit wegen auch in vielen Fällen als Diagnosticon benutzt werden. Das Verfahren ist folgendes:

Wenn wir schlucken, so hebt sich der weiche Gaumen und schliesst bald mehr, bald weniger das cavum pharyngeale nach unten zu ab — gleichzeitig öffnet sich dabei bald mehr, bald weniger die Tuba durch Mitbewegung des musculus spheno salpingo staphylinus.

Wenn wir demnach während des Schluckaktes die eine Nasenöffnung verstopfen und zwar einfach durch das Andrücken des Nasenflügels mittelst Fingers an die Nasenscheidewand, in die andere hingegen eine freie dickwandige, nicht collabirbare Gummiröhre luftdicht vorschieben, so tritt jetzt die Luftsäule des abgeschlossenen cavum pharyngonasale mittelst der Röhre mit der äusseren Luft in Verbindung. Wird nun caeteris paribus durch die Gummiröhre comprimirte Luft gepresst, so wird dadurch die abgeschlossene Luftsäule comprimirt und die so im cavum pharyngeale comprimirte Luft sucht nach der Trommelhöhle hin vorzudrängen. Mechanische bewegbare Hindernisse, wie Schleimpfropfen oder Verklebungen, namentlich auch schwache Verklebungen des collabirten Trommelfelles mit dem Promontorium etc., welche dieses Vordrängen verhindern wollen, werden dadurch überwunden und zur Seite gedrängt.

Die objectiven Erscheinungen und subjectiven Empfindungen,

die dabei entstehen, gleichen den beim Valsava'schen Versuche beschriebenen, nur sind sie cacteris paribus ungleich intensiver, lassen aber darum keine andere Schlussfolge zu als der Valsava.

Damit nun aber dieser Versuch glückt, muss a tempo geschluckt und gedrückt werden und die innere Luftsäule nur durch die Gummiröhre mit dem Compressor in Communication stehen.

Um leichter schlucken zu können, ist es zweckmässig, dem Patienten vorher etwas Wasser in den Mund zu geben und ihn anzuweisen, es erst im Momente herabzuschlucken, wo die Luft comprimirt wird, was leider oftmals von den Patienten nicht zu erlangen ist, sie schlucken entweder zu früh, oder zu spät, oder zu schwach.

Als Nasenstück empfehle ich eine etwa 4 Zoll lange Röhre

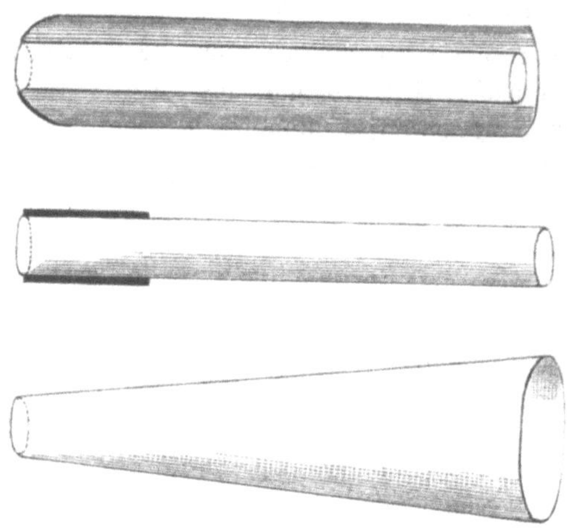

Fig. XI.

von sogenanntem Nähmaschinengummi, dieselbe ist breit, dickwandig und somit weder beim Anlegen, noch beim Halten ein Collabiren der Wandungen zu befürchten; dieselbe kann man sich nach vorne zu eichelartig beschneiden; mir erscheint dies bequemer, als Hornstücke. Im Nothfalle nimmt man eine einfache weichere Gummiröhre, in welche man im vorderen Theile eine

Federpose oder Glasröhre steckt, doch ohne bis an die Oeffnung zu gelangen, oder eine bekannte Cigarrenspitze aus Gummi mit abgeschnittenem Mundstücke.

Als Gebläse können wir alle beim Catheterismus erörterten Arten benutzen, doch erscheint mir am einfachsten und zweckmässigsten unsere eigene Lunge, die Stärke dieses Luftstromes lässt sich leichter controliren und er selbst ist von längerer Dauer. Für Patienten, welche nicht a tempo schlucken können bei einem vorübergehenden Drucke, ist es ungleich zweckmässiger als Druckkraft einen continuirlichen Luftstrom zu benutzen, indem ihnen alsdann die Zeit zu schlucken überlassen bleibt.

Der Druck, unter welchem die Trommelhöhle bei einem glückenden Politzer zu stehen kommen kann, ist unberechenbar. Es können alle Erscheinungen eintreten, die wir als unangenehme Druckerscheinungen kennen gelernt haben. Jedenfalls aber ist der Druck viel stärker, als caeteris paribus bei der Anlegung des Catheters, denn der durch den Catheter geleitete Luftstrom kann sich im ostium pharyngeum allseitig vertheilen und per nares entweichen, was beim Politzer nicht der Fall ist, ausserdem drückt die Luft beim Politzer auf die ganze Schleimhaut der Nasenhöhlen mit, die mitunter zu Blutungen neigt. Zum Mindesten sei man mit den Gebläsen mit starken Gummiballons anfangs vorsichtig.

So bequem und hülfreich der Politzer'sche Versuch ist, so hat er doch auch seine Contraindicationen und ist für viele Fälle untauglich.

Er verlangt nämlich einen luftdichten Abschluss des cavum pharyngonasale, während dasselbe unter einen verstärkten Luftstrom zu stehen kommt.

Individuen mit Wolfsrachen, mit Gaumendefekten sind eo ipso untauglich, desgleichen Individuen, welche bisher mit einem Ohre gut hörten und deren anderes Ohr einen grösseren Defekt im Trommelfelle zeigt, denn alsdann ist auch kein luftdichter Verschluss, es sei denn, dass wir erst wieder dieses Ohr luftdicht schliessen.

Sehr viele Individuen aber haben eine so geringe Schluckkraft, dass jedes Mal die Luftpresse den Gaumen abwärts drängt, während Manometerversuche beweisen, dass Andere und grade oft Kinder eine ungeheure Muskelkraft in diesen Theilen besitzen, Erstere sind auch für diese Untersuchung nicht geschaffen.

Ich habe versucht den Valsava'schen und Politzer'schen Versuch zu vereinigen und zwar auf folgende Weise:

Wir schlucken bei zugehaltener Nase und Mund, öffnen dadurch also mehr minder die Tuba unter Abschluss des cavum pharyngonasale, in dieser Stellung verharrend, exspiriren wir dann sofort möglichst stark, so wird dabei der weiche Gaumen noch mehr nach oben zu gewölbt, somit die abgeschlossene Luftsäule auch comprimirt; unsre Luftpresse ist jetzt unsre eigne Lunge, und wir überzeugen uns, wie viel kräftiger die Luft gegen das Trommelfell vordringt, als beim Valsava, ohne jene vorangegangene Schluckbewegung.

VII. Vortrag.

Inhalt. Nutzanwendung der bisherigen Diagnostik für den speciellen Fall. Schlussfolgerungen. Pharyngoscop. Leitungsstäbchen. 4. Diagnostischer Werth der allgemeinen Krankheitserscheinungen. Angewohnheiten der Patienten. Sitz des Schmerzes. Aetiologie. Erschütterungen. Luftmangel in der Trommel, innere Krankheiten.

Meine Herren!

Letzthin haben wir alle Erscheinungen besprochen, welche uns der Catheterismus und dessen Surrogate bieten, heute wollen wir damit beginnen, dieselben für den speziellen Fall zu verwerthen.

Einen praktischen Nutzen gewinnen wir ihnen nur dadurch ab, dass wir sie im Zusammenhange mit den funktionellen Erscheinungen prüfen.

Alle Schwerhörende, welche unsern Rath begehren, hören die Stimmgabel von dem Kopfe aus entweder normal, oder nicht normal.

Erstere haben unbedingt zur Zeit zweckdienliche Tuben, sind nun dabei ihre Gehörgänge frei, ihre Trommelfelle unverletzt, keine Otorrhoe vorhanden, resp. vorhanden gewesen, nun, so sind sie einfach taub, weil ihr Conductor, Trommelfell, Hammer, Amboss, Steigbügel, fehlerhaft schwingt, nicht isolirt ist. Diese Fälle kommen zu unsrer Behandlung als frische, oder als veraltete.

Beginnen wir bei Ersteren mit dem Politzer, und klappt

derselbe, so klappen wir die Ohren auf, wir treiben das Trommelfell, dessen inneres Epithel nur dem des Promontoriums adhaerirte nach aussen, lagern somit den ganzen Conductor besser und unter 100 frischen Fällen dieser Kategorie sind 90 sofort hergestellt. Klappt der Politzer nicht, so erreichen wir in frischen Fällen denselben Erfolg, nur umständlicher durch den Catheter mit forcirter Luftpresse.

Mitunter beobachten wir nach dem Politzer, resp. Catheterismus eine veränderte Form des Trommelfelles, das angelöthet und collabirt gewesene ragt nach dem Lufteinblasen in die Trommel wiederum mehr in den Gehörgang hinein, doch zeigt sich jetzt hinter demselben Schleim, resp. ein anderes Exsudat.

Dasselbe hatte sich erst nach dem Collapsus oberhalb desselben am Dache der Trommel, da wo wir auch mitunter Schleimdrüsen beobachten, gebildet und fällt nun nach dem Heben des Collapsus in der lufthaltigen Trommelhöhle zu Boden, aus der es sich durch fortgesetzten Catheterismus entfernen lässt.

Ist hingegen der Fall veraltet, so handelt es sich um fehlerhafte, nicht isolirte Lage der Gehörknöchelchen resp. um veraltete rigidere Anlöthungen, entweder des Trommelfelles allein, oder in der Regel gleichzeitig der Gehörknöchelchen.

Diese differentielle Diagnose sichert kein Catheterismus, kein Surrogat, sondern nur ein operativer Eingriff in das Trommelfell; wir durchschneiden es und zwar in der Regel ohne Erfolg, weil eine Mitanlöthung der Knöchelchen stattfindet; der Erfolg tritt nur dann ein, wenn bei caeteris normalibus nur das Trommelfell angelöthet war, oder wenn bei Concavität der Trommelfelle mit Verkleinerung der Luftsäule in der Trommel die Gehörknöchelchen nur fehlerhaft gegen die Wandungen der Trommelhöhle gepresst wurden und durch den Eingriff sich zweckdienlicher lagern.

Ueberhaupt sind ja veraltete pathologische Processe innerhalb einer jeden geschlossenen Höhle therapeutisch selten angenehm.

Hören nun die Individuen nicht die Stimmgabel per ossa bei freien Gehörgängen, Mangel an Otorrhoe und geschlossenen Trommelfellen, so haben sie entweder zweckwidrige Tuben, oder auch nicht und entweder sind es frische, oder veraltete Fälle.

Ist nun bei frischen Fällen ein Schleimhautleiden vorhanden, resp. vorangegangen, so handelt es sich in der Regel um eine bewegbare Zweckwidrigkeit im Tubenkanale und wir haben dann einen sofortigen Erfolg per Politzer oder Catheter mit Luftpresse, während bei veralteten Fällen in der Regel bereits in Folge der Athmungsnoth der Trommel Ernährungsstörungen in den Labyrinthfenstern und Labyrinthcontenta eingetreten sind.

Haben wir keinen Erfolg bei frischen Fällen und sind wir bei veralteten von der Unwegsamkeit der Tuben überzeugt, so besteht diese in einem unbewegbaren Hindernisse. Dasselbe liegt entweder im ostium pharyngeum oder höher hinauf, ersteres können wir mit dem Pharyngoscop sehen, letzteres nicht; so viel aber steht gesetzlich fest, ist das sichtbare, resp. unsichtbare Hinderniss, die alleinige Ursache der Funktionsstörung, so muss diese schwinden im Momente, wo ich das Trommelfell perforire, der normalen Trommelhöhle die nothwendige Tuba oktroyire, ganz analog wie Kinder, die plötzlich taub werden durch eine Verschwellung der Tuba bei acuten Pharynxcatarrhen eben so plötzlich wieder hören, wenn ihr gespanntes entzündetes Trommelfell rechtzeitig platzt.

Der so seltene ergiebige Erfolg der künstlichen Perforation des Trommelfelles beweist eben nur die seltene bleibende Unwegsamkeit einer Tuba bei caeteris normalibus.

Pharyngoscop.

Das Pharyngoscop beruht auf gleichen Principien mit dem Laryngoscope. Ein kleiner Spiegel wird bis an die hintere Wand des Pharynx eingeführt und gleichzeitig das entsprechende velum durch einen am Instrument angebrachten Schieber nach vorne gezogen, damit sich das ostium pharyngeum abspiegeln kann und dieses Spiegelbild wird dann durch reflektirtes Licht beleuchtet. Diese Prozedur erfordert eine grosse Fertigkeit und ihre Ausführbarkeit wird meistens dadurch noch beeinträchtigt, dass nur wenige Individuen sie vertragen, wir hingegen bei den Meisten davon abstehen müssen wegen zu grosser Neigung zum Schlucken, zum Schlingen und wegen zu grosser Reizbarkeit, oder weil die räumlichen Verhältnisse des Pharynx, dessen schräge Stellung,

Hyperplasie der Mandeln etc. die Anlegung des Pharyngoscopes unmöglich machen.

Wenn wir die Anlegung des Pharyngoscopes auf jene nothwendigen Fälle beschränken, wo wir uns eben schon anderweitig überzeugt haben, dass die Ursache der Schwerhörigkeit in einer Unwegsamkeit der Tuba liegen kann, so werden wir auch dann mitunter Gelegenheit haben, ad oculos den pathologischen Prozess zu erkennen, der die Verstopfung des ostium pharyngeums erzeugte, also Hyperplasien der Schleimhaut, wuchernde Granulationen und kleine Polypen; legen wir aber ohne vorangegangene Untersuchung mittelst des Catheterismus immer sofort bei jedem Schwerhörigen das Pharyngoscop an, so werden wir uns leicht vom Scheine trügen lassen; wir werden geneigt sein, zufällige Abnormitäten daselbst, geringere Schleimanhäufung, Stricturen am ostium nach syphilitischen Exulcerationen, Ulcerationen des Knorpels, Verbildungen desselben u. s. w. sofort für den Prozess zu halten, um den es sich handelt, während wir all dieselben Erscheinungen auch bei normaler Hörkraft wiederfinden, so z. B. haben die meisten Individuen ein schlüpfriges, mit Schleim an den Rändern versehenes ostium pharyngeum, wie einen schlüpfrigen, mit Cerumen versehenen Gehörgang.

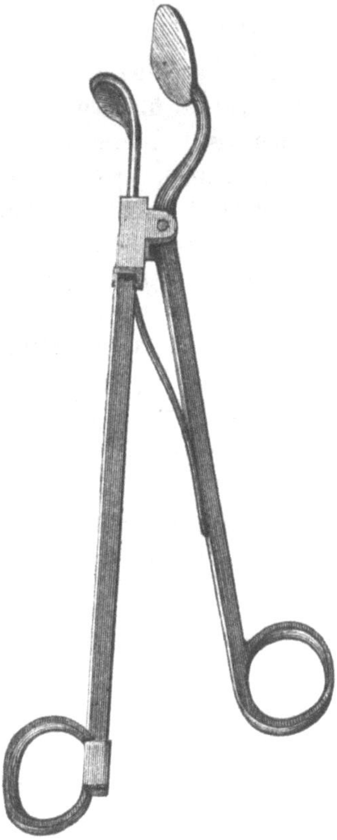

Fig. XII.

Die Ausführung der Punktion, der Perforation und Excision des Trommelfelles werden wir noch später im Zusammenhange besprechen.

Als ein specifisches Diagnosticon bleibt noch zu erwähnen

das Leitungsstäbchen.

Ueberzeugt von der Gesetzmässigkeit aller Erscheinungen, müssen wir die physiologische Vorstellung haben, dass in dem Maasse als die continuirliche feste Verbindung durch den gegliederten Trommelhöhlenconductor (Trommelfell, Hammer, Amboss, Steigbügel) irgendwo beeinträchtigt ist, oder durch fehlerhafte Lage seiner nicht normal schwebenden Theile mangelhaft isolirt wird, dessen Funktion abnimmt.

Nennen wir alle diese Zustände der Einfachheit wegen

Dislocation der Gehörknöchelchen.

In allen diesen Fällen ist die Funktionsstörung entweder dadurch zu erklären, dass die Verbindung der zerrissenen Kette durch ein schlecht leitendes Medium, wie Luft oder Schleim unterhalten wird, wenn z. B. der Ambossschenkel vom Steigbügelknopfe getrennt ist, oder dadurch, dass bei Substanzverlusten des Trommelfelles der Kopf des Hammers nach aussen fällt und die knöcherne Wandung der Trommelhöhle oberhalb des defekten annulus tympani berührt, also an Isolirung verliert.

Die dislocirten Knöchelchen sind nun entweder von aussen her bewegbar, oder sie sind nicht bewegbar, gleichzeitig fest adhaerirt.

Bei der Ersteren machen die damit behafteten Individuen die Beobachtung, dass sie momentan besser hören, wenn die Knöchelchen sich besser lagern, solches geschieht beim Ausspritzen, Auspinseln und Eintröpfeln des Ohres. Diese Erscheinung fehlt bei den nicht bewegbaren Knöchelchen.

Die Dislocationen sind einzig und allein zu erkennen durch das von mir sogenannte Leitungsstäbchen und kann ich nur noch einmal bevorworten, dasselbe nur anzulegen als Diagnosticon, wenn die Ocularinspection eine vorhandene, oder vorhanden gewesene Blennorhoe nachgewiesen hat, denn trotz ihrer fehlerhaften Lage müssen die Knöchelchen bewegbar geblieben sein.

Das Leitungsstäbchen (Fig. s. nächste Seite) besteht aus einem feinen 3 Zoll langen Silberdraht, der an dem einen Ende einen Ring hat als Handhabe und an dem anderen Ende entweder korkzieherartig gewunden ist, oder daselbst eine geringe Hervortreibung (Knopf) besitzt; um dieses Ende wird etwas gereinigte Baumwolle befestigt, und diese möglichst stark mit Glycerin oder lauem destillirtem Wasser getränkt, damit es beim Einlegen so wenig als möglich reize.

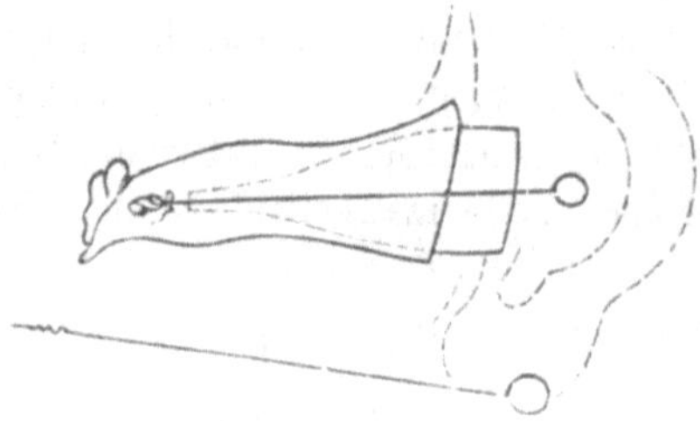

Fig. XIII.

Auch kann man dazu eine kurze, feine geknöpfte Fischbeinsonde benutzen, indem man die Baumwolle um deren Knopf ebenso befestigt.

Um es anzulegen, schieben wir es angefeuchtet bis in den knöchernen Gehörgang; alsdann legen wir über dasselbe das möglichst breiteste Speculum ein und nun dirigiren wir dasselbe durch den Druck unseres Fingers auf die Handhabe bis zum stehen gebliebenen Theile des Trommelfelles, und, falls dieses fehlt, oder theilweise ulcerirt ist, bis an die Gehörknöchelchen innerhalb der Trommelhöhle vor.

Da Blennorrhoe vorhanden oder gewesen ist, so verursacht es keinen Reiz. In einzelnen Fällen gelingt es sofort die richtige Lage zu treffen, durch das leiseste Vorschieben die Dislocation zu heben, die Funktion also sofort wieder herzustellen; in anderen Fällen aber müssen wir erst durch kleine hebelförmige Bewegungen, durch Rotiren des Stäbchens u. s. w. die richtige Stelle treffen; in noch anderen gelingt uns auch leider dieses nicht oder wird die Anlegung überhaupt unmöglich durch die räumlichen Verhältnisse des Gehörganges. Hieraus folgt folgender diagnostischer Lehrsatz:

„auffallende Besserung der Hörkraft während des Druckes des Leitungsstäbchens bis an die Kette der Gehörknöchelchen, (mag dabei das Trommelfell vernarbt, also nicht geöffnet, mag es defect sein, also in verschiedenem Grade oder ganz fehlen und mag es die verschiedensten optischen Eigenschaften besitzen) deutet auf Dislocation der Gehörknöchelchen, d. h. auf fehlerhafte Continuität derselben, auf fehlerhafte Isolirung ohne Adhaesivbildung".

Ueber die therapeutische Nutzanwendung des Leitungsstäbchens werden wir noch später ausführlich handeln. Zum Schluss der Diagnostik bleibt uns noch übrig die Verwerthung

4) der allgemeinen Krankheitserscheinungen.

Wir beginnen mit den Angewohnheiten der Patienten. Alles thut, was es nicht lassen kann; die Angewohnheiten der Kranken sind instinktiver Natur, sie haben den unbewussten Zweck, das Uebel leichter ertragbar zu machen; Schwerhörende suchen durch sie ihre Hörkraft zu befördern, lästige Empfindungen zu erleichtern.

In ersterer Hinsicht unterscheiden wir zwei Klassen von Schwerhörenden.

Die Einen öffnen den Mund, um besser zu hören, die Andern schliessen denselben und fahren mit der Hand nach dem Ohre.

Je mehr wir per ossa hören in Relation zu per cavitatem, desto mehr nützt uns eine direkt mit dem Kopfknochen verbundene resonirende Luftsäule, eine solche erreichen wir durch Oeffnen des Mundes. Desshalb begegnen wir diesem Instinkte bei schwerhörenden Kindern mit Rachenkatarrh.

Je mehr hingegen ein Schwerhörender per cavitatem hört in Relation zu per ossa, je mehr also die cavitas resonirt, desto mehr wird ihn der Instinkt dazu führen, dieser cavitas mehr Schwingungen behufs weiterer Multiplication, durch Resonanz zuzuführen, dies geschieht zweckentsprechend durch das Vorhalten der Hohlhand.

Wir treffen Schwerhörende, welche während des Gespräches die Ohren mit den Fingern schütteln, sie schütteln ihren Cerumenpfropfen in eine zweckdienliche Lage.

Andere Schwerhörige sehen wir fortwährend den Valsava anstellen. Diese suchen die durch Stagnation der Luft in der Trommel in Folge zweckwidriger Tuben bedingte fehlerhafte Lage ihres Conductors zu verbessern, wieder andre zerren ihre Ohrläppchen und bohren in die Gehörgänge mit Pinseln, Ohrlöffeln u. s. w., diese leiden entweder an Otorrhoe und suchen die dislocirten Gehörknöchelchen besser zu legen, oder suchen bei intakten Trommelfellen mehr Luft durch die zweckwidrigen Tuben in die Trommelhöhlen zu zerren und den Conductor der Trommelhöhle zu isoliren.

Die meisten Schwerhörigen lieben eine lärmende Umgebung, weil sie darin besser hören, nur wenige meiden solche ängstlich. Diese wenigen sind entweder nervös taub bei intakten Trommelhöhlen, oder es haftet von den Trommelhöhlen aus ein zweckwidriger Druck auf ihrem Labyrinthwasser, resp. ihrer Canale semicirculare, welcher durch den Lärm vermehrt wird und Betäubung hervorruft.

Individuen, welche mit beiden Ohren nur um ein minimum verschieden hören, haben stets das Bedürfniss, immer mit dem besseren Ohre zur Seite ihres Begleiters zu gehen, dieses gilt sowohl für einseitig, als für doppelseitig Schwerhörende.

Ueber die subjektiven Hörerscheinungen habe ich bereits ausführlich gehandelt, es bliebe noch der Sitz und die Ursache des Schmerzes zu besprechen übrig, über welchen Schwerhörige klagen.

Der Schmerz, über den Gehörkranke klagen, nimmt zu bald beim Zerren an der Ohrmuschel, bald beim Klopfen auf die knöcherne Umgebung, bald beim Valsava, bald wird er durch diese Manipulationen nicht alterirt, auch irradiirt bald der Schmerz, bald nicht.

Zunahme des Schmerzes beim Zerren an der Ohrmuschel deutet auf eine furunkulöse Entzündung, welche sich überall da ausbilden kann, wo Talgdrüsen vorkommen, mitunter also auch am Trommelfelle selbst.

Zunahme des Schmerzes beim Klopfen auf die knöcherne Umgebung deutet in der Regel eine diffuse Entzündung des knöchernen Gehörganges an, welche dessen Periost ergriff und sich von diesem auf das damit in Continuität stehende äussere Periost des os temporale, vornehmlich des processus mastoideus ausdehnt.

Zunahme des Schmerzes beim Valsava deutet auf Entzündung der Cutisschicht des Trommelfelles und nicht der Trommelhöhle, da diese keine sensiblen Nerven hat und wird meist bedingt durch Spannung desselben.

Wenn Nerven während ihres Verlaufes gereizt, resp. gedrückt werden, so schmerzen sie bekanntlich an ihren Endigungen; indem nun bei Furunkeln mit starker Infiltration des Zellgewebes der nervus temporalis subcutaneus gereizt wird, entstehen irradiirte Schmerzen an dessen Endpunkten, d. h. in der Mittellinie des Kopfes und des Gesichtes.

Einseitig Schwerhörende klagen darüber, dass die Umgebung des Ohres gefühllos geworden sei; dem ist nicht so, sie hören einfach die beim Anklopfen erzeugten Schwingungen nicht so intensiv, als caeteris paribus beim gesunden Ohre. Von grosser Wichtigkeit für die Diagnose ist die Aetiologie und die Anamnese des speciellen Falles.

Scientia est cognitio causarum rerum.

Selbstverständlich kann unter Umständen jede Noxe, jedes Trauma, jeder Parasit, jede Intoxication, jede Infection einmal Zweckwidrigkeiten des Gehörorganes bald direkt, bald indirekt veranlassen.

Als hauptsächliche Noxen stellt die Erfahrung folgende hin:

1) Erschütterungen der Gewebe und der Contenta des Gehörorganes, dieselben werden entweder veranlasst durch Erschütterungen des festen Schädelgewölbes, so durch einen Fall, Stoss, Schlag, Säbelhiebe, anschlagende Geschosse u. dergl.; oder durch heftige Erschütterungen der Luft des Gehörganges beim Abfeuern von Schusswaffen und bei manchen Gewerken, oder durch innere Erschütterungen bei Tussis convulsiva, Vomitus, Niesen u. s. w.

Bei der näheren Untersuchung finden wir als Folge derselben Sugillationen im Gehörgange, nur selten Fracturen daselbst, Sugillationen im Trommelfelle, sowie Zerreissungen desselben, oder bei Integrität, resp. Mitleidenschaft dieser Theile Extravasate in der geschlossenen Trommelhöhle, im Labyrinthe, oder am Ursprunge der Nerven.

Die Verwerthung der akustischen Erscheinungen, das Fehlen, resp. Vorhandensein von krankhaften Erscheinungen der basis cerebri, der Hirnhäute und Hirnsubstanz sichern die Diagnose im speziellen Falle.

Interessant sind in dieser Beziehung die Beobachtungen des Lebens über die Zweckwidrigkeit von Lufterschütterungen. An und für sich sind sie selten so intensiv, dass sie schädlich einwirken, in den grossen Schlachten bei stärkstem Kanonendonner wird selten ein Individuum taub, sie wirken erst schädlich in Combination mit ungünstigen Bedingungen, solche treten ein, wenn der freien Expansion der Gase beim Abfeuern sich Hindernisse entgegenstellen, z. B. durch widrige Winde, Wälder, Felsen u. s. w., so wird der Jäger taub, wenn er gegen den Sturm auf das Wild schiesst, die Reisenden auf Dampfschiffen, wenn man Böller löst, um das Echo zu prüfen (gefährlich ist hierin der Königssee) der Offizier in Gewehrfabriken, weil er daselbst im geschlossenen Raume die Gewehre anschiesst.

Aber schon eine kleine Lufterschütterung im geschlossenen Raume wirkt zweckwidrig durch ihre Periodicität, gutta cavat lapidem non vi sed saepe cadendo.

Die Hammerschmiede, welche in geschlossenen Kotten den wuchtigen Hammer auf das zu bearbeitende Metall fallen lassen, werden mit den Jahren Alle taub; dass es der Luftdruck ist und nicht der Schall des gehämmerten Metalls beweist der Kesselschmied, der nie taub wird, weil er sein Gewerbe im offnen Kessel betreibt, obschon er durch die Resonanz des Kessels viel mehr Schallschwingungen erzeugt.

2) Luftmangel der Trommelhöhle. Dieser Luftmangel führt zu ungleichem Luftdruck zu beiden Seiten des Trommelfelles, ohne oder mit Reizung der Zellen desselben und somit zu allen möglichen Veränderungen derselben, welche wiederum benachbarte Theile in Mitleidenschaft ziehen können.

Luftmangel wird bedingt durch constitutionelle Krankheiten, durch Rachen- und Nasenrachenkatarrh auf scrophulöser Basis, er entsteht durch Entzündung und Schwellung, sowie Secretion dieser Schleimhäute nach einer Erkältung, zumal wenn sie die Umgebung des Ohres trifft und die dort stattfindende Transpiration hemmt. Das Ohr selbst hat keine Schweissdrüsen. Der Luftmangel wird veranlasst durch alle Krankheiten, welche Beziehungen zu den Schleimhäuten des Kopfes haben, so durch einen Nasenrachencatarrh bei Influenza, durch einen Pharynxcatarrh bei Typhus und Morbilli, sowie bei Angina, durch einen Tonsillenabscess bei Scarlatina, Hautkrankheiten, ohne Beziehung zu diesen Schleimhäuten z. B. Pocken, Schleimhautkrankheiten tiefer liegender Organe (Dysenterie, Cholera) influiren nur selten auf das Gehörorgan, Syphilis, als Syphilis allein, nur ungemein selten; in der Regel bleibt nach der Behandlung dieser durch Mercur und Zittmann eine Neigung zur Erkältung zurück durch Erschlaffung der Haut und erst diese führt bei eintretender Erkältung durch Luftmangel zur Taubheit.

Wir sträuben uns dagegen, dass die Sache so einfach sein soll, dass alle jene cellular-pathologischen Befunde der Trommelhöhle, die Adhaesionen und metamorphosische Exsudate in der geschlossenen, die Otorrhoen mit allen ihren Folgen in der geöffneten Trommelhöhle nur Folge sein sollen ein und desselben Reizes, nämlich: Luftmangel und Luftdruck auf verschieden reagirende Organe und doch, meine Herren, ist es so! Gehen wir doch in die Schmiede und beobachten die Hände der Arbeiter; bei dem Einen treffen wir auf der Hand Kapsel an Kapsel, bei dem Andern Usur an Usur, beides bedingt durch den sprühenden Hammerschlag auf verschieden reagirendem Boden.

Blut ist ein eigner Saft.
„Das Leben wird am Besten durch Lebendiges gelehrt."

3) Von den Gehirnkrankheiten sind Beziehungen zum Gehörorgan eigentlich nur sicher festgestellt von der Meningitis cerebrospinalis und Hydrocephalus. Bei dieser Meningitis handelt es sich entweder um Exsudate am Ursprung, oder Verlauf des Acusticus, oder um Entzündungen und Hyperplasieen im Labyrinthe.

Ersterenfalls sind mit dem Eintritt der Taubheit anderweitige Lähmungen und Anaesthesieen verbunden, Letzterenfalls in Folge des Druckes auf die halbcirkelförmigen Kanäle Störungen des Gleichgewichtes.

Ob Geisteskrankheiten specifische Beziehungen zum Gehörorgan haben, weiss ich nicht, wir treffen relativ nicht mehr schwerhörende Geisteskranke als Schwerhörende, die geistig gesund sind.

Ueberhaupt werden ja häufig pathologische Erscheinungen, welche coordinirt neben einander auftreten, als subordinirt angesehen und demgemäss zu erklären gesucht.

Wie selten finden wir in der medizinischen Literatur Klarheit, wie selten steht der Arzt auf dem naturwissenschaftlichen Standpunkte.

Es ist nicht zu leugnen, dass Schwerhörigkeit in einer Familie erblich ist, „der Apfel fällt ja nicht weit vom Stamme;" erblich oder vielmehr angeboren ist dann eben nur die Disposition zu Erkältungen, mit eintretendem Luftmangel in der Trommel und gleichen Reactionsverhältnissen auf diesem.

Würden Nachkommen von Schwerhörenden diesen Erkältungen sofort mehr Aufmerksamkeit schenken, so würden sie leicht der drohenden Taubheit entgehen, denn mehr oder minder ist ein Jeder seiner Krankheiten Schmied und Vorsicht bleibt immer die Mutter der Weisheit.

Soviel von den diagnostischen Erscheinungen im Allgemeinen.

Die Diagnostik des einzelnen Falles wäre demnach folgende:

Die gleichzeitig normal vorhandene Kopfknochenleitung für Geräusche und Töne überzeugt uns sofort von einer normalen Innervation des nervus acusticus, von der Integrität der Contenta des Labyrinthes, sowie von der normalen Beweglichkeit der Labyrinthfenster, sie schliesst ferner von vorne herein die Zweckwidrigkeit der Tuba aus, so dass wir dieselbe bei freien Gehörgängen nur finden entweder bei Otorrhoen und geöffneter Trommel, oder bei geschlossener Trommel, wenn die Isolirungsstörung des Conductors vor der normalen basis stapedis liegt.

Die allein fehlende Kopfknochenleitung für Geräusche lässt die Vermuthung aufkommen, dass irgend woher ein fehlerhafter Druck auf dem Labyrinthwasser haftet resp. gehaftet hat, daher finden wir diese Erscheinung meistens während einer Entzündung mit drückender Infiltration, oder bei Adhaesionen innerhalb der Trommelhöhle, welche die basis stapedis mit beeinträchtigen.

Die allein fehlende Kopfknochenleitung für Töne hingegen

lässt mehr oder minder schliessen auf mangelnde Resonanz des Labyrinthwassers meist in Folge zweckwidriger Tuben, selten in Folge von Strukturveränderungen der fenestrae oder der zonula membranacea.

Je länger wir bei geschlossenen Trommelfellen die Stimmgabel per cavitatem hören, als per ossa, desto zweckdienlicher ist der Trommelhöhlenconductor, im umgekehrten Falle um so zweckwidriger.

Die Ocularinspection lässt mit Sicherheit als Ursache der Funktionsstörung erkennen: Entzündungen, hermetischen Verschluss, drückende feste Körper, Defekte des Trommelfelles mit, oder ohne Otorrhoe, sowie unter Umständen mangelhaft isolirte Trommelfelle.

Der Catheterismus und dessen Surrogate geben uns, wenn auch nicht absolut sicher einigen Aufschluss über die Wegsamkeit der Tuben und den Inhalt der geschlossenen Trommelhöhle und das Leitungsstäbchen überführt uns von der fehlerhaften Leitung und Unterstützung der bewegbaren Knöchelchen, so dass wir vorerst den Sitz der Funktionsstörung feststellen können.

Durch eine darauf folgende exactere Ocularinspection, durch Beobachtung der instinctiven Angewohnheiten des Patienten, durch Berücksichtigung der Genesis, des Verhaltens des Pharynx werden wir alsdann mehr oder minder sicher die nutritiven und formativen Störungen erkennen können, welche die akustischen Zweckwidrigkeiten des einzelnen Falles bedingen, obschon eben solche Zweckwidrigkeiten auch ohne Störung der Formation und Nutrition auftreten.

Die rationelle Diagnostik des Gehörorganes ist also eine reichhaltige und wenn sie sich in Betreff ihrer Sicherheit auch nicht mit der des Augapfels vergleichen lässt, den wir bei Lebzeiten mit dem Augenspiegel diagnostisch seciren können, so steht sie an Sicherheit doch der in anderen Körperhöhlen nicht nach!

VIII. Vortrag.

Inhalt. Die Ergebnisse der pathologischen Anatomie, ihre Uebereinstimmung mit dem bisher Vorgetragenen. Ausführung der Sektion. Allgemeine Therapie — Zweck und Grundsätze derselben. Prophylaxis, Chirurgie, innere Mittel, äussere Arzneimittel, örtliche Remedien applicirt dem Gehörgange, dem Trommelfelle, dem Pharynx, der geöffneten Trommelhöhle, der geschlossenen, per Catheter als Flüssigkeiten, als Dämpfe. Einwirkung von lauen Wasserdämpfen. Electricität.

Meine Herren!

Pathologische Anatomie.

Alles was ich Ihnen bisher vorgetragen habe, wird nun auf das Augenscheinlichste bestätigt durch die Sektionsfunde.

Der Begründer der pathologischen Anatomie des Ohres ist Mr. Joseph Toynbee.

Mr. Toynbee hat im Jahre 1857 einen Catalog seines otiätrischen Museums erscheinen lassen, in welchem er die Resultate von 1659 Sectionen, die er an Gehörorganen vorgenommen, mittheilt.

Unter diesen secirten Individuen befanden sich

272, deren Gehörleiden ihm selbst bekannt war, 223, deren Gehörleiden ihm zwar unbekannt war, die aber am Gehör gelitten hatten und deren Leiden ihm beschrieben wurde, 654, denen keine Beschreibung des Leidens beigefügt war,	also 1149 Schwerhörige.
510, deren Ohr normal war,	

Wenngleich meine mir zu Gebote gestandenen Sectionen nur ein winziges Häuflein dagegen ausmachen, so freut es mich doch, dieselben Ergebnisse wie Toynbee gefunden zu haben, so dass ich vollkommen von dessen Autorität hierin überzeugt bin und es, bei der Wichtigkeit der pathologischen Anatomie, für das Angemessenste halte, Toynbee's tabellarische Uebersicht mit einigen Schlussfolgerungen wiederzugeben.

Ich bin dabei durchaus nicht blind gegen die Schattenseiten seiner pathologisch-anatomischen Präparate; es fehlt diesen insofern der rechte wissenschaftliche Werth, als Toynbee nicht den Grad und die Qualität der Functionsstörungen, die Hörerscheinungen bei den Individuen, die er späterhin seciren konnte, bei Lebzeiten festgestellt hat, um somit die pathologische Physiologie durch die pathologische Anatomie zu erhellen und zu bestätigen, er hat zu viel Analyse und zu wenig Synthese getrieben.

Ausserdem hat er sich zu wenig bekümmert um Lageveränderungen der Knöchelchen in der geschlossenen Trommel, um mechanische Zweckwidrigkeiten. Aber die massenhaften Untersuchungen haben wiederum das Lehrreiche, dass sie uns zeigen, welche Veränderungen die hauptsächlichen, welche die nur ausnahmsweise vorkommenden sind, an welche wir also zuerst zu denken haben. Und das eben ist für mich das Angenehme, dass meine clinischen Beobachtungen en masse mit Toynbee's pathologisch-anatomischen Beobachtungen immer gerade da zusammentreffen, sich ergänzen, wo es darauf ankommt, gegen imaginäre Gehörkrankheiten aufzutreten.

Bei den 1149 secirten Gehörorganen notorisch Schwerhöriger fand Toynbee im äusseren Gehörgange folgende beobachtungswerthe Anomalien:

Ansammlung von Cerumen	71	Mal	Summa
desgleichen mit Epidermis	9	„	80.
Erweiterung desselben durch Cerumen	6	„	
dabei Resorption der knöchernen Wandungen	8	„	
sogenannte Molluscous tumour	7	„	
Polypenbildungen	3	„	
Caries	9	„	
Tumoren der knöchernen Wandungen	15	„	

Wir sehen also, dass Polypen relativ selten vom Gehörgange aus ihren Ausgang nehmen und dass auch Caries ziemlich selten vorkommt.

Vom Trommelfelle wäre nur zu erwähnen, dass er dasselbe 469 Mal abnorm fand, also circa 40 %.

Darunter befanden sich hauptsächlich:

Adhaesionen des Trommelfelles nach innen	65
Auffallende Concavitäten, Collapsus	80
Verdickungen des inneren Epithels	101
desgleichen mit Kalkablagerungen	16
Perforationen mit Usuren	85

Doch nicht der Collapsus war die Ursache der Taubheit, sondern die dadurch mitbedingte fehlerhafte Isolirung der Knöchelchen. Auch kann ja nicht jeder Luftmangel zum Collapsus führen, weil ja nicht alle Trommelfelle bewegbar sind, möglich also auch, dass schon die Verdickungen des Trommelfelles eine weniger auffallende fehlerhafte Lage der Knöchelchen involviren und einen Druck auf tiefer liegende Gewebe im Labyrinthe ausüben.

Was die Trommelhöhle betrifft, so traf er in ihr:

Schleim	67 Mal	also 122 Mal Exsudate.
Eiter	18 „	
Tuberculöse Materie	20 „	
Blut	7 „	
Serum	18 „	

Da nun gleichzeitig 85 Mal Perforationen und Usuren des Trommelfelles zugegen waren, so fand sich Flüssigkeit ohne Perforation nur 37 Mal und gewiss wohl nur in frischeren Fällen bei Leichen der im Typhus Verstorbenen oder Phthisikern, bei denen erst zu Ende der Krankheit die Trommelhöhle in Folge zweckwidriger Tuben mit ergriffen war, so dass also dauernde flüssige Exsudate in der Trommelhöhle bei geschlossenem Trommelfelle äusserst **selten** sind, denn sie metamorphosiren sich;

er fand Cholestearin	6 Mal	14 Mal.
und Kalkablagerungen	8 „	

Am häufigsten waren nun eben, in voller Uebereinstimmung mit den Ergebnissen der Untersuchung bei Lebzeiten, feste

Strukturveränderungen, ausgehend von der Epithelialmembran, vorhanden, oder nach vorangegangenen geringen Exsudaten.

Er fand nämlich die Deckmembran:

gefässreicher	76
verdickt	214
verdickt und gefässreich	16
so dick, dass der Steigbügel verborgen ist	27
so dick, dass die Trommelhöhle angefüllt war	6

Der Gefässreichthum der Deckmembran (76) und ihre Verdickung (214) für sich allein hat sicherlich nicht die Funktionsstörung bedingt, sondern der dadurch entstandene Mangel an Isolirung der Knöchelchen, deren Miteintritt aber nicht immer erforderlich ist.

In gleicher Weise zeigte sich ungemein häufig die Schwingbarkeit der Knöchelchen beeinträchtigt durch Aufhebung ihrer Isolirung mittelst Neubildungen, nämlich 204 Mal, und darunter allein Verwachsungen des

Stapes mit dem Promontorium 135 Mal.

Trotz der so häufigen Blennorrhoea zeigte sich aber ein Usur der Deckmembran nur selten, nämlich 24 Mal.

Dislokationen der Knöchelchen traf er 24 Mal, auf die fehlerhafte Lage ohne Trennung der Gelenkenden war keine Rücksicht genommen worden. Doch genügt schon das gewonnene Resultat, um den Nutzen des künstlichen Stützapparates in solchen Fällen zu erklären. Auf die Wichtigkeit der Dislokationen der Gehörknöchelchen habe ich Toynbee, als er mich im Oktober 1863 besuchte, aufmerksam gemacht und ihm bewiesen, dass der ganze Effect seines sogenannten künstlichen Trommelfelles nur in Verbesserung der Lage der Knöchelchen beruhe und in seinem letzten, kurz vor seinem Tode gehaltenen Vortrag in der Royal Society, hat er meine Ansicht als die allein richtige zur Anerkennung gebracht.

Hingegen fand Toynbee häufig Unbeweglichkeit des Steigbügels durch Verfestigung im foramen ovale, nämlich 204 Mal.

Leider erfahren wir nicht, wie häufig Verdickungen der Deckmembran mit Verwachsung des stapes, oder mit Unbeweglichkeit desselben Hand in Hand gegangen ist.

Alle diese Sektionsbefunde werden Jahr aus, Jahr ein von neueren Otologen ergiebig bestätigt.

Relativ häufig bleiben beim Ossificationsprocess der Trommelhöhle Defekte zurück.

Toynbee fand so die obere Wand, die Decke 54 Mal,
die untere Wand, den Boden 25 „ .

Defecte Wandungen der Decke können sehr gefährlich werden durch Contact der Trommelhöhlenmembran mit den Meningen, zumal bei Blenorrhöen und Suppuration der Ersteren, sie entstehen weniger durch Caries, sondern sind als einfache Resorptionserscheinungen zu deuten, resp. angeborene.

Ebenso wie das Dach der Trommelhöhle defect ist, findet sich ein Gleiches auch an den Wandungen des Proc. mastoid.

Hyrtl (Wiener Wochenschrift Nr. 26. 58) fand unter 200 Schädeln 34 in verschiedenem Grade mit beiden Defecten behaftet, und darunter 22 Frauenzimmerschädel, möglich dass nach seiner Ansicht die Schwangerschaft insofern ursächliches Moment dazu ist, als diese einen gesteigerten Bedarf an Knochenmaterie bedarf, oder ein zu starkes Schneuzen diese Anomalie bedingt.

Ich selbst beobachtete einmal bei einem 18jährigen jungen Manne einen solchen Defect an dem Proc. mastoideus, die Haut darüber hob sich emphysematös beim Eindrücken von Luft in die Trommelhöhle durch den Valsalva'schen Versuch.

Gehen wir jetzt zur Tuba über.

Die pathologische Anatomie beweist, dass die Tuba sich cellulär fast stets integer verhält.

Denn Toynbee fand:

Schleimanhäufung (und wahrscheinlich war diese eine rein zufällige, vom Pharynx eingedrungene, nicht Product einer Tubenentzündung) nur	10 Mal	
Dabei die auskleidende Membran hyperämisch	1 „	10 Mal.
„ „ „ „ verdickt	2 „	
Die Membran ohne Schleim hyperämisch	5 „	
Die Pharynxmündung geröthet und weich	2 „	

Unwegsamkeit durch plastische Exsudate						3	Mal
Strictur in der Pars ossea durch Exostose						4	„
„	„	„	„	cartilaginea	„	2	„
Sehr weit						2	„

Welche winzige Zahl bei 1149 Sektionen, welches Dementi für jene Otologen, namentlich für die französischen, die überall Structuren der Tuben wittern, wie übereinstimmend mit den Ergebnissen des Catheterismus, mit meiner Ansicht, dass eine vorübergehende acute Entzündung des Pharynx (wie in febris scarlatina), oder vorübergehende Schleimanhäufung im ostium pharyngeum, durch Luftmangel der Trommelhöhle, sowie durch den Reiz des ungleichen Luftdruckes alle jene Zweckwidrigkeiten in der Trommelhöhle bedingen, meist bei Integrität der Wandungen der Tuba.

Wie sehr spricht die fast stets celluläre Integrität der Tuba für die Beobachtung des Lebens, dass bei deren Integrität dennoch andauernde Athmungsnoth der Trommel vorhanden sein kann durch Zweckwidrigkeiten ausserhalb des Tubenkanals, z. B. chronische Pharynxcatarrhe, verminderte Athmung etc.

Betrachten wir nun die Ergebnisse der pathologischen Anatomie für den nervösen Apparat, so ist es für uns erfreulich zu finden:

> „dass Structurveränderungen des Nervus acusticus selten, relativ häufiger aber solche der verschiedenen Leitungsapparate des Labyrinthes zu sein scheinen.“

Toynbee fand den nervus acusticus nur 15 Mal, die Contenta des Labyrinthes hingegen viel häufiger zweckwidrig.

Die ursächlichen Momente dieser Anomalien sind zum Theil zu suchen in Hirnkrankheiten, zum Theil in einem zweckwidrigen Drucke, den Miterkrankungen der Trommelhöhle bedingten, zum Theil in verminderter Verdunstung des Hörwassers durch fehlerhafte Structur der Labyrinthfenster, deren Membranen Toynbee will 14 Mal erkrankt gefunden haben.

Haben wir Gelegenheit, die Sektion eines Schwerhörenden zu machen, so begehen wir sie nach folgenden Principien.

Sektion.

Nach Eröffnung der Schädelhöhle ist es also zuerst erforderlich, die Basis cerebri bis zum Porus acusticus internus und den Nervus acusticus selbst von seinem Ursprunge an zu besichtigen; nachdem dies geschehen, richtet sich nun das weitere Verfahren darnach, ob wir

1) die Leiche nicht zu schonen brauchen, eine Verunstaltung des Gesichtes nicht angeschlagen wird, oder ob wir
2) gewissermassen uns das Felsenbein wider Wissen der Angehörigen der Leiche entwenden wollen.

Im ersteren Falle verfahren wir folgendermassen: wir machen auf beiden Seiten 2 parallele absteigende tiefe Hautschnitte bis auf die Knochen, den vorderen vor dem Ohre in gleicher Ebene mit dem Angulus des Unterkiefers, den diesem parallel circa 2 Zoll entfernt durch den hintern Theil des Proc. mastoid., nun präpariren wir im Zusammenhange die Weichtheile bis auf das Periost, das äussere Ohr, den knorpligen Theil des Gehörganges und alle umliegenden Theile ab und schlagen sie nach unten und aussen um behufs der Inspection, namentlich des Gehörganges; auf diese Weise wird gleich meist das Trommelfell sichtbar; nun nehmen wir eine Säge und sägen parallel mit den Hautschnitten vertical von oben nach unten die Schädelbasis durch, die vordere Sägefläche wird etwas vor dem Proc. clinoideus anterior des Keilbeines, die hintere durch den vorderen Theil des Foramen magnum fallen; alsdann können wir die ganze Parthie herausnehmen und erhalten somit die Tuben im Zusammenhange; auch wenn nur ein Ohr leidend gewesen, verfahren wir doch so, da ja der Vergleich des pathologischen Befundes mit den Structurverhältnissen des gesunden Ohres recht wesentlich ist. Nun besichtigen wir den Pharynx, Tubamündung, schneiden die knorplige Tuba mit einer Scheere auf, sondiren die knöcherne, um ihre Weite zu bemerken und besichtigen die Theile an der unteren Hälfte des Felsenbeines.

Geht es uns aber darum, den Ausbruch des Gehörorganes zu verheimlichen, so müssen wir uns mit der Pars petrosa begnügen, nachdem wir Gehörgang und Pharynx an der Leiche besichtigt haben. Wir exstirpiren diese unbemerkt folgendermassen: wir entfernen das Periost des Felsenbeines an der Schädelbasis und durchschneiden die Nähte des Felsenbeines, um seine Befestigung zu lockern; nun nehmen wir einen scharfen, dünnen, 1 Zoll breiten Meissel und Holzhammer, setzen denselben dicht an der inneren Schädelfläche der Pars squamosa auf, und suchen somit direct durch die obere Wand des hinteren äusseren Gehörganges in diesen und dann durch seine untere Wand durchzumeisseln, der Meissel muss dabei etwas nach aussen vom Trommelfelle abgewandt zu stehen kommen, ebenso stemmen wir durch die Fossa sigmoidea der Pars petrosa, so dass diese beiden Stemmflächen schräg die Basis der Pars petrosa heraus holen, dieselbe also von der Pars squamosa und mastoidea trennen, nun suchen wir mit dem Meissel unter die Spitze des Felsenbeines zu gelangen, erheben es hebelförmig, führen darunter ein Messer, um die Weichtheile von der unteren Fläche der Pars petrosa zu entfernen und ergreifen endlich die ganze Pars petrosa mit einer Zange, um sie ganz erhalten abzuziehen. Der Unterkiefer, ein Theil der Cavias glenoidalis, die Pars squamosa mit dem Proc. zygomaticus, der Proc. mastoideus und der vordere Theil des knöchernen Gehörganges bleiben an der Leiche, die äusseren Theile sind unberührt, das Fehlen der Pars petrosa bleibt unbemerkt. Natürlich gehört eine genaue Lagenkenntniss des Trommelfelles und der Knöchelchen in der Trommelhöhle dazu, sonst stemmt man Anfangs zu weit nach Innen und zerstört Trommelfell und Knöchelchen.

Wir bedienen uns zur ferneren Untersuchung nun am besten eines kleinen Parallelschraubstockes, wie ein Uhrmacher, zum Festhalten des Felsenbeines; derselbe ist so construirt, dass er jede Drehung zulassen, sich in jeder Lage einstellen lässt; ferner gebrauchen wir, ebenfalls wie der Uhrmacher, äusserst feine Sägen, deren Schnittfläche kaum $^1/_4$ Linie betragen darf, feine Pincetten, Sonden, Wasser mit einigen Tuschpinseln zum Reinigen, scharfe breite Feilen oder Raspeln und kleine Zangen und Scheeren.

Nachdem wir das Trommelfell besichtigt, öffnen wir das sehr dünne Dach der Trommelhöhle, welches in der vorderen Fläche der Pars petrosa, nach vorn und aussen von der auffallenden Impressio des Canalis semicircularis superioris liegt; da dicht darunter die Gehörknöchelchen liegen, benutzen wir am sichersten die Raspel und raspeln dasselbe auf, die Oeffnungen können wir dann mittelst Zangen erweitern.

Jetzt überschauen wir die Lage der Theilchen in der Trommelhöhle, deren Wandungen, sowie die Structur der membranösen Auskleidung und den Inhalt, — prüfen die Beweglichkeit des Trommelfelles, der Knöchelchen und die Kraft des Musculus tensor tympani; hierauf sägen wir von diesen Theilchen den Hammer und Amboss, das Trommelfell und den vorderen Theil der Trommelhöhlenwandung im Zusammenhange ab, um zum Steigbügel und Promontorium zu gelangen. An dem abgesägten Theile untersuchen wir die Chorda tympani und den Verlauf des Nervus facialis im Canalis Fallopii; jetzt sägen wir horizontal die Impression des oberen Bogenganges 1—2‴ tiefer auf, drücken auf den Steigbügel, um die Quantität des Labyrinthwassers daselbst zu prüfen und besichtigen seine Qualität; nun verstopfen wir die gemachte Oeffnung, raspeln ebenso das Promontorium auf, um auf gleiche Weise durch Druck auf den Steigbügel den Zustand des Wassers der Schnecke und seine Communication mit dem Vorhof mittelst des Helicotrema zu beschauen.

Alsdann untersuchen wir die Beweglichkeit des Steigbügels, seiner Muskeln innerhalb der Eminentia papillaris, dann die Membran des ovalen und runden Fensters. Endlich öffnen wir mit einem feinen Sägeschnitt ungefähr $1^1/_2$‴ hinter dem Fusstritt des Steigbügels parallel diesem das ganze Labyrinth, namentlich den Vorhof, untersuchen dessen Wandungen, die Perilymphe, den Zustand der Säckchen und deren Fortsetzung in die membranösen Bogengänge, die Endolymphe, die Menge der Otoconia, und schliessen mit der mikroskopischen Betrachtung der Scala tympani und den Endungen des Nervus acusticus.

Gleichzeitig werden die Sektionen dazu dienen, uns über die Entwickelung der Pars petrosa nach der Geburt und in den ersten Lebensjahren aufzuklären, was sehr wichtig ist.

Wir werden finden:

1) dass oft das Dach der Trommelhöhle rudimentär ossificirt ist,

2) dass die Tuba viel kürzer, gekrümmter und dafür viel weiter ist bei Kindern als später,

3) dass der Proc. mastoideus sich sehr unentwickelt zeigt, seine Zellen mit käseartiger Materie normal angefüllt sind und sich mehr nach oben und vorn, nach dem Gehörgange zu, erstrecken,

4) dass dabei das Trommelfell und die Gehörknöchelchen sofort bei der Geburt ihre normale Grösse und Ausbildung haben und das Trommelfell mehr vertical steht.

Bevor ich den allgemeinen Theil meiner Vorträge schliesse, hätte ich nur noch nöthig, Ihnen meine allgemein therapeutischen Beobachtungen und Ansichten mitzutheilen.

Die Therapie des Otologen ist in der Regel nur gegen die Funktionsstörung des Organs gerichtet.

In Betreff der Funktionsstörung sind Sie aber jetzt, meine Herren, von der Ueberzeugung durchdrungen, dass dieselbe mit Ausnahme einer Funktionsstörung des Acusticus, welche etwa 1% beträgt, im speciellen Falle in letzter Instanz zurückzuführen sein muss auf einen Mangel an Resonanz eines oder mehrerer Faktoren des schallleitenden Apparates, der sich bis zu den Fasern des Acusticus erstreckt, in specie der Trommelhöhle oder des Labyrinthes.

Dieser Mangel an Resonanz wird in der Trommelhöhle entweder bedingt durch celluläre Aberrationen innerhalb der Organtheile selbst, oder durch äussere, ihre Resonanz hemmende Bedingungen, trotz ihrer cellulären Integrität und zwar letzteres häufig.

Die cellulären Aberrationen haben geführt entweder zu Atrophieen und Usuren, d. h. zu Defecten der resonnirenden Faktoren und deren Discontinuität, wie z. B. Defecten des Trommelfelles, oder sie führten zu Hyperplasieen, welche Isolirungsstörungen der einzelnen Glieder mit sich führten, z. B. Adhaesivprocesse, denn celluläre Aberrationen ohne diese Folgezustände sind keine Resonanzzweckwidrigkeiten, also hier keine Krankheiten.

Bei cellulärer Integrität der Organtheile hingegen wird der Mangel ihrer Resonanz fast ausschliesslich bedingt durch Mangel an Isolirung derselben in Folge ihrer Lageveränderungen oder eines zweckwidrigen Druckes. Dieses vorangeschickt, kann sich eine gesunde d. h. zweckdienliche Therapie immer nur stützen auf die Kenntniss der Genesis der Krankheiten, der specifischen Reize eines Organes und wird stets einen dreifachen Zweck verfolgen:

1) sie wird sich bemühen, die als schädlich anerkannten Reize dem Organe möglichst fern zu halten;
2) sie wird ein reizempfänglicheres Organ zu kräftigen resp. zu schonen suchen;
3) sie wird die mechanisch bewegbaren Zweckwidrigkeiten in und am Organe nach mechanischen chirurgischen Regeln zu entfernen suchen und bereits eingetretene unbewegbare Zweckwidrigkeiten, celluläre Veränderungen der Gewebe selbst nach allgemeinen Indicationen zu behandeln, zu alteriren streben.

Wenn demnach die tägliche Beschäftigung Personen nöthigt, ihre äusseren Gehörgänge dem verstärkten Luftdrucke, die Umgebung der Ohren dem Zugwinde auszusetzen, so thun dieselben gut daran, während ihrer derartigen Beschäftigung die Gehörgänge mit etwas Watte zu verlegen, resp. deren Umgebung zu schützen. Individuen, die zur Erkältung der Schleimhäute neigen, werden dieser entgehen, wenn sie bei strenger kalter Luft sich bemühen, mit geschlossenem Munde zu athmen und die Naseneingänge mit etwas Watte verlegen.

Sehr viel würde dadurch verhütet werden, dass wir uns auch schon in jüngeren Jahren daran gewöhnten, unserm Körper als Maschine mehr Aufmerksamkeit zu schenken und sobald wir nur fühlten, dass wir uns im Laufe des Tages erkältet, das Gleichgewicht in den Secretionen gestört haben, sofort denselben Abend der nächtlichen Transpiration nachhelfen und die Folgen der Erkältungen coupiren wollten.

Die Chirurgie nimmt beim Ohre den ersten Rang ein.

> Der Geist der Chirurgie beim Ohr ist leicht zu fassen.
> Was bewegbar zweckwidrig wirkt, entferne man!

Wir entfernen also Alles, was den direkten Zutritt der Schwingungen vom Gehörgange zum Trommelfelle beeinträchtigt, als fremde Körper, freie Exsudate und Secretionen, Geschwülste, membranöse Verschlüsse, wir heben den Luftmangel in der Trommelhöhle, den bewegbaren Collapsus des Trommelfelles, bewegbares festes Anliegen der Gehörknöchelchen an den Wandungen der Trommel, sowie bewegbare Exsudate daselbst durch Einblasen von Luft durch die Tuben; ist solches nicht möglich wegen Unwegsamkeit der Tuben, so eröffnen wir die Trommel; ist das Trommelfell adhaerirt, so suchen wir die Adhaesion zu zerschneiden, zu lösen; ist die Luftsäule der Trommelhöhle verkleinert, sind in Folge davon Trommelfell und Knöchelchen fehlerhaft gelagert, so kann einmal unter Umständen ein operativer Eingriff der verschiedensten Art an irgend einer Stelle die Lage des Conductors zweckdienlicher machen und fehlerhaft gestützte Gehörknöchelchen suchen wir zweckdienlich zu stützen.

Ein therapeutisches Heilverfahren wird hauptsächlich gegen vier Krankheitsgruppen in Anwendung kommen können:

1) gegen das vorhandene Grundleiden, vornehmlich also gegen noch vorhandene constitutionelle Schleimhautleiden des Kopfes;
2) gegen akute Entzündung des Gehörorgans;
3) gegen die Ausgänge dieser in Hyperplasieen und Zellentheilung d. h. gegen Schleimflüsse einfacher und complicirter Natur;
4) gegen andere zweckwidrige Strukturveränderungen innerhalb der geschlossenen Trommelhöhle und Labyrinth.

Innere Arzneimittel werden sich stets bei akuten Entzündungen bewähren, Brunnen- und Badekuren sind sehr zu empfehlen bei ausgesprochenen constitutionellen Leiden, Alles dieses wird aber bei der geringen Reaction der Trommelhöhle veraltete Strukturveränderungen innerhalb derselben nicht beeinflussen, Adhaesionen nicht lösen.

Was äussere Arzneimittel betrifft, so können topische Blutentleerungen nur nützen bei akuten diffusen Entzündungen. Gegen furunkulöse sowie chronische Processe bleiben sie unnütze Quälereien. Die so beliebten spanischen Fliegen sind sehr zu beschränken, hinter die Ohren gelegt, liegen sie für akute Entzündungen zu nahe, chronischen gegenüber bleiben sie wirkungslos und bei längerer Dauer bewirken sie einen Furunkel.

Frottirungen des processus mostoideus zeigen sich wirksam bei frischen Hyperaemieen im Labyrinthe, wohl wegen der direkten Anastomose der art. stylomactoidia und auditiva interna.

Einreibungen desselben mit Ungt. Kalii jodati mercuriale, Digitalis etc. sind nicht ohne Einfluss auf tiefer liegende Veränderungen, sobald sie nur mit Ausdauer gebraucht werden.

Betrachten wir nun etwas genauer die Reactionsverhältnisse der einzelnen Theile des Gehörorganes gegen örtliche Remedien.

Der knorplige Gehörgang ist in der Regel unempfindlich gegen geringen Druck und Berührung, sowie gegen Temperaturveränderungen; caustische Reize und mechanische Verletzungen führen zu Furunkeln.

Der knöcherne Gehörgang hingegen ist sehr empfindlich gegen Berührung und Temperaturveränderungen, ersteres wegen seines Nervenreichthums, letzteres wohl, weil die ihn umgebende Luft stets eine gleiche Temperatur hat; während laues Wasser von 30° R. angenehm vertragen wird, bringt kaltes Wasser Frösteln, Schauder, Entzündungen hervor.

Dem vielgerühmten Glycerin kann ich eine spezifische Wirkung nicht nachrühmen, es vermindert nur die Spannung im Gehörgange, welche den Collapsus des Trommelfelles nothwendig begleitet.

Spirituöse Eintröpfelungen bleiben bei chronischen Leiden zu vermeiden wegen der Kälteentwickelung bei ihrer Verdunstung, bei akuten kann unter Umständen diese Kälteentwickelung erwünscht sein.

Die Resorption von Arzneimitteln ist vom knöchernen Gehörgange aus wegen dessen Auskleidung mit Epidermis und Mangel an Drüsen eine minimale, daher verträgt er sehr gut Alaun oder Acidum tannicum in Pulverform, sowie Solutionen von Arg. nitri, Cupr. sulphur, Plumb. aceticum, freilich auch ohne Wirkung, falls nicht Otorrhoe zugegen ist. Der knorplige Gehörgang hingegen ist seiner Drüsen wegen zur Resorption geneigter und gegen obige Arzneimittel bei weitem empfindlicher.

Die Luft im Gehörgange liesse sich wohl auch zur Therapie

benutzen, könnten wir sie künstlich längere Zeit in einem dünneren Zustande erhalten, als diejenige in der Trommel, so könnte dies auf collabirte oder bewegbar adhaerirte Trommelfelle günstig einwirken, möglich, dass der gerühmte Erfolg des Volksmittels, sich heissen Brodteig fest um die Ohren zu binden, bei frischen Fällen aut diese Weise zu erklären ist, denn bei veralteten, bei unbewegbaren Adhaesionen hilft es auch nichts. Die Diffusionskraft des Trommelfelles ist wegen dessen Trockenheit äusserst gering und daher sind auch die gehofften Resultate von der Anwendung der Kohlensäure und anderer gasförmigen Remedien der Badeorte auf Strukturveränderungen in der geschlossenen Trommelhöhle nicht eingetreten, weil nur feuchte Membranen eine genügende Diffusionskraft besitzen.

Das Trommelfell hat einen verschiedenen Grad von Reizbarkeit, welcher bedingt wird durch den Zustand seiner Gefässe, am Empfindlichsten ist daher immer caeteris paribus, am meisten der obere Theil am processus brevis.

Bepinselung mit Arg. nitri 1:30 Sublimat 0,5:30 bieten keine besonderen Reactionserscheinungen, falls man jenen oberen Theil und den Gehörgang vermeidet, desgleichen Betupfungen mit Ung. neap. und Kalii jodati, stärkere Bepinselungen von Arg. nitri 1:10 ätzen dasselbe mit Substanzverlust durch.

Handelt es sich um Verlöthungen des Trommelfelles caeteris normalibus, so ist eine caustische Behandlung dieser Stelle sicher ebenso indicirt, wie dessen chirurgische, nur muss man dafür sorgen, dass kein zu grosser Substanzverlust eintritt und keine Wiederanlöthung desselben sich ausbildet.

Vorübergehende classische Erfolge habe ich in solchen Fällen eintreten sehen durch Verbrennung des Trommelfelles, durch Entzündungen nach Betupfungen mit Jodquecksilber, doch sind ja eben diese Fälle bei Integrität aller andern Verhältnisse selten und die individuelle Reaktion schwer vorherzusehen, fast immer bilden sich von Neuem Verlöthungen aus.

Da Taubheit immer ein doppelseitiges Leiden bedingt, so kann man einen solchen Versuch, sowie Durchschneidung des Trommelfelles mit dem tauberen Ohre immerhin wagen, gefährliche

Erscheinungen treten danach nicht auf, nur vorübergehender, aber sehr heftiger Schmerz.

Insofern vom Pharynx aus die Athmung des Ohres stattfindet, ist der Zustand desselben von grosser Wichtigkeit und kann eine einschlagende Behandlung desselben von grossem Nutzen sein.

Durch Touchiren der seitlichen Schlundwand, namentlich direkt des ostium pharyngeum mittelst eines Pharynxpinsels und einer Lösung von Arg. nitri (0,5—1,5 ad 30,0) oder analog von Cupr. sulphur kann man dortige Katarrhe beseitigen und die Athmung verbessern. Ich habe diese Methode, aber kunstgerecht durchgeführt, in den letzten Jahren vielfach in veralteten Fällen versucht, in denen bereits anderweitig der Catheterismus und Zubehör nutzlos angewendet worden war und in gar manchen Fällen noch eine zufriedenstellende Besserung erzielt.

Es wird eben dadurch die Athmung der Trommelhöhle verbessert und unter Umständen damit gleichzeitig eine zweckwidrige Lage ihres Conductors.

Ein Pharynxpinsel muss weniger gekrümmt sein, als ein Larynxpinsel, er muss die Krümmung wie ein Ohrencatheter besitzen, wir gehen dann mit demselben vom Munde aus bei stark herabgedrückter Zunge hinter das velum recht seitwärts etwas in die Höhe. Sonstige operative Eingriffe am ostium pharyngeum sind ungemein selten.

Gurgelwässer haben nur dem gegenüber einen geringen Nutzen, da sie das ostium pharyngeum nicht berühren und zu tief einwirken.

Die leicht anwendbare Nasendouche hat das gegen sich, dass man nur sehr schwache Solutionen nehmen kann der Nasenschleimhaut wegen und das ostium pharyngeum selbst kaum bespült werden wird, sie ist daher mehr ein Reinigungsmittel.

Das Einschlürfen von Kochsalz, Salmiak, Alaun, Weinstein, Solutionen ist unnütz, ausserdem tritt danach sehr leicht Geruchlosigkeit ein.

Bei akuten Pharynxleiden, sei es einfacher akuter Katarrh, zeige er sich im Scharlachfieber, Typhus, Angina etc., ist ein herrliches Mittel das 1—2stündliche Gurgeln mit Eiswasser.

Ueber das Sondiren der Tuben habe ich mich bereits oben ausgesprochen, ihre oft sehr leichte Anlegung ist wenigstens nicht nöthig und leicht zu umgehen. Handelt es sich um Krankheiten einer nach aussen geöffneten Trommelhöhle, namentlich um Otorrhoeen, so ist die Behandlung stets vom Gehörgange aus indicirt, es kommt nur darauf an, dass die Remedien in Contact gelangen mit dem Orte der Entstehung des Uebels und werden sie sich dann überzeugen, dass das Einblasen von Arzneimitteln in Pulverform gegen Otorrhoe viel mehr nützt, als dieselben Mittel in Solutionen einzutröpfeln.

Gegen Strukturveränderungen in der geschlossenen Trommelhöhle wird von allen Otologen mehr oder minder empfohlen das Einführen von Arzneimitteln in die Trommelhöhle mit Hülfe des Catheterismus.

Hiermit hat es meines Erachtens folgende Bewandtniss: wir können die Arzneimittel im flüssigen oder gasförmigen Zustande wählen.

Flüssigkeiten gelangen, wie übereinstimmende Versuche am Phantome, an Leichen und an Lebenden zeigen, nur bei guter Lage des Catheters im geräumigen ostium pharyngeum leicht in die Trommel, doch muss kräftig eingespritzt werden; so habe ich Versuche gemacht mit Solutionen von Arg. nitri 0,06 ad 7,5 Aq., Sublimat 0,24 ad 30,0 Aq. und Jodkalium 0,6 ad 30,0 Aq.

Um aber nur einen Tropfen Flüssigkeit auf diesem Wege bis in die Trommelhöhle gelangen zu lassen, muss man mit einer relativ grossen Quantität, etwa mit 30 Tropfen die Spritze füllen, also die Tuba, das ganze ostium pharyngeum und den seitlichen Schlund damit befeuchten.

Nun aber zeigt die Trommelhöhle, weil sie keine sensibeln Nerven hat, gegen solche Excitantien ungemein wenig Reaction, doch nicht so die sehr reizbare Tuba und Pharynx.

Anfänglich zeigt sich bei allen diesen Proceduren ein scheinbarer Erfolg durch eine günstige Einwirkung auf die Trommel; doch bald wird dieser Erfolg mehr als nivellirt durch Entzündungen im ostium pharyngeum und Umgebung.

Die knorplige Tuba hat auch hierin Analogieen mit dem

knorpligen Gehörgange und so habe ich denn diese therapeutische Methode als nicht zweckentsprechend wieder verlassen.

Was nun ferner die Anwendung von Arzneimitteln, als Gase oder Dämpfe, betrifft, so steht es a priori fest:

1) sie müssen, um überhaupt bis zur Trommelhöhle gelangen zu können, hingedrückt werden;
2) sie dürfen nie reizender Natur sein, denn sie suffundiren sich ja im ostium pharyngeum allseitig, sie erfüllen nach und nach Nasen- und Stirnhöhlen: wenn wir z. B. in der Dunkelheit Jemand Salmiakdämpfe durch den Catheter injiciren, so sehen wir diese als weisse Nebel wiederum aus der Nase herausstreichen, und ausserdem müssen sie
3) längere Zeit hindurch hingedrückt werden, um überhaupt zu wirken.

Dadurch ist die allein mögliche und nützliche Anwendung diejenige von lauen Wasserdämpfen, zumal sie ausserdem noch wohlthätig auf das Grundleiden wirken.

Die Anwendungsweise dieser Dämpfe ist folgende:

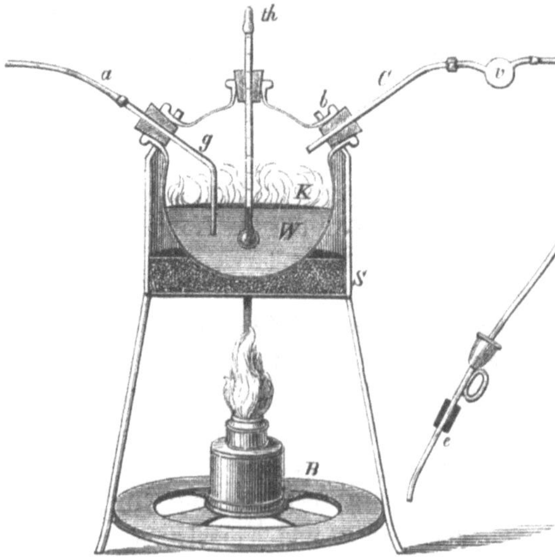

Fig. XIV.

Wir verbinden den oben beschriebenen Gasometer (Fig. X) mit einem Dampfapparate.

Eine Glaskugel (*K*) wird halb mit destillirtem Wasser gefüllt (*W*) und dieses auf einer Sandkapelle (*S*) mittelst einer Spiritusflamme (*B*) erwärmt.

Die Glaskugel hat drei verschliessbare Oeffnungen: durch die mittlere obere geht ein Thermometer (*th*) bis ins Wasser hinein, um dessen Temperatur zu messen; durch die eine seitliche Oeffnung geht eine dünne Glasröhre (*g*) ebenfalls bis ins Wasser und ist durch einen Gummischlauch (*a*) mit dem Druckapparat in Verbindung zu setzen. Durch die dritte Oeffnung tritt oben aus dem Kolben eine kurze Glasröhre (*c*) heraus, welche mit einer kleinen Vorlage (*v*) und Gummischlauch (*d*) mit dem Catheter (*e*) verbunden ist, der in seiner Mitte mit einem schlechten Wärmeleiter umwickelt wird.

Die Erfahrung lehrt, dass trotzdem eine höhere Temperatur des Wassers als 50° R. nicht vertragen wird wegen Reizung des ostium pharyngeum und aus gleichen Gründen auch keine niedrigere als 30° R., die angenehmste ist etwa 45° im Wasser, weil diese dann vielleicht im ostium pharyngeum bis auf 35° abgekühlt ist.

Wenn wir uns nun bemühen, das Wasser stets auf einer Temperatur von 45—50° R. zu erhalten und aus unserem Druckapparat die comprimirte Luft in das Wasser einströmen lassen, so strömt ebenso continuirlich eine feuchte warme Luft aus dem Schnabel des Catheters aus.

Es fragt sich, ob, falls caeteris paribus jetzt der Catheter im ostium pharyngeum liegt, feuchte warme Luft in die Trommelhöhle dringe oder nicht; — kann sein, kann auch nicht sein, der Erfolg wird bedingt durch die Lage des Catheterschnabels im ostium pharyngeum, durch den Bau desselben, sowie des Tubenkanals und der Trommel, durch die Breite des Catheters und durch die Stärke des Druckapparates; in dem einen Falle wird die andringende comprimirte feuchte, warme Luft allseitig gleich intensiv nach der Trommelhöhle zu vordringen, keine Strömung daselbst erzeugen und sich nur mit der darin enthaltenen diffundiren, in dem anderen Falle kann sich eine Strömung ausbilden.

Die Leiche wird uns hier schwer ein allgemeines Gesetz erkennen lassen wegen der Vielseitigkeit der Coefficienten, wegen der mechanisch individuellen Verhältnisse der Leiche und weil an der Leiche nicht wie im Leben gleichzeitige Pulsationen, Athmungs- und Schluckbewegungen, diese Ventilationsfaktoren des Lebens, intercurriren.

Der Erfolg, den diese Procedur bei Funktionsstörungen aufzuweisen hat, spricht für eine günstige Einwirkung derselben unter gewissen Umständen.

Wenn der hierbei zur Anwendung kommende Luftstrom auch nicht so bedeutend ist, wie der durch Gebläse erzeugte, so liegt doch seine Hauptwirkung in seiner Continuität und Dauer, sowie in seiner Feuchtigkeit und Wärme. Durch letztere Eigenschaften wird höchst wahrscheinlich die Expansionskraft vermehrt, denn die leichtere, wärmere Luft wird bei gleicher Druckkraft vom ostium pharyngeum aus leichter in die Höhe dringen zur Trommelhöhle, als z. B. caeteris paribus die schwere Kohlensäure.

In frischen Fällen, bei bewegbaren klebrigen Exsudaten in Tuba und Trommelhöhle, bei frischen Adhaesionen verspricht diese Behandlung natürlich mehr Erfolg, als bei veralteten, bis dat, qui cito dat, — doch bei veralteten bleibt sie immer als kurzer therapeutischer Versuch indicirt, zumal sie ungefährlich für das Ohr und wohlthuend für das Grundschleimhautleiden ist, was man von anderen Applicationen nicht sagen kann.

In einzelnen Fällen habe ich auf diese Weise einseitig Schwerhörende 8 Tage lang nutzlos behandelt an Katarrh der Tuba (vielleicht weil die Secretion zu zähe war), welche später die Natur noch selbst heilte.

Die vielgerühmten Erfolge durch Eröffnung der Trommel sind mit Ausnahme der seltenen, welche eine Entfernung von Exsudaten bezweckten, lediglich so zu erklären, dass dadurch die S c h w e b e des ganzen Conductors verbessert wurde, sei es nun, dass die verminderte Schwebe bedingt war durch Luftmangel oder Adhaesivbildungen.

Beim Luftmangel war die Operation aber nicht nöthig, und die Adhaesivbildungen lassen sich selten mit Sicherheit erkennen, die Operation ist dann höchstens als letzter Versuch zu rechtfertigen.

Der electrische Strom endlich ist in verschiedener Anwendungsweise zu wiederholten Malen vorübergehend als Therapeuticon gerühmt worden, ohne sich je eine bleibende Anerkennung zu verschaffen.

Es steht so gut wie fest, dass der electrische Strom gar nicht bis zur Endausbreitung des Acusticus vordringt, noch nie ist danach ein Ohrenklingen bemerkt worden, nur immer Ohrensausen als Druckerscheinung und als Folge der mit der Application verbundenen Reizung des Organes.

Sollte sich hier und nach dieser Behandlung ein dauernder Erfolg eingestellt haben, so ist derselbe zu erklären durch eine günstige Einwirkung auf die Musculatur der Trommelhöhle, des Gehörganges und der Tuba.

Die Acusticusfasern selbst verhalten sich ja fast immer normal, auf centrale Anaesthesieen und auf zweckwidrige Contenta des Labyrinthes wird der electrische Strom wohl stets wirkungslos sein und die Absicht mancher Electrotherapeuten, durch die zugänglicheren Facialisfasern auf die Acusticusfasern einzuwirken, bleibt wohl nur ein frommer Wunsch.

Will man hingegen den Versuch mit dem electrischen Strom machen, so erscheint es mir immer noch am gerathensten, die eine Electrode in den mit lauem Wasser gefüllten Gehörgang, die andere in einen feuchten Schwamm ausmünden zu lassen, welchen man wie einen Pharynxpinsel vom Munde aus ans ostium pharyngeum vorschiebt, so werden wenigstens sämmtliche Muskeln des Organs getroffen.

De omnibus dubitandum est, wenn es sich zur Zeit um therapeutische Erklärungen handelt, man merkt die Absicht und wird verstimmt, wenn ein Arzt seine specifische Heilmethode rühmt, denn in der Regel werden die Misserfolge verschwiegen und sind überhaupt die Verhältnisse zu specifischen Methoden zu individuell.

Verlassen Sie sich darauf, meine Herren, in allen Fällen, wo langjährig Schwerhörende plötzlich ihr Gehör wieder erlangten, war die Funktionsstörung bedingt durch ein bewegbares, akustisch zweckwidriges Hinderniss, welches durch therapeutisches Eingreifen entweder entfernt oder gelöst wurde.

Plötzlich können sich doch nie alte, celluläre, d. h. organische Zweckwidrigkeiten zur Norm zurückbilden, jede Bildung erfordert Zeit; plötzlich aber ändert sich nur eine zweckwidrige Lage.

Sie werden sich in folgendem gewiss davon überzeugen, dass chronisch wachsende Schwerhörigkeit sich viel leichter verhüten, als heilen lässt, wenn Sie die geringsten, stets gerechtfertigten Klagen des Patienten berücksichtigen.

Achten wir doch die gesetzlichen Schranken in jeder Therapie, innerhalb derselben bleibt noch gar Vieles zu verbessern, doch ohne akustische Klarheit ist in der Otiatrie solches nicht zu erhoffen.

IX. Vortrag.

Inhalt. I. Krankheiten der Ohrmuschel, Anatomisches. Histologisches, Missbildungen, Entzündungen, der Cutis (Erysipelas Eczema) des Zellgewebes (Furunkel), des Perichondriums (Othaematom), Geschwülste, Ulcerationen. II. Der äussere Gehörgang, Anatomisches, Histologisches, Krankheiten der Ceruminaldrüsen.

Meine Herren!

Wir beginnen heute den zweiten Theil unserer otiatrischen Vorträge; der da handelt von den Krankheitsformen der einzelnen Gewebe des Gehörorganes. Selbstverständlich werden wir jetzt den anatomisch-histologischen Verhältnissen mehr Rechnung zu tragen haben, doch nur soweit sie für's Leben wichtig sind, und wenn ich der Vollständigkeit wegen hier und da mit Absicht etwas früher bereits Mitgetheiltes wiederhole, so bitte ich es als den Ausdruck meiner Ueberzeugung hinzunehmen, dass: Repetitio est mater studiorum (Literatur ermüdet).

I. Capitel.

Das äussere Ohr, die Ohrmuschel. Anatomie.

Das äussere Ohr (Fig. s. nächste Seite) liegt paarig zur Seite des Kopfes, zwischen dem Processus zygomaticus und mastoideus des Schläfenbeines, unterhalb der Pars squamosa desselben und über dem Unterkiefer; es ist von verschiedener Grösse und Form und als ein Gebilde für sich ohne directen Zusammenhang mit dem knorpligen Gehörgange zu betrachten. Seine muschelförmige Ausbildung zeigt mancherlei Vertiefungen und Erhabenheiten, die beträchtlichste Vertiefung ist die sogenannte Concha; sie liegt in

Das äussere Ohr.

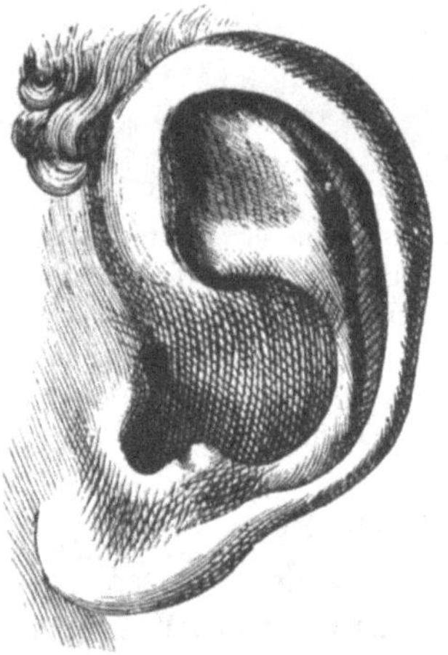

Fig. XV.

der Mitte und geht in den äusseren Gehörgang über. Vor derselben befindet sich ein viereckiger Knorpel, der Tragus, und diesem vis-à-vis nach hinten ein dreieckiger, der Antitragus, zwischen Beiden zeigt sich eine Fissur, die Incisura intertragica. Oben und vorn entspringt aus der Concha mit einem Processus der Helix (die Ohrleiste, Ohrkrempe), sie biegt sich um, geht aufwärts, dann hinterwärts und endet nach abwärts in den Lobulus, das sogenannte Ohrläppchen. Parallel dem absteigenden Helix zeigt sich eine zweite Erhabenheit der Anthelix (Gegenleiste), diese entspringt vorn über der Concha und über dem Ursprung des Helix mit zwei Schenkeln, welche zwischen sich eine dreieckige Vertiefung, die Fossa triangularis, lassen; von der Vereinigungsstelle der beiden Schenkel geht der Anthelix nach abwärts und endigt in den bereits erwähnten Antitragus. Zwischen Helix und Anthelix, am oberen hinteren Theile ist noch einer weniger markirten Vertiefung, der Fossa scaphoidea, zu gedenken.

Das äussere Ohr ist sehr blutreich, seine Gefässe erhält es von der Art. temporalis superficialis und der Art. auricularis posterior, beides Zweige der Art. carotis externa. Mit Nerven wird es versorgt vom Nervus temporalis superficialis, einem Aste des Ramus maxillaris inferior n. trigemini, vom Nervus auricularis posterior profundus des Nervus facialis, vom Nervus auricularis nervi vagi und vom N. auricularis magnus des 3ten Halsnerven, dem sich oft noch Zweige des 2ten Halsnerven beifügen; die meisten Nervenzweige enthält es entschieden von den Halsnerven her. Durch Muskeln ist es bald mehr, bald weniger beweglich, wir unterscheiden deren drei, die alle von den entsprechenden Facies entspringen:

1) Der grössere obere Musculus attollens seu auriculam posterior, er entspringt von der fascia temporalis und geht in den oberen Theil der Ohrmuschel über; er kann denselben heben und somit den Gehörgang mehr geradlinig machen.
2) Der vordere Musculus attrahens seu anterior, kleiner als der vorige, entspringt von der fascia fasciei und inserirt am vorderen Theile der Ohrmuschel, er kann somit die Ohrmuschel etwas nach vorn bewegen.
3) die hinteren m. retrahentes seu posteriores, sie entspringen von den fascia proc. mastoidei, inseriren am hinteren Theile der Concha und bewegen dieselbe nach hinten.

Beim Foetus kann man aus der Grösse, Form und Consistenz der Ohrmuschel auf das Alter desselben schliessen. In der 11—12. Woche beträgt ihre Grösse 2 Mm., im 3. Monat 4—5 Mm., im 4. $5^1/_2$—$7^1/_2$ Mm., im 5. 8—12 Mm., im 6. 14—17 Mm., im 7. 16—24 Mm., im 8. 26 Mm., im 9. 26—28 Mm. und im 10. 33—36 Mm.

Die Concha wächst noch um ein Bedeutendes nach der Geburt, wir finden sie im Allgemeinen bei Kindern kleiner weicher, dabei elastischer und beweglicher als bei Erwachsenen, bei Greisen hingegen starrer, härter, brüchiger, mehr Epidermis secernirend.

Ein ovales, schön geformtes, mit den nöthigen Erhabenheiten und Vertiefungen geziertes äusseres Ohr soll nach Carus das

Symbol eines aufgeweckten, geistig bildsamen, edlen Menschen sein, während eckige, wenig ausgeprägte Formen ein elementäres, niedrigeres, stumpfsinniges Individuum errathen lassen.

Europäer haben relativ die kleinste Ohrmuschel von allen Menschenracen, der lobulus findet sich nur bei den Menschen und fehlt bereits bei den Affen.

Die Form der Ohrmuschel soll sich mehr vom Vater, als von der Mutter her vererben und galten bei den Römern die Ohren der Kinder für die Zeichen ehelicher Treue der Gattin.

Histologie.

Die Grundbasis des äusseren Ohres, welche demselben seine Form verleiht, ist eine elastische Knorpelmasse, der sogenannte cartilago auris, derselbe gleicht an Struktur dem Nasenknorpel und endet am Helix, zwischen diesem und Antitragus spitz hervorstehend, als corniculum cartilagineum auris. Er wird von der äusseren Haut überzogen, zwischen Knorpel und Haut befindet sich an verschiedenen Stellen eine verschiedene Menge von Fett, Zellgewebe und Muskelgewebe. Am fettreichsten ist der Lobulus, dem die Knorpelmasse ganz abgeht und der gewissermaassen nur als eine Duplicatur der Hautdecke zu betrachten ist. In der Concha zeigen sich die meisten Talgdrüsen, die sich mitunter durch Anzahl und Stärke, so wie durch Beherbergung der Comedonen auszeichnen. Nach dem Gehörgange zu zeigen sich endlich, namentlich am Tragus, Haarbälge und Haare oft von bedeutender Grösse und Dichtigkeit, ohne dass denselben ein bestimmter Nutzen zu vindiciren wäre. Was die Muskelbündel anbetrifft, so liegt auf der Rückseite der Musculus transversus, der die hintere Wand des Antihelix (von oben nach unten sich verengernd) einnimmt, auf der vorderen Wand treffen wir den Musculus tragicus und antitragicus, deren Lage der Name schon bedingt und musculus Helicis major am Ursprunge des Helix, sowie Helicis minor an dessen Ende.

Interessant ist der Umstand, dass die Ohrmuschel keine Schweissdrüsen hat, die Ohren also nie schwitzen; gewissermaassen als Ersatz dafür tritt sehr leicht ein Rothwerden bis über die Ohren ein.

Physiologie.

Wie bereits vorgetragen, ist es hauptsächlich die Luftsäule am Ohre, die durch Mitschwingung Klänge verstärkt. Entzündungen der Concha können wohl primär nicht das Ohr beeinträchtigen, nur die dabei stattfindenden Infiltrationen beschweren das Ohr, spannen die Hautdecke, somit auch die des Gehörganges, drücken dadurch nach innen durch den stapes die Gebilde des Vorhofes und so beobachten wir in Folge dieser Entzündungen ein vorübergehendes Schlechthören der Uhr und gutes der Stimmgabel per ossa, welche Erscheinung in der Regel mit der Ursache wieder schwindet.

Pathologie.

Wir unterscheiden am äusseren Ohre

1) Missbildungen.
2) Entzündungen.
3) Geschwülste, Ulcerationen, Ossificationen.

1) Missbildungen.

Dieselben sind meist ein vitium primae formationis und ein Verschrumpfen, oder eine partielle Hypertrophie des äusseren Ohres kann Folge einer langsamen pathologischen Degeneration desselben sein. Diese Missbildungen sind quantitativ weniger häufig, qualitativ so verschieden, sie repräsentiren alle Klassen von Missbildungen überhaupt. So sind schon beobachtet worden:

1) Doppelbildungen: 2 Ohren, jederseits mit 2 Partes petrosae.
2) Hemmungsbildungen: so auffallend kleine Ohren, einer oder beiderseits ohne Metamorphosen ihres normalen Verhaltens, oder mit Beeinträchtigung desselben, so Verschrumpfen derselben, Fehlen des ganzen Knorpels, schlaffe Ohren, dabei oft Hyperplasie des Zellgewebes. Ein alleiniges Vorhandensein des Tragus, sowie des Antitragus, endlich Fehlen des lobulus.
3) Hemmungen mit Vereinigungen:
so Verwachsungen des Tragus, der sich nach hinten anlegt

mit den Wandungen der Concha, oder Verwachsungen des nach hinten gezogenen Tragus mit dem nach unten geschlagenen Helix und dem nach oben gekehrten Lobulus.

4) Ueberbildungen und Thierbildungen:
so unförmig grosser Lobulus, oder unförmig grosser oberer Theil des Ohres, so den Thieren sich nähernde zugespitzte oder herabhängende Ohren, bald ein-, bald doppelseitig.

Wichtig ist die Frage, ob mit solchen sichtbaren Veränderungen am äusseren Ohre gleichzeitig auch rudimentäre Entwicklungen tiefer liegender Gebilde im Gehörorgane, wie wir solche bei den Thieren normal beobachten, vorkommen oder nicht? Für das Vorkommen spricht eine sehr interessante Section, die von Mr. Thomson im Edinbourgh Journal of Medical Science Avril 1847 beschrieben ist. Der Eingang des äusseren Gehörorganes war verwachsen, er selbst fehlte, das Labyrinth war hingegen integer, aber die Trommelhöhle glich der der Vögel, denn die 3 Gehörknöchelchen waren zu einem Stabe, zu einer Columella verwachsen, die sich zwischen Trommelfell und Fenestra ovalis ausbreitete.

Meiner Ansicht nach können wir schon zu Lebzeiten aus den Hörerscheinungen einige berechtigte Schlüsse auf Normalität oder Abnormität der tiefer liegenden Gebilde uns erlauben, denn wir finden ja bei dem Auftreten solcher Missbildungen äusserst verschiedene Hörerscheinungen.

2) Entzündungen.

Wir unterscheiden
a) Entzündungen der Cutis,
b) Entzündungen des Zellgewebes,
c) Entzündungen des Perichondriums.

a) Entzündungen der Hautdecken.

Dieselben zeigen einen erysipelatösen, oder eczematösen Charakter. Zu Ersterem zählen wir das Erythem und Erysipel, zu Letzterem den Intertrigo und das Eczema κατ' ἐξοχήν.

Die Diagnose dieser Zustände weicht in keinerlei Beziehung

von dem gleichnamigen anderer Theile der Hautdecken ab, speciell zu bemerken wäre nur Folgendes:

Das Erysipel ist entweder ein primäres, von der Ohrmuschel selbst ausgehendes, oder ein secundäres auf dem Wege der Continuität durch Verbreitung des ursächlichen Reizes entstandenes, oder ein symptomatisches.

Primäre entstehen durch örtliche Ueberreizung der Concha mittelst trockner Wärme, warmer Kräuterkissen, oder spirituöser Einreibungen, wie Chloroform, oder nach Erkältungen und dann meist mit gleichzeitigen Indigestionserscheinungen, oder nach plötzlichen Säfteverlusten, nach nicht zu stillendem Nasenbluten, bei Cachectischen und wohl insofern auch bei Geisteskranken.

Symptomatische zeigen sich periodisch bei tief sitzenden Caries und Nekrose, wie analog bei denselben Leiden anderer Knochen.

Bald sind die Erysipel nur auf die Muschel beschränkt, bald verbreiten sie sich in den Gehörgang tief bis aufs Trommelfell, bald wird dabei gut gehört, bald durch Verschwellung des Gehörganges oder Perforation des Trommelfelles schlechter, bald mit, bald ohne Zerrung der Contenta des Labyrinthes.

Die Behandlung richtet sich nach der Ursache, der Ausbreitung und den Complicationen des Leidens.

Sind die Erysipele durch örtliche Reizung entstanden, so setze man in die Umgebung 1—2 Blutegel, mache Fomente von lauwarmem Aq. saturnina und gebe dabei innerlich Temperantia.

Ist eine Erkältung vorhanden, so reiche man Diaphoretika, sind Indigestionen, so beginne man mit einem Brechmittel und bedecke das Erysipel einfach mit Watte oder bestreiche es mit Zinksalbe.

Erysipele nach Schwächekrankheiten erfordern Tonica, namentlich ferrum.

Die symptomatischen unterdrücke man nicht, sondern cataplasmire dieselben, um womöglich den Austritt eines Sequesters zu befördern.

Fürchtet man eine Verbreitung des primären Vorgangs auf den Gehörgang, oder ist solche bereits eingetreten, so lege man zusammen gerollte Leinwandstreifen mit Bleiwasser getränkt hinein.

Im Allgemeinen ist die Prognose günstig, nur führen öftere Anfälle leicht zu Hyperplasieen, zu Verengerungen des Gehörganges und zu bleibender Zweckwidrigkeit im Vorhofe.

Exantheme.

Intertrigo. Eczema aurium.

Von gleichem Gesichtspunkte aus sind nun auch die exanthematischen Prozesse des äusseren Ohres zu würdigen und zu behandeln. Die meisten treten wohl gleichzeitig mit denselben pathologischen Prozessen an anderen Stellen des Körpers auf und bekunden, namentlich bei Kindern, irgend eine Dyscrasie. Doch kommt auch eine Form von Eczema vor, welche sehr gern Frauen zur Zeit des Aufhörens der Katamenien befällt und nur auf das äussere Ohr, höchstens mit Fortsetzung in den Gehörgang, beschränkt ist. Gewöhnlich geht dem Auftreten längere Zeit Kopfschmerzen und Unwohlsein voraus mit gleichzeitiger Gereiztheit und übermässigen Jucken des etwas gerötheten äusseren Ohres, was Beides beim Warmhalten des Ohres zunimmt, alsdann tritt ein feuchter Bläschenausschlag hervor, mit bald grösserer, bald geringerer Absonderung; der, nicht gehörig beachtet, leicht zu Hypertrophieen führt. Die Behandlung besteht in dem örtlichen Gebrauche leichter Adstringentien, namentlich eignet sich zweckmässig Zincum sulphuricum als Solution (0,6) 30,0 unter gleichzeitigem Gebrauche von Mittelsalzen bei beschränkter Diät.

b) Entzündungen des Zellgewebes.

Dieselben sind circumscripter Natur und als furunkulöse Abscesse der Talgdrüsen zu betrachten. Sie zeigen sich mehr an der inneren Seite nach dem Gehörgange zu, als an der äusseren, bald ist es nur ein Abscess, bald sind es mehrere.

Die Entzündung unterscheidet sich von der Erysipelatosen durch grössere Schmerzhaftigkeit und stellenweise Prominenz, da wo der Abscess sich öffnet. Die Verbreitung auf den Gehörgang bis zur Trommelhöhle ist hier wegen stärkerer Infiltration noch mehr zu befürchten, so wie der Druck aufs Labyrinthwasser. Da uns kaum etwas Anderes übrig bleibt, als den Ausgang des Abscesses in Eiterung zu begünstigen durch Cataplasmen, so müssen wir hier gleichzeitig den Gehörgang adstringirend behandeln durch tiefes Hineinlegen von in Lösung aus Plumb. aceticum getränkten Charpiebäuschchen.

Die Cataplasmen suche man der Anschwellung möglichst anzupassen und nicht unnützerweise Weise zu ergiebig und umfangreich anzulegen, da allzuviel Wärme leicht Congestivzustände nach den inneren Organtheilen bewirken, obschon sie den Abscess zwar schneller reifen lassen, doch auch vergrössern. Die innere Behandlung geschieht nach allgemeinen Indicationen, die Prognose ist durchaus günstig zu nennen.

c) Entzündung des Perichondriums.

Als solche scheint sich nach neueren Untersuchungen eine unter den verschiedenen Namen Haematocele, Othaematoma, Trombus auricularis, Ohrblutgeschwulst, auftretende bläulich rothe fluctuirende Geschwulst herauszustellen, die von der Grösse einer kleinen Bohne bis zu der eines Hühnereies, bald die hintere, bald die vordere Fläche der Concha zum Sitze wählt, und sich durch ein plötzliches meist schmerzloses Auftreten characterisirt. Nach den Toynbee'schen Vorlesungen über Krankheiten des Gehörorganes in der Medical Times zu urtheilen, scheint sie derselbe eben nur als Blutextravasat ohne anatomische Structurveränderung zu halten, während T. G. Saxe in seiner Dissertatio de Othaematomate sine thrombo auriculari vesanorum (Leipzig 1853) einen entzündlichen Zustand der Knorpelhaut an dieser Stelle, ein Ablösen derselben vom Knorpel, einen erhöhten Gefässreichthum und selbst Neubildungen in ihr nachgewiesen hat.

Es kann aber auch der plötzlich ohne vorhergegangene Metamorphose eingetretene Blutaustritt als fremder Körper reizend wirken und somit jene cellulären Vorgänge secundär bewirken.

Ueber die räthselhafte Entstehung dieser Geschwulst sind die Ansichten verschieden. Einige wollen sie als etwas specifisches bei Irren angesehen wissen, Andere hingegen glauben, dass wohl nur örtliche Einflüsse, als ein Stoss, Fall, Schlag, heftiges

Kratzen u. dergl. solche verurscht haben. Ich habe sie fast nur bei Nichtirren gesehen und konnte sie vielfach als Folge von Gewaltthätigkeiten nachweisen.

Mehrfach sah ich sie bei Haltekindern, und zwar mehr linkerseits, weil die Züchtigungen am Ohre mehr linkerseits mit der rechten Hand vorgenommen werden.

Ich beobachtete bei einem jungen Manne eine ganz frische, langgestreckte Haematocele von der Form und Grösse einer Mandel, die erst über Nacht schmerzlos ohne von ihm bemerkte Ursache entstanden war. Wie leicht kann man die Ohrmuschel beim Schlafen quetschen! Einem Tischler fiel ein Balken gegen den Kopf und sofort bildete sich ein beträchtliches Othaematom.

Der Verlauf ist im ganzen günstig. Leichte Fomentationen mit lauem Bleiwasser, bei grösserem Umfange das Durchziehen eines dünnen wollenen Fadens, adstringirende Mittel als Solutionen von Alaun oder Arnicawaschungen reichen fast immer aus, eine Resorption zu erzielen: die Behandlung verlangt sonst nichts Specifisches.

Toynbee will in einem Falle nach plötzlichem Verschwinden einer solchen Haematocele Verknöcherung der Ohrknorpel folgen sehen.

Anmerkung. Die traumatischen Entzündungen nach den verschiedensten Wunden nach Insektenstichen, desgleichen Erfrierungen, oder Verbrennungen bieten nichts Specifisches und sind nach allgemeinen chirurgischen Indicationen zu behandeln.

3) Geschwülste und Ulcerationen.

Als etwas dem äusseren Ohre Eigenthümliches finden wir bisweilen bei gichtischen Individuen sich Concretionen von verschiedenem Umfange an den knorpligen Stellen desselben ausbilden, ohne dass davon die Dermoidschicht afficirt wird oder ihre Hautfarbe sich ändert, wodurch sie sich leicht vom Scirrhus unterscheiden lassen. Eine therapeutische Behandlung dieser sonst unschädlichen Concretionen ist zwecklos.

Nach Garrod bestehen diese Concretionen aus harnsaurem Natron, sie entwickeln sich sehr schnell bei Athritikern nach einem Anfalle, oft gleichzeitig mit Concretionen in anderen Gelenken.

Ausserdem entwickeln sich häufiger Atherome, meist an der Concha ihren Sitz aufschlagend und Scirrhus, die sich Beide in ihrem Auftreten und Behandlung von gleichnamigen Geschwülsten anderer Körperstellen in nichts unterscheiden. Endlich beobachtet man noch carcinomatöse Entartungen durch ein Umsichgreifen carcinomatöser Zerstörungen der Haut und Drüsenkrebse von der nächsten Umgebung des äusseren Ohres aus.

Bei der sonderbaren, jetzt in Abnahme begriffenen Gewohnheit, kleinen Kindern Ohrlöcher zu stechen, kommt es bisweilen zu Vereiterungen des lobulus, oder zu grösseren Substanzverlusten und Geschwüren.

In einem solchen mir zugeführten Falle bewies sich öfteres Bepinseln des Geschwüres mit Tinct. Opii crocata sehr nützlich.

Zu bemerken wäre, dass syphilitische Geschwüre, Exantheme oder Neubildungen als Veruces und Condylome verhältnissmässig selten am Ohre angetroffen werden und dass fast nie der Knorpel nach Art des Nasenknorpels durch Lupus und tertiäre syphilitische Affectionen ulcerirt; möglich dass sich dieses absonderliche Verhalten dem histologisch gleichgebildeten Nasenknorpel gegenüber dadurch erklären lässt, dass Letzterer von einer Schleimhaut, die Ohrmuschel aber von der Cutis überkleidet ist.

Ein Mehreres, meine Herren, kann ich Ihnen von den Krankheiten des äusseren Ohres nicht mittheilen, ohne meinem Vorsatze untreu zu werden, Ihnen nur Selbsterlebtes vorzutragen.

An sogenannten Compendien ist ja in der otiatrischen Literatur kein Mangel, wir gehen daher gleich zu den Zweckwidrigkeiten des äusseren Gehörganges über.

II. Capitel.

Der äussere Gehörgang.

Anatomisches.

Der äussere Gehörgang ist die mittelbare Fortsetzung der Concha und stellt einen röhrenförmigen Tubulus von ungleicher Länge, verschiedener Richtung und Gestaltung seiner Wandungen vor. Im Allgemeinen variirt seine Länge bei Erwachsenen zwischen 1 Zoll bis $^5/_4$ Zoll; er verläuft meist zuerst direkt von aussen nach innen und von unten nach oben unter allmäliger Verengerung, um alsdann in der Richtung von oben und aussen sich schräg nach vorn unten und innen zur Aufnahme des Trommelfelles wieder zu erweitern, dabei ist sein vertikaler Durchschnitt mehr elliptischer als runder Form, indem der Breitedurchmesser dem Höhedurchmesser meist etwas an Grösse überlegen ist. Durch die Krümmung in der Mitte wird das Trommelfell sehr geschützt und unsern Blicken meist entzogen.

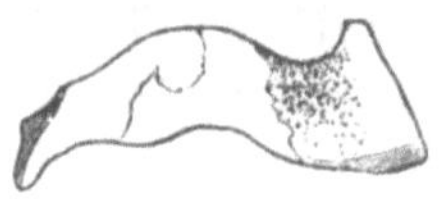

Fig. XVI.

Wir unterscheiden an ihm den vorderen knorpligen und den hinteren knöchernen Theil. Der knorplige ist nicht ganz von Knorpelmasse eingeschlossen, selbige bildet nur den unteren und die seitlichen Umfänge, während oben die Enden der 3 halbringförmigen Knorpeln, die aus mehreren einzelnen innig Verbundenen bestehen, von Fasergebilde geschlossen werden. An der Stelle, wo sich dieses Fasergebilde dem knöchernen Theile adhärirt, also oben und hinten befinden sich die Oeffnungen für den Eintritt der Gefässe in den knöchernen Gehörgang.

Der knorplige ist in der Regel nur halb so lang, als der knöcherne. Bei Kindern ist er enger, weicher und dehnbarer, bei Frauen in der Regel enger als bei Männern; im Alter mehr schlitzartig.

Die Fasergebilde, welche die Knorpel unter einander und mit der pars squamosa verbinden, erschlaffen nämlich leicht mit den Jahren und nähert sich dadurch die vordere Wand der Knorpeln mehr der hinteren.

Der knöcherne Gehörgang hat, wie bereits mitgetheilt, bei der Ocularinspection sehr ungleiche Wandungen. Es dominirt an Tiefe die vordere, dann kommt die untere, hierauf die hintere und am kürzesten ist die obere (vuho).

Das Ende des Ganges ist mit einem Sulcus versehen, der den ganzen Gehörgang, ausgenommen die oberste Stelle, umgiebt, um zur Aufnahme des Trommelfelles zu dienen, während an der freien, nicht mit einem Sulcus versehenen Stelle der Hals des Hammers zu liegen kommt. Das Ungleiche der Wandungen bewirkt, dass Abdrücke des äusseren Gehörganges oft mit einem sehr schaufelförmigen Abhange endigen und sich hieraus bei Lebzeiten die oft horizontale Lage des Trommelfelles erklärt; in der Regel bildet das Trommelfell mit der unteren Wand des Gehörganges einen Neigungswinkel von 55°. Dabei ist die untere Wandung oft sehr convex gekrümmt, die obere mehr concav ausgehöhlt.

Bei Neugebornen ist der Gehörgang kurz und ganz häutig, es existirt nur der annulus tympani, von dem aus die Verknöcherung des häutigen Tubulus stattfindet, doch geht dieser Process nicht gleichmässig fortschreitend, sondern unter Lückenbildung voran, oben meist schneller als unten. Erst mit dem 4. Jahre ist dieser Process oft mit bleibenden Defekten vollendet, normal bleibt nur ein kleiner häutiger Saum am Ende stehen, welcher den knöchernen vom knorpligen trennt und bis zu welchem das Speculum vorgeschoben werden darf.

Seine vordere Wand trägt zur Bildung der cavitas glenoidalis, seine hintere zu der der pars mastoidei bei, die obere Wand trägt den mittleren Hirnlappen und der Boden liegt oberhalb des foramen jugulare. Gefässe und Nerven des Gehörganges sind Ausläufer der Gefässe und Nerven der Concha.

Histologisches.

Der knorplige und knöcherne meatus wird von dem membranösen überkleidet. Dieser zerfällt in die Epidermis, Cutis, Perichondrium und Periost, zwischen Beiden finden sich an verschiedenen Stellen Zellgewebe, Muskelgewebe und Drüsen, nämlich Haarbälge, Talg- und Ohrenschmalzdrüsen.

Die Epidermis kleidet den ganzen Gehörgang sackartig aus, erstreckt sich über das ganze Trommelfell, ist im Anfange dicker, vielfach von Drüsenschläuchen durchbohrt und wird nach hinten zu dünner, wo sie zum grössten Theil das Periost direkt überkleidet; sie schuppt sich, wie jede Epidermis mehr, minder ab, mitunter sackförmig, wie sie sich an der Leiche sehr leicht handschuhartig abnehmen lässt.

Die Cutis breitete sich ebenso von aussen nach innen über den knorpligen Theil aus, indem sie sich verfeinert, im äusseren Theile wird sie vielfach von Drüsenschläuchen durchbohrt, ihre grösste Sensibilität liegt in der Mitte, allwo sich die stärkste Verbreitung der Nervenfasern, und der grösste Reichthum der Gefässe auffinden lässt. An ihrer unteren Ausbreitung ist sie fester mit den Knorpeln verwachsen, als an ihrer oberen, daher sich auch oben die grössere Anzahl von Drüsenschläuchen zeigt.

Nach neueren Untersuchungen zieht sich am Dache des Gehörganges eine Cutisschicht bis ans Trommelfell hin und geht von da an auf dasselbe strangartig parallel dem Hammer über. Dieser Cutisstrang enthält Gefässe, Nerven und alle verschiedenen Drüsen, ist aber individuell verschieden.

Perichondrium und Drüsen bieten nichts Specifisches. Das Zellgewebe ist im knorpligen Theile verbreitet, fehlt im knöchernen ganz, bis auf jenen oberen Cutisstrang.

Glatte Muskelfasern sind am Eingange des Gehörganges nachgewiesen, und wohl nur als Fortsetzungen dergleichen in der Concha anzusehen, für das Hören sind sie unwesentlich, vielleicht dass sie zu den Härchen gehören.

Haarbälge und Talgdrüsen, letztere aus zusammengesetzten Follikeln bestehend, finden sich gleichfalls am vorderen Theile des Gehörganges vor und es scheinen sich Haarbälge und Talgdrüsen im Vorkommen auszuschliessen, insofern bei Individuen mit zahlreichen Haarbälgen die Menge der Talgdrüsen abnimmt und ebenso im umgekehrten Verhältniss zunimmt. Es giebt Individuen, deren ganzer Gehörgang mit Haaren besetzt ist, was bei der täglichen Entfernung des Cerumen und bei dem leicht dadurch verursachten Kitzel störend ist.

Was nun endlich die Ohrenschmalzdrüsen anbelangt, so beginnt deren Vorkommen etwa 1—2 Linien einwärts im äusseren Gehörgange und erstreckt sich dann ungefähr $^1/_2$ Zoll tief, so dass die hintere Hälfte des Gehörganges, der knöcherne Theil, deren nicht mehr besitzt. Sie sitzen ringförmig dicht gedrängt an den Wandungen herum und sondern jene bekannte, brenzlich riechende, zwischen Oel, Harz und Honig die Mitte haltende, anfangs gelbliche, dann gelbbräunlich werdende schwefelreiche Klebrigkeit ab, die wir Cerumen nennen, ohne dass sie weitere physiologische Bedeutung zu haben scheint. Dasselbe ist nach Berzelius eine emulsionsartige Verbindung von einem weichen Fett mit Eiweiss nebst einem gelben, bitteren in Alkohol löslichen Extraktivstoffe und einigen in Wasser löslichen Milchsäuresalzen. Die Drüsen liegen tief im Zellgewebe, ihre Ausführungsgänge durchbohren die Dermoidschicht und Epidermis, sie bilden langgedehnte verästelte Schläuche und werden nach einigen Autoren ihrer Form wegen für wuchernde Talgdrüsen nach Art der Brustdrüse, mit welcher sie im Bau übereinstimmen, gehalten.

Durch ihre Verästelung lässt sich auch am Leichtesten die enorme Absonderung derselben erklären, welche bei deren Reizung oft so rapid auftritt.

Die Entfernung ihrer Secretion nach aussen geschieht wahrscheinlich durch Bewegung des Unterkiefers beim Kauen, Sprechen, Schlucken u. s. w. vielleicht auch unter Mitwirkung der glatten Muskelfasern.

Physiologisch ist zu wiederholen, dass Krankheiten des Gehörganges nur durch hermetischen Verschluss oder durch Mitbelastung des Schallconduktors die Funktion stören, daher in der Regel allein die Kopfknochenleitung für Uhren vermindert ist.

Pathologisches.

Wir haben nach einander zu betrachten

1) die Krankheiten der Ceruminaldrüsen, woran sich schliesst
2) das Vorkommen fremder Körper im Gehörgange;
3) die Lehre von den Entzündungen;
4) deren Nachkrankheiten und Specifisches.

1) Krankheiten der Ceruminaldrüsen.

Die normale Secretion des Cerumen ist entweder qualitativ oder quantitativ verändert; qualitativ ist dasselbe bald zu flüssig, bald zu fest; quantitativ ist es bald zu gering, in der Regel dann ganz geschwunden, bald übermässig vermehrt. Was die qualitativ abnorme Secretion betrifft, so ist das secernirte entweder mehr gelblich, ölig, honigartig, so namentlich bei zarten Individuen und bei catarrhalischen Constitutionen, oder mehr bräunlich, trocken, wachsartig, bröcklich, so namentlich häufig bei älteren Individuen. Erstere Absonderung beeinträchtigt selten das Hörvermögen, weil das Cerumen von selbst herausfliesst und nie reizend wirkt, während die Letztere durch Druck und durch Reizung und dadurch bewirkte Neigung zum Kratzen wie zum Berühren mit spitzigen Sachen leicht eine furunkulöse Entzündung nach sich zieht. Eine solche Reizung tritt namentlich leicht beim Schlafen auf den Ohren ein.

Im geringeren Grade der Abweichung von der Normalität ist therapeutisch nichts anzuordnen, im höheren Grade derselben wäre bei zu dünn flüssiger Absonderung ab und zu der örtliche Gebrauch einer Einstreuung von Alum. ust. pulv. und bei zu harter Eintröpfelung von etwas Mandelöl oder Glycerin anzuwenden.

Der Grad der normalen Menge der Absonderung lässt sich wohl im Allgemeinen schwer bestimmen und dürfte rein individuell sein, zumal sie nur zum Schutze, nicht zur Steigerung der Hörkraft dient. Es ist allerdings nicht zu läugnen, dass eine etwas vermehrte Absonderung stets einer verminderten vorzuziehen ist.

Mangelnde Secretion des Cerumen finden wir relativ selten bei normaler Funktion, ausgenommen im höheren Alter, wo die Cerumensecretion selten normal stattfindet, fast alle Schwerhörigen secerniren hingegen kein Cerumen.

Bei allen Processen in der Trommelhöhle, die durch Luftmangel eingeleitet und unterhalten werden, schwindet nach und nach das Cerumen, während tiefer liegende Processe, z. B. solche, welche Taubstummheit bedingen, mit normaler Cerumensecretion auftreten.

Ich erkläre mir diese Thatsache einfach dadurch, dass die durch den Collapsus des Trommelfelles erzeugte Spannung des membranösen Gehörganges, drückend und dadurch atrophirend, oder wenigstens funktionshemmend auf die Ceruminaldrüsen wirkt.

Dem entsprechend, habe ich auch die Beobachtung gemacht, dass bei stetem Gegendruck gegen den Callapsus bei längerem Gebrauche feuchter Dämpfe per tubas mit der Besserung der Funktion der Trommelhöhle das Cerumen gradatim wiederkehrt.

Ebenso können wir uns überzeugen, dass schon vorübergehende Otorrhoen für das ganze Leben die Secretion hemmen.

Die Empfindlichkeit des äusseren Gehörganges gegen Kälte, die wir so häufig bei Schwerhörenden beobachten, ist wohl lediglich Folge dieser Spannung und demgemäss auch das Tragen von Watte vielen Schwerhörigen so angenehm.

Nur muss man nicht durch Pressen mit gestampfter Watte den Gehörgang reiben und drücken; in einzelnen Fällen führt der Druck im Gehörgange mit den Jahren zur Erweiterung seines Lumens.

Ich habe gefunden, dass ein gleichmässiger lockerer Verschluss durch Watte consequent getragen, sicherer zur Wiedererzeugung des Cerumen beiträgt, als alle Dämpfungen, Räucherungen und Medikamente jeglicher Art; hierdurch bleibt die Luft im Gehörgange wärmer, die Wärme wirkt erschlaffend auf die Cutis und somit tritt die Secretion von neuem ein.

Als eine besondere Krankheit ist der Mangel nicht aufzufassen.

Die vermehrte Secretion des Cerumen tritt bald akut, bald chronisch auf; in beiden Fällen bald einseitig, bald doppelseitig, bald mehr im vorderen, bald mehr im hinteren Theile des Gehörganges, doch richtet sich dieses Alles nach ihrer Ursache.

Doppelseitige langsam zunehmende Accumulation im vorderen und im mittleren Gehörgang deutet auf eine individuell gesteigerte Thätigkeit der Ceruminaldrüsen und geht fast immer Hand in Hand mit einer grösseren Smegmabereitung in der übrigen Cutis, wir treffen solche vorzugsweise im Semnitischen Stamme.

Acut auftretende, mehr einseitige und den hinteren Theil

ausfüllende Secretion deutet mehr auf eine critische Entleerung in Folge von Erkältung, oder Reizungen. Diese Erkältungen treffen weniger den Gehörgang direkt, sondern mehr die Umgebung des Ohres und die dadurch unterdrückte Hautsecretion ruft wohl leicht die vermehrte Cerumensecretion hervor.

Wir beobachten solche auch über Nacht schmerzlos auftreten nach vorangegangener Erkältung am Fenster, beim Heraussehen im Fahren, beim Auffangen des Windes, dem Untertauchen im kalten Bade u. s. w., die Masse bildet dann einen vollständigen Abdruck des hinteren schaufelförmigen Theiles des Gehörganges und des Trommelfelles, die Quantität ist überraschend und nur aus dem verästelten Bau der Drüsen zu erklären.

Da, wo wir die Masse vorfinden, kann sie nicht erzeugt worden sein, weil da keine, oder nur wenige Drüsen vorkommen. Die über Nacht eintretende Secretion muss anfänglich flüssig gewesen, beim Liegen heruntergeflossen und daselbst eingetrocknet sein.

Bei der ersteren langsamen Erzeugung ist die Secretion verunreinigt durch abgestorbene Epidermis und ausgefallene Härchen auch wohl durch von aussen eingedrungene Stoffe, wie Kohlenstaub, Hammerschlag; oft wird diese Masse durch die täglich versuchte Reinigung beim Waschen allmälig nach hinten geschoben.

Bei der kritisch mehr entzündlich auftretenden Secretion finden wir häufig Verfilzungen und membranöse Abhäutungen des ganzen Ganges.

Die Diagnose ist in allen Fällen durch die Speculation zu erkennen, bei massenhafter Anhäufung sehr leicht; bei geringer Menge, bei engem Gehörgange und bei tief ausgehöhlter vorderer Wand des Gehörganges etwas schwieriger. Die objectiven und subjectiven Erscheinungen der Patienten sind sehr verschieden und richten sich nach der Art und Weise, wie die Masse den Gehörgang abschliesst, das Trommelfell berührt und drückt und nach der individuellen Sensibilität.

Bei der chronisch doppelseitigen Ansammlung fehlen fast alle Reaktionserscheinungen, die Individuen beobachten höchstens, dass allmälig das scharfe Gehör schwindet und dass sie ungleich hören, sowie besser, wenn sie den Gehörgang mit dem Finger erweitern und schütteln.

Drückt der Cerumenpfropfen, so verspüren die Individuen Sausen, welches sich durch Druck auf das Labyrinthwasser und die halbzirkelförmigen Kanäle bis zum Taumeln, Schwindel und Erbrechen, sowie oft bis zu einem heftigen Schmerze und Reflexbewegungen aller Art, Niesen, Husten, Erbrechen, steigern kann.

In der Regel hören die hiermit behafteten Individuen keine Uhr per ossa, wohl aber die Stimmgabel und zwar bei einseitiger Accumulation nach dieser Seite hin.

Auch hier wechseln die Erscheinungen plötzlich, falls durch bessere Lagerung des Cerumens der Druck nachlässt.

In der Regel kann ein solcher Cerumenpfropfen jahrelang im Gehörgang liegen, ohne irgend welche materielle Veränderungen desselben anzubahnen, so dass nach dessen Herausbeförderung das intakte Gehör wieder eintritt, wir sehen alsdann das Trommelfell stets getrübt, weil die Epidermis desselben so lange der atmosphärischen Einwirkung entzogen gewesen ist. Doch hindert diese Trübung nicht dessen Resonanzfähigkeit.

Selten beobachten wir zufällig an der Leiche, wie ein solcher Cerumenpfropfen durch Druck zur allmäligen Resorption der Wandungen des Gehörganges, zu dessen Erweiterung geführt hat, ja, in einem Falle fand ich das Trommelfell resorbirt und das Cerumen die Trommelhöhle ausfüllend, ohne dass Spuren vorausgegangener Otorrhoea und anderweitige Zerstörungsursachen des Trommelfelles sich nachweisen liessen.

Therapie.

Die Therapie besteht in der einfachen Entfernung mittelst der Spritze; aus dem Anblicke, den die Verlegung des Gehörganges durch Cerumen bei der Ocularinspektion ergiebt, können wir a priori keine Prognose stellen, denn die Ursache der Schwerhörigkeit kann noch anderweitige Complicationen haben.

Der Erfolg der Ausspritzung ist bald ein ausgezeichneter, bald ein mehr indifferenter; ja, es kommt auch wohl einmal vor, dass mit einem Cerumenpfropfen besser gehört wird, als ohne diesen, wenn nämlich verheilte Blennorrhoeen mit Dislocationen der Knöchelchen vorhanden sind und der Cerumenpfropfen zufällig eine zweckdienliche Stütze abgab.

Man hüte sich also, vor der Auspritzung zu viel zu versprechen!

Die kritischen mehr einseitigen massenhaften Entleerungen des Cerumens kommen mehr zum Bewusstsein und somit auch zur schnelleren Behandlung, als die doppelseitig langsam eintretenden; diese in der Regel erst dann, wenn die betreffenden Individuen beim Reinigen mit dem Handtuche den Pfropfen zufällig nach hinten geschoben haben.

Es fragt sich, ob wir unter allen Umständen gut daran thun, gegen die chronische Vermehrung des Cerumen sofort nach dessen Entfernung therapeutisch einzuschreiten.

Meine Ansicht ist hierin folgende:

Ist die vermehrte Absonderung nur in dem Maasse vorhanden, dass eine solche vollständige Verstopfung alle Jahre 1—2 Mal eintritt, so halte ich es für besser, nichts zu ihrer Verminderung zu thun und es jedesmal lege artis heraus zu befördern; ereignet sich aber eine solche Verstopfung 5—6 Mal jährlich, so müssen wir durch örtliche Adstringentien, durch Auflösung von Alumen ustum, oder Zincum sulphuricum in geringen Dosen paullatim das Maass derselben zu regeln suchen.

Nur untersage man diesen Patienten den Gebrauch von Seifwasser behufs der Reinigung, der knorplige Gehörgang verträgt kein Seifwasser.

X. Vortrag.

Inhalt. 2) Fremde Körper im Gehörgange, deren Auswahl, Entfernung, durch Ausspritzen, Vorsichtsmassregeln. 3) Entzündungserscheinungen im Gehörgange — a) diffuse Entzündung oder Periostitis, ihre Ursachen und Ausgänge, b) circumscripte Entzündung oder furunkulosis.

Meine Herren!

2) Das Vorkommen fremder Körper im Gehörgange!

Fremde Körper treffen wir gar häufig im äusseren Gehörgange an und zwar von mannigfaltiger Art, aus vielerlei Ursachen. Ohne Selbstüberschätzung darf ich wohl behaupten, dass selten Jemand eine solche ergiebige Auswahl angetroffen hat, wie ich; während meiner otiatrischen Thätigkeit sind nämlich selbständig von mir beobachtet und mit Glück entfernt worden:

a) als pathologische Produkte:
Cerumen, Verfilzungen, Epidermishäute, deren schichtweise Accumulation am Trommelfelle, fibrinöse, albuminöse, eitrig catarrhalische Exsudate, sowie gestielte Excrescenzen jeglicher Art;

b) als in Folge der Beschäftigung angesammelt:
Mehl, Kohlenstaub, Russ, Hammerschlag, Steinstaub, Zündhütchen;

c) ohne Zuthun des Betreffenden hineingekommen:
aus dem Thierreich: 2 Mal Ohrwürmer, Fliegen bei

Otorrhoea, Spinnen, Wespen und geflügelte Insekten, während der Fahrt auf einem Dampfschiff eine Schwabe;
aus dem Pflanzenreich: Bärlappsamen und Sporen von Aspergillus;

d) bei Unglücksfällen:
ein Stückchen Strohhalm beim Herunterfallen von einem mit Stroh beladenen Wagen, ein Pflanzendorn beim Sturze vom Pferde gegen eine Hecke;

e) durch Spielerei (hier häufiger bei Kindern als bei Erwachsenen);
gekautes Papier, gerollte Pflanzenblätter, Stückchen Grashalm, Getreidekörner und Hülsen, Früchte jeglicher Art, auch Johannisbrodkern, Lupinen, Schrotkörner, Stückchen Siegellack, Steinchen, kleine Muscheln, Sand und am häufigsten Glasperlen, Stücke von Schwefelhölzern, Tafelsteinen und Federposen, Blech und Messing;

f) als Heilmittel empfohlen gegen Schwerhörigkeit und Sausen:
Watte, Werg, Schiffstau, Hollunderschwamm und Huflattig, Campher, Speck, Pinter'sche galvanische Pillen und ähnlichen Schwindel;

g) als Cosmetica:
Schwefel und Bernstein;

h) behufs Vertreibung der Zahnschmerzen:
rohe Kartoffeln, Zwiebel, Knoblauch, geröstete Kaffeebohnen, gekauten Tabak und Pech;

i) beim Kratzen eines juckenden Ohres:
abgebrochene Stahlfedern und in einer Woche sogar drei Mal abgerutschte Bleifederknöpfe, Hobelspäne und Streichholz beim männlichen Geschlecht, Stecknadeln und abgebrochene Kammzähne beim weiblichen Geschlecht;

k) beim Waschen:
ein Stückchen Seife;

l) um sich gegen das Musiciren der Nachbarn zu schützen:
ein Stückchen Glaserkitt!

Gewiss also ein seltsames Quodlibet.

Die Reaktionserscheinungen sind natürlich verschieden, in

der Regel fehlen sie anfangs ebenso natürlich, weil der Gehörgang durch seine Epidermis geschützt ist, sich auch nach hinten erweitert, somit der durch den Isthmus getretene Körper sich hinten gemüthlich einrichten kann und durch seine glatte Oberfläche nicht reizt. Reaktionserscheinungen treten nur auf, wenn der fremde Körper beim Eintritt den Gehörgang verwundet (Stahlfeder, Ohrwurm, Dorn etc.) oder die Epidermis chemisch reizt, wie gekauter Tabak, Zwiebel, Campher und vor allen der gefährliche Knoblauch, oder wenn er selbständig vegetirt und wächst wie der Aspergillus.

Abgesehen hiervon können dieselben entzündungslosen subjectiven und objectiven Erscheinungen eintreten, wie sie beim Cerumen besprochen wurden.

Im Grunde genommen könnten also die meisten fremden Körper unbehelligt liegen bleiben und in der Regel ist es nicht Schmerz, sondern eben nur die Angst, welche den Patienten zum Arzt führt, eine Angst, die sich nur allzu leicht dem rathlosen Arzte mittheilt. Ohne Diagnose greift er zur Pincette, er verwundet leicht die Epidermis, es treten Blutungen ein, die von dem fremden Körper imbibirt werden und es bilden sich dann erst Entzündungen und Furunkel. Bestand bereits vor dem Einbringen des fremden Körpers eine Otorrhoea, so sollte man fürchten, dass das Aufquellen derselben bedeutende Schmerzen verursache, doch ist bei jeder Otorrhoea ohne Caries der Gehörgang ungemein unempfindlich.

Ebenso wenig flösst es Besorgniss ein, wenn bei grossen Defecten des Trommelfelles der fremde Körper in die Trommelhöhle fällt, denn diese ist bekanntlich viel geräumiger was Höhe und Breite betrifft, als der Gehörgang, und bietet somit kein räumliches Hinderniss; ausserdem ist sie durch geschichtetes Pflasterepithel geschützt und u n e m p f i n d l i c h. Diese Körper treten, sich selbst überlassen, mit der Eiterung wieder heraus.

Mit der sogenannten, oft so schmerzhaften Myringitis aspergillosa hat es meines Erachtens folgende, so einfache, rein physikalische Bewandtniss.

Der Aspergillus gehört zu den Pilzen, die nur in trockner Luft fortkommen und nicht, wie seine Antipoden, feuchte vertragen, nirgends an unserer Körperoberfläche ist aber die Luft trockner, als am Trommelfelle, weil daselbst keine Schweissdrüsen vorhanden sind, demnach wird der Aspergillus nirgends anders an der Körperfläche wuchernd beobachtet, als dort und hat noch nie Fortkommen gefunden bei vorhandener Otorrhoea.

Ausserdem vegetiren solche Pilze besser an einem gleichmässig warmen, finstern, ruhigen, stagnirenden Orte, als unter der Einwirkung von Licht und Bewegung; auch diesen örtlichen Bedingungen entspricht vorzugsweise der hintere Theil des Gehörganges am Trommelfelle.

Die zufällig von aussen eingedrungenen Aspergillussporen haften am Trommelfelle und überwuchern zuerst dessen Oberfläche; bei weiterem Wachsthume, das hier nach dem Trommelfelle, vom Lichte abgekehrt, von Statten geht, werden die älteren Schichten rückwärts in den Gehörgang zurückgedrängt; da dieser sich nun aber nach rückwärts zu räumlich verengert, so entsteht ein Druck und durch Druck Reizung, sowie akute Entzündung seiner empfindlichen hinteren oberen Wand, die sich durch Gefässreichthum auszeichnet.

Dass das Blut am Trommelfell ein eigener Saft sei, verdammt zur Ernährung des Aspergillus, widerspricht doch unseren jetzigen Vorstellungen; die Sporen nähren sich einfach von abgestorbenen Zellgeweben.

Therapie.

Vor Allem muss man den Versicherungen der Patienten nicht ganz unbedingt trauen, dass auch wirklich ein fremder Körper im Gehörgange vorhanden sei; manche kleine mit Absicht hineingelegte Körper, wie galvanische Pillen, fallen über Nacht unbewusst heraus und kleine Kinder lügen bisweilen. Ich habe mehrfach gesehen, wie Kollegen auf solche nicht vorhandenen Körper zum grossen Nachtheile der Patienten mit Pincetten fahndeten.

Zuvörderst untersuche man also genau mit dem Speculum, sieht man nichts, so spritze man einige Male mit lauem Wasser und überzeuge sich erst, ob die Aussicht sich vielleicht inzwischen geändert hat.

Nie greife man zu einer Pincette, zu spitzen Haken und dergleichen, bevor man nicht die materia perrans selbst greifbar ad oculos gesehen hat, hiergegen wird leider noch oft gesündigt.

Alles was durch seine Lage greifbar ist, erfasse man ohne Weiteres mit den langen dünnen Branchen einer fein gearbeiteten Hakenpincette und ziehe es dreist nach aussen heraus. Hierein gehört alles was im vorderen Theile des Gehörganges liegt, mag es dabei auch noch den hinteren Theil ausfüllen oder nicht, also z. B. Watte, Charpie, Speck, Papierrollen, Kartoffel u. s. w.

Ist hingegen der fremde Körper nicht greifbar, indem er entweder zu tief hineingedrungen ist, oder sich, obschon von länglicher Form, im hinteren Theile quer gelegt hat, wie z. B. ein Stückchen Tafelstein, Speck, oder weil er zu glatt ist, wie eine Erbse, oder endlich zu leicht zerbröcklich, wie Glasperlen und zumeist die Cerumen- und Epidermisabsonderungen, so müssen wir versuchen, ihn durch Einspritzungen entweder greifbar zu machen oder gleich direkt heraus zu befördern: eine einfache Methode, deren Anwendung bei weitem die häufigste ist. Nur in den seltenen Fällen, in denen inzwischen das Gehörorgan sich zusehends verengt hat und der fremde Körper dabei in Wasser oder Oelen unlöslich ist, oder der in der Tiefe liegende Körper an Volumen so zugenommen hat, dass eine Extraction unmöglich wird, werden wir vor der Ausspritzung eine Zertrümmerung desselben vorzunehmen haben. Doch ist dieses nur äusserst selten geradezu, nur ausnahmsweise geboten.

Das Ausspritzen.

Zunächst benutze man dazu laues Wasser von circa 30° R. Temperatur, indem ein um ein geringes kälteres oder wärmeres oftmals schlecht vertragen wird, dann als Spritze eine zwar gut schliessende, doch sehr kleine von etwa $^1/_2$—1 Esslöffel Inhalt

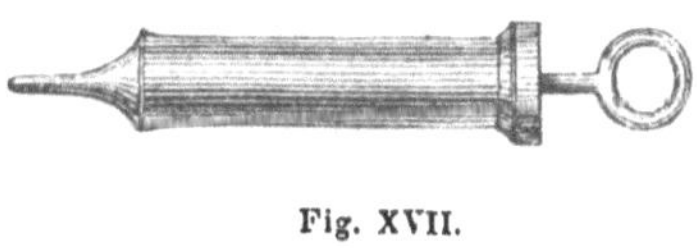

Fig. XVII.

mit einer einen Zoll langen dünnen abgerundeten Spitze oder einem zugerundeten angeschraubten knöchernen Ansatze.

Von gewaltigeren Spritzen habe ich nie mehr Leistungsfähigkeit, wohl aber für die Patienten mehr Angegriffensein wahrgenommen.

Die sogenannten „Ohrenspritzen", die vorn knopfartig angeschwollen sind, sind gerade die schädlichsten; denn da die Anschwellung den Gehörgang verschliesst, so kann der hineindirigirte Wasserstrahl nicht wieder rückwärts und drückt den fremden Körper tiefer hinein.

Der Stempel der Spritze muss möglichst leicht beweglich sein und dabei hermetisch schliessend, um kräftig und sicher spritzen zu können. Es kommt darauf an, dass der Operateur während des Spritzens nicht die Lage der Spritze verändert, nicht mit derselben tiefer hineinstösst und den knöchernen Gehörgang berührt.

Zu dem Ende muss er sich daran gewöhnen, allein mit seinem durch den Ring des Stempels gesteckten rechten Daumen den Stempel hinab zu drücken, während der Bauch der Spritze „wohlversorgt und aufgehoben" zwischen Zeigefinger und Mittelfinger verharrt.

Unerlässlich ist es, dass der Patient während der Dauer des Spritzens die entsprechende Schulter herabzieht, damit der Gehörgang nicht belästigt und der Kopf möglichst empor gerichtet ist. Kinder und ängstliche Patienten machen dem Arzte viel damit zu schaffen, dass sie den Kopf nach der entsprechenden Seite neigen und die entsprechende Schulter heben.

Auf die tief herabgedrückte Schulter hält sich der Patient selbst oder lässt sich halten ein kleines Gefäss zum Auffangen des Wassers, am einfachsten eine Untertasse oder kleinen Seifnapf; dieser muss fest dem Halse anliegen, um jede Durchnässung zu verhüten.

Nachdem der Operateur sich von der Nothwendigkeit des Ausspritzens überzeugt hat, stellt er sich etwas seitwärts nach hinten vor den Patienten, wie zur Ocularinspektion, zieht mit der linken Hand die Ohrmuschel kräftig nach hinten und oben auswärts, legt die beharrende Spitze der Spritze oben hinten und aussen in den Gehörgang, da, wo dessen Knorpelringe defect sind, um somit das Lumen des Ganges möglichst wenig zu verkleinern und spritzt mit Hülfe des Daumens kräftig und sicher in der Richtung nach innen, vorn und unten (von oha nach uvi) nach der Nase zu.

Der Zweck besteht darin, den fremden Körper in eine Bewegung zu bringen, ihn gegen die längere vordere Wand des Gehörganges zu treiben, damit er mit derselben Kraft und Geschwindigkeit nach aussen zurückpralle, ein vollkommenes Doublet.

Man muss es selbst gesehen und probirt haben, um es zu glauben, wie feste fremde Körper, als Erbsen, Linsen, Schrotkörner, Johannisbrodkerne, Steinchen und Perlen bei dem ersten richtig gezielten Wasserstrahle den Gehörgang verlassen; freilich bedarf es oft mehrfachen Spritzens, um dem Körper die zum Heraustreten nöthige Lage zu verschaffen, mitunter wird derselbe auch nur durch die Spritze in den Isthmus eingekeilt, dann ist er aber auch leicht mit einer Hakenpincette resp. einer kleinen Polypenzange sicher zu greifen.

Was ein wohlgezielter Wasserstrahl leisten kann, beweist das Factum, dass ich bei einmaligem Spritzen zwei Erbsen auf einmal aus dem knöchernen Gehörgang entfernte.

Man verliere nur nicht die Geduld und Ruhe, falls der Erfolg nicht sofort eintritt; man speculire zeitweise wieder und wird sich durch den Erfolg stets belohnt finden. Zweckmässig ist es auch, nach mehrfachem Spritzen immer von neuem zu speculiren, da man ja nie wissen kann, wie tief der Cerumenpfropfen ist; oft ist er nur scheibenförmig und spritzt man somit häufig noch unnützer Weise, nachdem derselbe schon entfernt worden ist.

Fremde von aussen eingedrungene Körper entferne man sofort mit der Spritze ohne vorangegangene Manipulationen, entlasse aber nie Jemanden, ohne den Körper auch wirklich entfernt zu haben, man sei denn des Wiederkommens des Patienten sicher. Was heute nicht geht, geht morgen auch nicht!

Nur bei der Entfernung des Cerumen (und nach jahrelanger Statistik ist mir immer auf 10 Cerumenpfropfen [gleichgültig ob ein- oder doppelseitig] 1 fremder Körper gekommen) mache ich gern eine Ausnahme.

Wir wissen nämlich nie, wie tief der Cerumenpfropfen ist und wie stark er durch gleichzeitige Abhäutung der Epidermis adhaerirt, ob er also frei beweglich ist oder nicht — demnach ist es zweckmässig, falls der Patient kein Passant ist, einige Tage lang etwas erwärmtes Mandelöl einträufeln zu lassen, während der Patient sich auf das andere Ohr legt und die entsprechende Ohrmuschel zerrt, hierdurch löst sich das Cerumen von den Wandungen und ist die Entfernung erleichtert.

Inzwischen kann das Individuum möglicherweise besser hören, wenn das Cerumen sich auflöset und abfliesst, möglicherweise aber auch schlechter, wenn das Cerumen durch Imbibition hermetischer abschliesst; man versäume nie, die Patienten auf diese verschiedenen Möglichkeiten aufmerksam zu machen und trotzdem sie zum pünktlichen Wiederkommen zu bestimmen.

Die Ersten bleiben sehr gern weg, ohne sich zu bedanken, und Letztere thun dasselbe aus Misstrauen!

Nach der Entfernung eines doppelseitigen Cerumenpfropfens fühlen sich die Patienten wie neugeboren, ihre Stimme hat sofort mehr Resonanz und sie selbst mehr Energie.

Bei einiger Umsicht ist das Ausspritzen eine für alle Fälle ausreichende, ungefährliche und dabei sehr dankbare Operation.

Ich habe zur Zeit mindestens 2000 Cerumenpfropfen und 300 feste fremde Körper mit der Spritze entfernt, es ist mir nur ein Fall entgangen: Ein Kind, welches an jahrelanger Otorrhoea litt, hatte sich eine Erbse in den Gehörgang geschoben, diese war im hinteren Theile desselben aufgequollen unter Verengerung des vorderen. Da sie keine Schmerzen verursachte, ersparte ich dem Kinde unnütze Quälerei und liess sie ruhig liegen, und bin sicher, dass sich die Erbse stückweise von selbst mit der Otorrhoea entfernt hat.

Ich habe nie nöthig gehabt, behufs der Entfernung blutige Operationen oder eigenthümliche Instrumente, wie Perforatorien, Zangen u. dgl. anzuwenden, wie solche in den Lehrbüchern abgezeichnet sind. Diese Proceduren sind, ganz abgesehen von ihrer Gefährlichkeit, nutzlose Tortur für die Patienten.

Der knöcherne Gehörgang lässt sich ja nicht dilatiren, operiren, der knorplige lässt sich aber leicht dilatiren; ein Körper, um den sich Zangen anlegen lassen im knöchernen Gehörgange, ist ja kleiner, als der knöcherne, also ungefährlich.

Will man sehr vorsichtig sein, so lasse man nach der Entfernung etwas Watte tragen, da wohl stets mehr oder minder Wasser adhaerirt und nachher noch verdunstet; bei starker Injection der Gefässe verordne man lauwarmes Bleiwasser.

Im Allgemeinen sei man nur nicht ängstlich, ermüde auch unter Umständen nicht mit dem Spritzen, was hineingedrungen ist, findet auch in der Regel den Weg wieder hinaus. Treten keine Reactionserscheinungen ein, kein Schmerz, keine Entzündung, oder ist schon Otorrhoea vorhanden resp. vorhanden gewesen, so lasse man, falls sich der Körper durch Spritzen nicht entfernen lässt, die Sache lieber auf sich beruhen; fremde Körper sind regulariter nicht so gefährlich, als man ihnen nachsagt, falls man sie in Ruhe lässt.

Die Möglichkeit ist freilich nicht zu leugnen, dass auch beim regelrechtesten Spritzen der fremde Körper selbst die Membranen zu sehr reizt und entzündet, fast immer aber ist die nach einer Ausspritzung sich ausbildende furunkulöse Entzündung Folge eines unvorhergesehenen Stosses mit der Spritze, wobei oft der Patient allein die Schuld trägt, wenn er sich während der Procedur mit dem Kopfe dreht.

Auch giebt es leider unvorhergesehener Maassen Gehörgänge, die kein Wasser vertragen und dann ebenfalls durch einen Furunkel reagiren, sowie Individuen, die auch nicht den leisesten Druck vertragen, der doch beim Spritzen für solche Zwecke nicht vermieden werden kann, ohne vorübergehende Ohnmacht und Reflexerscheinung.

3) Entzündungserscheinungen im äusseren Gehörgange.

Jede Entzündung tritt entweder mehr akut schmerzhaft, oder mehr chronisch schmerzlos auf. Eine akute zeigt entweder mehr den diffusen oder mehr den circumscripten, eine chronische entweder mehr den trocknen oder mehr den feuchten Charakter. Akute diffuse Entzündungen treffen wir mehr im knöchernen

Gehörgange, und da hier die Cutis mit dem Periost innig verwachsen ist, so bietet solche hier alle Erscheinungen einer Periostitis.

Die akute circumscripte Entzündung geht vom Zellgewebe aus, zeigt sich überall, wo solches vorkommt, also häufiger im knorpligen Gehörgange und ist einfach als Furunkel aufzufassen.

Bei der chronisch trocknen hat der membranöse Gehörgang den Charakter einer Hautdecke bewahrt, bei der chronisch feuchten hingegen den einer Schleimhautdecke angenommen. Erstere wollen wir daher als chronische Entzündung κατ' ἐξοχήν, Letztere hingegen als chronischen Catarrh, als Otorrhoea externa bezeichnen.

Diese vier verschiedenen Entzündungen haben ganz charakteristische differentielle Symptome und wird es Ihnen nie schwer fallen, jede entzündliche Krankheit des Gehörorganes in eine dieser vier Categorieen unterzubringen und darnach einfach rationell mit Glück zu behandeln.

Selbstverständlich können diese Zustände auch complicirt auftreten, in einander übergehen, z. B. eine Periostitis sich mit einer Furunculosis vereinigen.

a. Periostitis.

Bekommen wir einen ganz frischen Fall zur Untersuchung, was leider immer noch bei dem Misstrauen der Kollegen und des Publikums verhältnissmässig selten genug vorkommt, so bietet er folgende

Symptome:

Wir finden bei der Ocularinspection den membranösen Gehörgang trocken und trübe ohne Secretion, intensiv geröthet, namentlich an seiner blutreicheren hinteren oberen Wand, die Röthe geht in der Regel auf das Trommelfell über, soweit solches Gefässe enthält, so dass es oft als eine blutrothe Scheibe erscheint. Die Cutis im Gehörgange ist gespannt, ohne gerade intumescirt zu sein, so dass das Lumen des Ganges nicht verkleinert ist.

Die Anlegung des Speculums, die Zerrung der Ohrmuschel

und des knorpligen Gehörganges ist nicht schmerzhaft, da diese Theile intakt bleiben, während das Gegentheil bei der Furunculosis stattfindet, auch fehlen die Anschwellungen der umliegenden Drüsen.

Die Funktionsstörung kann ganz fehlen oder in verschiedenem Grade auftreten, alsdann finden wir in der Regel, dass die Kopfknochenleitung für Geräusche verschwindet bei Integrität für die Töne.

Die Entzündung bleibt nun entweder auf den knöchernen Gehörgang beschränkt, oder extendirt sich nach Innen unter Perforation des Trommelfelles auf die Trommelhöhle, resp. nach Aussen auf das in Continuität stehende äussere Periost des processus mastoideus; dieser erscheint alsdann geschwollen mit gespannter Cutis und ist bei der Berührung schmerzhaft.

Wir haben es also bei intumescirtem processus mastoideus fast immer mit einer solchen fortgeleiteten äusseren Periostitis zu thun und nicht mit Krankheiten seiner Sinus, so dass in diesen Fällen venöse Stasen, Thrombosen und Embolien meist nicht zu fürchten sind.

Ausnahmsweise ist freilich die obere Wand des knöchernen Gehörganges defect, häufig gehen von dem Perioste desselben durch grössere foramina nutritiva Ausläufer zum Perioste der Basis cranii, so dass beide Perioste im Connex sind und so kann denn unter solchen praedisponirenden Umständen eine unschuldige Periostitis des Gehörganges wohl zu einer gleichen der basis crani, resp. zu Venenthrombose, Meningitides und Hirnabscessen führen. Der Schmerz, welcher die akute Entzündung begleitet, ist verschieden, oft bei einer ganz unbedeutenden sehr intensiv und umgekehrt.

Aetiologie.

Diese Entzündung tritt meist einseitig auf, weil die Ursache meist eine einseitige ist; selten handelt es sich um ein Trauma, so um einen starken Fall auf das Schläfenbein, um einen starken Schlag, namentlich um eine Ohrfeige oder um heftige Lufterschütterung; häufiger wird sie verursacht durch fremde Körper im Gehörgange, durch Verwundungen mit spitzigen Instrumenten und Insektenstiche, desgleichen durch steiniges Cerumen, drückenden Aspergillus, reizende Einträufelungen und Verbrennungen, mitunter ist die Ursache eine locale Erkältung, die entweder von einem kalten Luftzuge oder von kaltem Wasser, welches nach dem Baden zurückblieb, herrührt.

Am allerhäufigsten ist indessen der genetische Zusammenhang folgender:

Die Patienten erkälten sich, es kommt zu einer catarrhalischen Affection des seitlichen Pharynx, zu bleibenden oder schnell vorübergehenden Schleimanhäufungen in und an der Tuba, zum Luftmangel in der Trommel und zur Spannung sowie Entzündung der Cutis des Trommelfelles und des Gehörganges; diese Spannung könnte man für ein Trauma ansehen.

Die Prognose ist bei frühzeitiger rationeller Behandlung im Allgemeinen eine günstige; ungünstig, zu einer bleibenden Funktionsstörung wird sie nur dann, wenn das Trommelfell perforirt und die Trommelhöhlendeckmembran mitafficirt wird, oder wenn durch längere Dauer eines zweckwidrigen Druckes auf das Labyrinth daselbst Zweckwidrigkeiten zurückbleiben.

Auch wird die Prognose bedingt durch die Ursache des Leidens; so führen Entzündungen nach Erschütterungen, Verwundungen und Zerstörungen der Hautdecken durch Acria, z. B. durch Knoblauch, leicht zu partieller Necrose und Caries; selbstverständlich wird die Prognose getrübt durch Mitergreifen des Periostes am processus mastoideus, der basis cranii und durch Einleitung von Hirnkrankheiten, sowie dadurch, dass sie zu spät zur Behandlung kommt.

Ausgänge.

Ausser dem Ausgange in Vertheilung entscheidet sich diese Entzündung mitunter durch Blutung aus den dilatirten Gefässen, oder durch Absetzung von fibrinösen Gerinnseln.

In andern Fällen entsteht einige Tage nach dem Anfall eine gleichmässige Anschwellung und Verengerung des Gehörganges. Beides schwindet unter Abnahme der Schmerzen mit dem gleichsam kritischen Eintritt eines wässrigen, schwach albuminösen Exsudats von oft bedeutender Quantität, gewissermaassen in

Hydrorrhoea; in andern Fällen wiederum geht die Entzündung in den noch zu besprechenden chronischen Catarrh über.

Behandlung.

Die Entzündung kommt oft ohne jeden therapeutischen Eingriff zur Vertheilung und fast jede Otalgie dürfte sich auf eine günstig verlaufene Otitis externa zurückführen lassen, zumal wenn sich die Verschleimung der Tuba frühzeitig löst.

Bei der Behandlung dieser Entzündungen wird meines Erachtens der Fehler begangen, dass in Vergleich zu andern Periostitides zu wenig Blut entzogen wird.

Bei schmerzhaften Affectionen des Gehörganges wird aus Gewohnheit cataplasmirt, was sicherlich bei furunkulösen Entzündungen indicirt bleibt, aber auch nur bei solchen; es kommt sonst leicht zur Perforation des Trommelfelles, der auf Spannung beruhende Schmerz schwindet freilich dadurch, aber es bleiben zu leicht dauernde Otorrhoeen zurück mit allen ihren unberechenbaren Folgen.

Vor Allem muss die Ursache, falls sie noch fortdauert, entfernt werden, so fremde Körper und etwa noch vorhandener Luftmangel der Trommel, auf dieses kann nicht genug aufmerksam gemacht werden!!

Bei geringen Schmerzen reicht es nachher schon aus, den Reiz der atmosphärischen Luft durch Einölen resp. durch Einlegen von in Oel getränkter Watte abzuhalten, das Gefühl der Trockenheit und Spannung beseitigen wir durch Eintröpfelung von lauem Kamillenthee resp. durch laue Kamillentheedämpfe. Zweckmässig bleibt es immerhin, für viele Fälle einen Blutegel ohne besondere Nachblutung vorn am Tragus zu setzen.

Bei stärkeren Schmerzen müssen wir die Blutentleerungen vermehren, den processus mastoideus mit Ungt. neapolitanum mit oder ohne Zusatz von Opium, resp. Belladonna einreiben lassen und innerlich Salina verabreichen; bei noch höherem Grade wiederhole man die Blutentleerungen täglich, setze in den Nacken Schröpfköpfe und Sinapismen und gebe kräftige Ableitungen auf den Darmkanal, resp. Tart. emeticum. Complicationen, wie Meningitis etc. werden nach allgemeinen Indicationen behandelt;

doch dieses Alles erst, nachdem die mechanische Spannung des Trommelfelles beseitigt ist.

Bei ausgesprochener Periostitis externa des processus mastoideus ohne furunkulöse Complication empfehlen sich auch kalte Cataplasmen, resp. eine Eisblase auf den leidenden Theil.

Wird unsre Hülfe beansprucht, bevor sich ein freies flüssiges Exsudat gebildet hat, so suchen wir dessen Entstehung nach Kräften zu vermeiden durch Eintröpflung von schwachen Adstringentien, als lauwarme Aqua Saturnina, Lösungen von Plumbum aceticum 0,06—0,3 in Aq. destillata 30,0 und beobachte die Reaction auf diese.

Es giebt nämlich Individuen, welche bei solchen Entzündungen keine Spur eines Adstringens vertragen; in diesem Falle lassen wir den Gehörgang ganz unbehelligt, oder beschränken uns auf Mandelöl.

Ist hingegen trotz unserer Behandlung ein freies Exsudat eingetreten, oder war es schon vor derselben vorhanden, so richtet sich unser therapeutisches Verfahren nach dem Vorhandensein des Schmerzes der Anschwellung und der Dauer des Exsudates.

So lange, als Schmerz sich einstellt, sind zeitweise topische Blutentleerungen nicht zu vermeiden; ist die Anschwellung gering und kein Schmerz vorhanden, so können wir sofort zu starken Adstringentien örtlich übergehen, am besten Plumb. aceticum in täglich steigender Dosis, beginnend mit 1,2, steigend bis 4,0 ad 30,0 Aquae; ist hingegen die Anschwellung stärker, auch noch ein reiterirender Schmerz zugegen, so ist es zweckmässig, ausser der topischen Blutentleerung sich einige Tage örtlich exspectativ zu verhalten und höchstens Ausspritzungen von Chamillenthee mit etwas Acetum plumb. zu empfehlen; weicht nach Verlauf von 3—4 Tagen der Ausfluss dann nicht, so gehen wir sofort wieder zu Adstringentien wie angeführt über, allenfalls reichen wir dabei etwas Inf. Sennae comp. als Ableitung, was mir bessere Dienste leistet als die Blasenpflaster örtlich applicirt.

In allen Fällen rathe man den Patienten an, oftmals den Valsava anzustellen, um ein Verkleben des Trommelfelles mit dem Promontorium zu verhüten.

Ist die akute Entzündung und Otorrhoea bei ausgeprägter

Tuberculose vorhanden, so werden wir finden, dass laue Fomentationen besser als Adstringentien ertragen werden.

Sind alle Entzündungserscheinungen geschwunden, hingegen ein Nichthören der Uhr per ossa zurückgeblieben, so haben sich mir am meisten hiergegen kalte Abreibungen des processus mastoideus mit ausgerungenen Tüchern bewährt. Der Wiederkehr dee Gehörs geht mitunter ein sich plötzlich einstellendes Doppelhören voran, man hört Töne und Klänge auf dem erkrankten Ohr in veränderter Klangfarbe, eine Erscheinung, die meines Erachtens bedingt wird durch einen zweckwidrigen Druck der basis stapedis auf das Labyrinthwasser und somit auf die Zonula membranacea cochlea.

Wir gehen nun über zu

2) der Furunculosis des Gehörganges.

Diese circumscripte Entzündung, der Abscess der Talgdrüsen tritt am häufigsten im vordern Theile des knorpligen Gehörganges an seinem oberen Umfange auf, weil daselbst die meisten Talgdrüsen vorkommen. Dieser Theil ist dann immer mehr oder minder geschwollen, das Lumen durch eine ▽ ähnliche Hervortreibung verengt und eine genauere Speculation der Tiefe kaum möglich.

In der Regel klagen die Individuen über heftige Schmerzen, die intermittirend ruckweise auftreten, Abends gern exacerbiren und bei der geringsten Berührung resp. Zerrung der Ohrmuschel zunehmen.

Meist zeigen sich Anschwellungen der Umgegend des Ohres im Zellgewebe, namentlich vorn am Tragus, oder oberhalb der Ohrmuschel, die Lymphdrüsen schwellen an und lassen sich zwischen processus mastoideus und Unterkiefer fühlen, der proc. mast. ist weniger schmerzhaft, viel häufiger der Unterkiefer bei seiner Bewegung und unterlassen Patienten gern das Sprechen, Kauen etc. Die Schmerzen irradiren oft nach dem Endpunkte des betheiligten dritten Astes des trigeminus und treten somit halbseitig auf.

Funktionsstörung fehlt bald ganz, es zeigt sich sogar ein

gesteigertes schmerzhaftes Hören bei stärkerem Schall, bald tritt sie auf entweder einfach dadurch bedingt, dass der Eingang collabirt ist, oder es zeigen sich die bekannten Erscheinungen des Nichthörens der Uhr per ossa und des Exquisithörens der Stimmgabel auf der leidenden Seite.

In einigen Fällen tritt leider auch dadurch Funktionsstörung ein, dass sich die Entzündung auf das Trommelfell verbreitet, dieses perforirt und nun sich eine bleibende Otorrhoea media einstellt, leider ist diese dann in der Regel schon vor der eintretenden ärztlichen Behandlung vorhanden.

Das Allgemeinbefinden leidet mehr oder minder theils durch die heftigen Schmerzen und Schlaflosigkeit, sowie Mangel an Appetit, theils durch die Reizung der Lymphdrüsen; es tritt in kurzer Zeit eine Vermehrung der weissen Blutkörperchen, ein leucoematöser Zustand ein, besonders bei Reiterationen. Beginnt der Abscess zu reifen, so färbt sich seine Spitze gelblich. Entweder kommt es nun zu einer massenhaften, mehr wässerigen schleimig eitrigen Exsudation, unter deren Eintritt die Schmerzen schnell abnehmen, oder es füllt sich der Abscess ohne Nachlass der Schmerzen mit necrotischem Zellgewebe, nach Analogie eines Carbunkels, das dann mechanisch zu entfernen ist.

In seltenen Fällen schlägt der Abscess seinen Sitz an der hinteren oberen Wand des knöchernen Gehörganges auf, falls sich da oben Zellgewebe, wie häufig, gebildet hat. Der Gehörgang ist alsdann weniger verengt und die Ocularinspection möglich, auch ist das Anlegen des Speculums und das Heben der Muschel weniger empfindlich.

Wir sehen alsdann eine tief geröthete, mehr gespannte, nicht secernirende ▽ (delta) ähnliche Geschwulst, deren Berührung ungemein schmerzhaft ist. Man ist zu leicht geneigt, dieselbe für einen Polypen zu halten, ihrer Form nach; Polypen, von den Wandungen des äusseren Gehörganges ausgehend, sind aber unendlich selten (Toynbee fand bei den Sektionen von 1149 Schwerhörigen nur Einen).

Polypen entstehen meist nicht so rapid, nie schmerzhaft, ausser bei complicirter Caries und secerniren meist viel.

Je näher dem Trommelfelle, desto mehr drücken diese furunkel per cavitatem auf das Labyrinthwasser, desto intensiver ist der Schmerz, ohne zu irradiren. Irradition finden wir häufiger, wenn die Nerven während ihres Verlaufes, als an ihrem Ende gereizt werden durch Intumescenzen, interstitielle Exsudate etc. Auch dieser Furunkel entscheidet sich bald mehr exsudativ, bald mehr carbunkulös.

Ausnahmsweise treten mitunter solche Furunkel am Trommelfell selbst auf und zwar unter gleichen Umständen und Erscheinungen, wie die eben besprochenen. Da alsdann das Trommelfell in den äussern Gehörgang prominirend erscheint, so glaubt man sehr leicht, einen Abscess der Trommelhöhle vor sich zu haben. Dem ist aber nicht so.

Vor Allem sind flüssige Exsudate in der Trommelhöhle nicht schmerzhaft, weil diese keine sensiblen Nerven hat.

Ich für meinen Theil gestehe Ihnen offen ein, dass auch ich früher gesündigt habe und solche tiefer liegenden schmerzhaften furunkulösen Abscesse mit Polypen und Trommelhöhlenabscessen verwechselte, also demgemäss falsch behandelt hatte, obwohl sie darum doch verschwanden; wir gehen ja so oft bei dem einfachen naturgemässen vorbei, und schweifen so gerne in die Ferne.

Man erkläre nur Alles so einfach wie möglich. Die Prognose bei der furunkulösen Entzündung weicht nicht von derjenigen der diffusen ab.

Aetiologie.

Am häufigsten ist der Furunkel Folge einer örtlichen Reizung und tritt daher auch am häufigsten einseitig auf. Diese Reizung wird verursacht durch fehlerhaftes Ausspritzen, Stossen mit der Spritze, durch den Gebrauch von Instrumenten, um fremde Körper zu entfernen, sowie durch medicamentöse Reizungen; seitens der Patienten namentlich durch den Gebrauch der Ohrlöffel und anderer Dinge, wie Haarnadeln etc. — doch entstehen Furunkel auch durch Erkältungen und beim Baden, ganz analog wie die Periostitis; möglich auch, dass bei Collapsus des Trommelfelles in Folge von Luftmangel in der Trommel die mit gespannte Haut des Gehörganges die Talgdrüsen reizt.

Behandlung.

Eine Verhütung der Eiterung ist wohl kaum zu erreichen; demnach versuchen wir am Besten, durch laue Cataplasmirung mittelst Umschlägen von Chamillenthee, mittelst Einlegen von in Milch getauchte Rosinen, bei heftigen Schmerzen durch Cataplasmen, denen man etwas Herb. Hyoscyami oder Rad. Belladonna zugesetzt hat, die Eiterung zu befördern und sie mehrere Tage in Gang zu halten, des Tages durch lauwarme Einspritzungen, des Nachts hingegen durch den Gebrauch von Ol. Amygd. dulc., was sich sehr leicht mittelst Charpie auftragen lässt.

In gleicher Weise reibe man die ganze Umgegend des Ohres ein, um ihre durch Spannung verursachte Schmerzhaftigkeit zu lindern.

Auch ist es angemessen, ab und zu eine Tasse mit warmem Chamillenthee unterhalb des Ohres zu halten, damit die aufsteigenden Dämpfe den Schmerz besänftigen.

Anwendung von Trichtern u. s. w., ist ganz zwecklos, überhaupt muss man sich sehr hüten, nicht zu heiss und zu umfangsreich, sondern nur den Abscess selbst cataplasmiren; es entstehen sonst zu leicht Otorrhoeen. Ist der Abscess vorn, so kann man gleichzeitig den hinteren Theil des Gehörganges durch Plumaceaux mit lauem Bleiwasser schützen.

Kalte Umschläge werden in der Regel nicht vertragen, nur von den wenigen, selbst danach verlangenden Kranken; die meisten hingegen wünschen sehnlichst feuchte laue Wärme. Oft öffnet sich der Abscess schnell und die Selbsteröffnung ist meines Erachtens der chirurgischen bei Weitem vorzuziehen. Nach letzterer entstehen leicht Reiterationen, doch kann übermässiger Schmerz, sehr tiefe Lage des Furunkels, sehr dicke Hautdecken und Bildung eines nekrotischen Pfropfens die künstliche Oeffnung verlangen. Wir bedienen uns dazu der bei der Perforation des Trommelfelles angegebenen lanzetförmigen Nadel.

Blutegel sind hier nicht indicirt, sie werden die Abscedirung kaum verhüten oder beschränken, die so oft ohne Diagnose angewandten spanischen Fliegen schaden unbedingt und subcutane

Injectionen werden nur momentan den Schmerz besänftigen; desgleichen ist trockne Wärme stets zu vermeiden.

Mitunter zieht sich das Reifen des Abscesses wochenlang hin und verlangt derselbe consequentes Cataplasmiren, dann bleiben leicht atonische, schlaffe Excrescenzen zurück, die mit Arg. nitricum zu touchiren sind, sobald jeder Schmerz, jede Irritation vorüber ist. Zurückbleibende Otorrhoeen haben wir mit Alum. ust. oder mit Plumb. acet. zu unterdrücken. Auch das Allgemeinbefinden bleibt zu berücksichtigen; schwache, erethische, leicht collabirende Naturen unterstütze man durch Chinadekokte, kräftigen, blutreichen gebe man Temperantia. Die Patienten müssen beim Schlafen den Oberkörper hoch legen und ihren Kopf nicht auf Federn, sondern auf Leder ruhen lassen.

Vor Allem halte man den Muth der Patienten aufrecht, indem man ihnen mit gutem Gewissen, mit Recht und Fug die Gefahrlosigkeit des Leidens klar macht und sie auf den guten Ausgang vertröstet.

Reiterirt der Furunkel häufig, so ist Luftveränderung anzurathen und bei vorausgesetzter furunkulosen Diathese Salzbäder zu versuchen. Eine örtliche Behandlung der Cutis während einer Furunkel freien Zeit mit sogenannten Alterantia führt zu Nichts.

XI. Vortrag.

Inhalt. 4) Zellhautabscesse in der Umgegend des Ohres. 5) Parotidenabscesse. 6) Chronische Entzündung des Gehörganges. 7) Chronischer Catarrh desselben. 8) Blutungen aus dem Ohre. 9) Concretionen im Gehörgange. 10) Knochenkrankheiten, Caries, Necrose, Exostose, Hyperostose. 11) Geschwülste, Epitheloide. 12) Erweiterungen, Verengerungen, Verschliessungen desselben.

Meine Herren!

An den Furunkel schliessen sich am Besten einige Beobachtungen über

4) Zellhautabscesse in der Umgegend der Ohrmuschel.

Mitunter werden wir als Otologen zu Rathe gezogen, wenn Individuen über heftige Schmerzen in der Umgebung und Tiefe des Gehörorganes klagen, dabei Anschwellungen der Ohrmuschel, ihrer Umgebung, auch selbst Otorrhoeen haben, indem die Herren Collegen fürchten, es handle sich um ein Leiden der Gehörhöhlen, resp. des os temporale. Untersuchen wir dann das Ohr, so finden wir eine einfache epitheliale Otorrhoea, die entweder schon früher vorhanden war, resp. erst durch zu heisses Cataplasmiren entstanden ist, nehmen wir die Stimmgabel zur Hand, so beobachten wir, dass dieselbe nach der leidenden Seite hin gehört wird, die pars petrosa intakt sein muss und es sich eben einfach um tief sitzende äussere unter den Fascien liegende Zellhautabscesse handelt.

Sitzt derselbe unterhalb der **fascia temporalis**, so kann der Eiter sich senken und leicht zwischen der oberen Wand des knorpligen und knöchernen Gehörganges durchbrechen, sitzt er hinten unter der fascia cervicalis, so irradiren die Schmerzen leicht nach dem Gehörgange, weil dieser Ausläufer der Cervicalnerven enthält.

Die Prognose ist die aller Zellhautabscesse — man muss für schnelles Reifen und für rechtzeitige Entleerung durch einen tiefen Einschnitt sorgen, um Eitersenkungen zu vermeiden.

5) Parotidenabscesse

öffnen sich auch bisweilen nach dem Gehörgange in die Lücken der einzelnen Knorpelringe und des häutigen Saumes des knöchernen, ja im kindlichen Alter auch in die häutigen Defekte des Letzteren; dadurch wird ein Knochenstückchen des in der Ossification begriffenen Knochens leicht nekrotisch, es entstehen Otorrhoeen, Verengerungen und leider auch unheilbare Lähmungen des nervus facialis.

In einem mir bekannten Falle trat eine Paralyse doppelseitig nach Parotidenabscessen veranlasst durch Scarlatina ein, ohne weitere Funktionsstörung des Hörens mit Otorrhoea externa bedingt durch partielle Nekrose.

6) Chronische Entzündung.

Chronisch entzündet ist mehr oder minder jeder Gehörgang, der unangenehme Empfindungen verursacht, die wir am normalen vermissen. Der damit Behaftete klagt über Jucken, Spannung, Trockenheit, erhöhte Wärme, über Dumpfheit, Fülle, Verstopftsein, Schwere in ihm und hat das stete Bedürfniss, in demselben zu manipuliren.

Untersuchen wir per speculum den Zustand des äusseren Gehörganges, so finden wir constant eine „mangelnde Absonderung des Cerumens“ (wenn dasselbe nicht zufällig für sich übermässig krankhaft angesammelt ist) und die Auskleidung desselben sammt der daran theilnehmenden vorderen Fläche des Trommelfelles „ungeschmeidig, trocken, spröde, trübe“. Bald finden wir eine übermässige Absonderung, oder vielmehr „Abschilferung“ der Epidermis, die theils in kleinen Schuppen, theils zu kleinen Häuten verbunden den Gehörgang anfüllen, bald aber ist die Dermoidschicht ganz von Epidermis entkleidet und deren Abschilferung fehlend. Die Dermoidschicht zeigt sich entweder geröthet, namentlich im hinteren Theile, oder sie ist vollkommen blass mit einzelnen rosenrothen Streifen durchkreuzt; dabei ist sie theils nicht verdickt, theils nur stärker infiltrirt, theils verdickt, in letzteren beiden Fällen alsdann der Speculation durch Verengerung des Gehörganges hinderlich, bald ist die Empfindlichkeit gestiegen, bald treffen wir während der Berührung eine erstaunliche Empfindungslosigkeit bei ihr an.

Am häufigsten treffen wir diesen Zustand bei Schwerhörigen und fast immer bei solchen, deren Grundleiden Luftmangel der Trommelhöhle, Collapsus des Trommelfelles und Spannung des Gehörganges ist. Indess finden wir auch bei normal Hörenden den Gehörgang chronisch entzündet, die dann mehr oder minder nur über Sausen klagen, und bei denen noch nach Jahren das Gehör unverändert ist.

Ursachen.

Abgesehen von durch Luftmangel bewirkter Spannung sind die Ursachen dieser chronischen Entzündung mannigfach, ihre Hauptursache scheint mir das Alter zu sein, wenigstens habe ich bei älteren Individuen äusserst selten einmal eine normale Beschaffenheit des membranösen Gehörganges angetroffen; selbiger sondert oft im Alter ohne weitere tiefere Unbequemlichkeiten eine erstaunenswerthe Quantität von Epidermis ab; dann der stete Aufenthalt in freier Luft und an der Seeküste, daher finden wir sie häufig bei Jägern, Kutschern, Fischern, Schiffern und Matrosen; ebenfalls ist sie Resultat einer Beschäftigung, bei der durch stetes Eindringen fremder spitzer Körper als Eisenfeilspähne u. dergl. die Membran gereizt wird. (Hammerschmiede, Schleifer u. dergl.)

Desgleichen bildet sie sich aus nach dem Missbrauche spirituöser reizender Einträpflungen und dergleichen Medicamente sowie nach unnützen Angewohnheiten den Gehörgang mit Ohrlöffeln u. s. w. zu irritiren.

Behandlung.

Dieselbe ist einfach. Accumulationen entferne man durch laue Einspritzungen von Wasser, doch wähle man dazu nie Seifenwasser, welches zu reizend ist; man schütze das Ohr gegen eben genannte schädliche ursächliche Reize, man behandle per tubas das Grundleiden in der Trommelhöhle; zeigt sich Mangel an Stoffwechsel, also Trockenheit u. s. w., so befördere man den Stoffwechsel durch Chamillentheefomentationen oder tröpfle zeitweise etwas Glycerin, gutes Mandelöl ein; zeigt sich extensive Thätigkeit, so beschränke man sie durch Eintröpfelung von lauem Bleiwasser, schwachen Solutionen von Plumb. acet. 0,3:30,0, oder Arg. nitri 0,24:30,0 vielleicht auch einmal Sublimat 0,18:30.

Bei Turgescenzen, Plethora lasse man zeitweise 1 Blutegel setzen und zwar vorn am tragus.

7) Chronisch-catarrhalische Entzündung.

Unter chronischem Catarrh des äusseren Gehörganges verstehe ich diejenige Form einer Entzündung seiner Membran, in welcher dieselbe vollständig den Charakter einer Schleimhaut angenommen hat, und einen mehr oder minder süsslichen oder übelriechenden Schleim absondert von verschiedener Quantität, woran sich, da die Cerumensecretion zu der Zeit stockt, möglicherweise auch die Ceruminaldrüsen betheiligen.

Diesen Catarrh können wir als Otorrhoea externa bezeichnen. Während bei den besprochenen Entzündungen ziemlich regelmässig die Kopfknochenleitung für die Uhr vermindert ist, beobachten wir solches hierbei seltener, ebenso wird auch selten über Sausen geklagt.

Ocularinspection.

Untersuchen wir nun mittelst Speculum den Gehörgang, so finden wir dessen Auskleidung etwas infiltrirt, geschwollen, in der Regel dabei unempfindlicher, der Farbe nach bald rosenroth erysipelatös, bald anämisch, theils ist der Prozess nur auf den Gehörgang beschränkt und das Trommelfell integer, theils dieses mitergriffen, gleichfalls geschwollen, bald mehr geröthet, bald mehr anämisch, stets aber seine eigenthümliche Form verändert; es erscheint mehr plan als concav und der Hammer wird unsichtbarer; theils ist es perforirt, mit polypösen Granulationen versehen, und dadurch die Aussicht auf die Trommelhöhle benommen, theils endlich die geröthete und ebenfalls geschwollene Trommelhöhlenmembran namentlich am Promontorium sichtbar. In sehr seltenen Fällen hat sich aus dem Exsudate eine Pseudomembran gebildet, die sich vor dem Trommelfelle ausspannt; weit häufiger bilden sich aus der Secretion, wenn solche mit dem spontanen Aufhören des Catarrhs im Gehörgange und am Trommelfelle haften bleibt durch Verdunsten deren wässriger Bestandtheile (durch Verschrumpfen) Concretionen (Verkalkungen), die sich dem Auge des Untersuchenden mannigfaltig manifestiren und gewiss vielfach gedeutet worden sind.

Ursachen.

Der chronische Catarrh ist mitunter als ein constitutionelles Leiden anzusehen; wir beobachten ihn bei catarrhalischen Constitutionen in Gemeinschaft mit Catarrhen anderer Schleimhäute, so des Pharynx, auch bei Cachexieen und Bronchorrhoeen; in diesen Fällen ist er mehr als eine qualitativ veränderte Secretion der Ceruminaldrüsen zu deuten, fast immer doppelseitig und höchst selten mit Perforation des Trommelfelles.

Einseitige sind bald nur Residuen von Furunkeln, die zu lange und zu kräftig mit feuchtwarmen Cataplasmen behandelt wurden, bald Ausgänge von diffusen Entzündungen des membranösen Gehörganges.

In diesen Fällen war alsdann diese Entzündung bald durch einen nachweisbaren fremden Körper, bald durch Erkältungen des Pharynx, Luftmangel und Luftdruck, wie ausreichend geschildert worden, verursacht.

So treffen wir ihn sowohl einseitig, als doppelseitig; bald selten ohne Perforation des Trommelfelles. Häufiger hingegen mit dieser und dann bald mit, bald ohne gleichzeitige Otorrhoea cavitatis tympani.

Behandlung.

Haben wir es mit einem chronischen Catarrh ohne Complicationen zu thun, so ist seine Beseitigung durch eine consequente und zweckmässige Anwendung örtlicher Adstringentien ziemlich sicher zu erhoffen.

Ich habe die verschiedentlichsten Adstringentien versucht, und gefunden, dass fast jeder Catarrh des äusseren Gehörganges sicher durch örtliche Applicirung von Plumbum aceticum geheilt werden kann, nur wenn nach sehr langer Dauer polypöse Wucherungen von der gewissermaassen zur Schleimhaut gewordenen Dermoidschicht aufschiessen, ist Plumbum aceticum unsicher und Cuprum sulphuricum oder Argentum nitricum vorzuziehen.

Als Einträufelung ist das Plumb. aceticum hier nicht zu empfehlen, denn die Individuen hören ja gut, haben also bewegliche Trommelfelle und Knöchelchen, jede Einträufelung drückt, und verursacht nothwendig, wenn auch nur vorübergehend, Sausen und wird daher von den Patienten nie consequent gebraucht, woraus die bisherigen Misserfolge zu erklären sind.

Besser erscheint es mir, langgestreckte Plumasseaux von $1^1/_2$ Zoll Länge Abends mit lauwarmer starker Solution 1—2:30 von Plumb. aceticum zu sättigen und tief in den Gehörgang zu stecken. Dadurch werden alle Wandungen berührt, das Adstringens wirkt die ganze Nacht über ein (nicht wie die Instillationen nur minutenweise), Morgens werden die Plumasseaux entfernt, wobei in der Regel die Reinigung mit von Statten geht.

Man mache die Plumasseaux nicht zu dick, lege sie aber tief hinein, doch ohne auf das Trommelfell zu drücken.

Alle 8 Tage einmal ist es zweckmässig, den Gehörgang durch laue Ausspritzungen zu reinigen (ein tägliches zu häufiges Ausspritzen ist durch grössere Reizung unzweckmässig), es werden sich dann stets eine Menge Gerinnsel herausbefördern lassen, die eben albuminöse durch Plumbum aceticum gefällte Niederschläge aus der Secretion sind, oft erscheinen dieselben kohlschwarz, und erschrecken dadurch die Patienten, möglich dass in einigen Fällen die schwarze Färbung vom Pigment in Folge kleiner capillärer Blutungen herrühren mag, in der Mehrzahl der Fälle ist es reines

Schwefelblei. — Verspüren Patienten ein Jucken, haben sie den Drang zu kratzen oder auch nur den Gehörgang zu berühren, so darf solches nur mittelst eines sanften weichen kleinen Pinsels, der mit einer schwachen lauwarmen Auflösung von Plumbum aceticum etwa 0,3 ad 30,0 getränkt ist, geschehen; jede andere Reizung ist durchaus zu verwerfen.

Auf eine Eigenthümlichkeit muss ich hier aufmerksam machen, die sich bei Catarrhen anderer Schleimhäute wiederfindet:

„dass nämlich manche mit chronischen Catarrhen behaftete Individuen durchaus keine örtliche Applicirung von Stypticis in Solution also durchaus keine Feuchtigkeit vertragen, während sie dasselbe Stypticum in Substanz oder in Pulverform vermischt vorzüglich vertragen."

Ich verlasse daher mitunter mein ziemlich constantes Verfahren und wende statt dessen Plumbum aceticum als Einstreuungspulver mit Saccharum lactis in verschiedenem Verhältnisse gewöhnlich

Rp. Plb. acetic. p. I.
Sacch. lactis p. II. } m. e. f. pulv. d. a. vitr. epst. lig.

mit glücklichem Erfolge an.

Auch vertausche ich dann gerne Plumbum mit Alumen ust. pulv., von dessen Anwendungsweise noch später die Rede sein wird.

Selten treffen wir chronischen Catarrh, welcher keine Adstringentien verträgt, sondern Emollentia verlangt, um den ursächlichen Reiz zu vermindern. In diesen Fällen nässe ich gerne Plumasseaux mit lauem Chamillenthee an und gebrauche solche analog mit Plumb. aceticum angefeuchteten unter entschieden günstigem Erfolge.

Eine allgemeine Behandlung füge ich nur dann hinzu, wenn ausgesprochene dyscrasische oder constitutionelle Erscheinungen sie rechtfertigen.

Bei ausgesprochner Scrophulose gebe ich mit sicherem Erfolge alle 8 Tage (im Ganzen 3—4 Mal) ein Pulver

von { Calomela
P. Rad. Jalappa aa. 0,5

oder längere Zeit Aethiopi antimonialis,

Bei anaemischen Erscheinungen mit Vorliebe Ferrum muriatic., Decoct. Chinae und Rheum, im Sommer Soolbäder.

8) Ohrblutungen.

Blutungen aus den Gehörgängen sind nicht selten und haben natürlich einen sehr verschiedenen Ursprung. Am häufigsten entstehen sie einfach aus den Capillaren des äusseren Gehörganges. Diese sind oft so zart und zahlreich, dass sie bereits durch Luftdruck platzen, wie Blutungen aus dem Ohre bei intakt bleibendem Gehör während des Entladens gewaltiger Kanonen beweisen; auch beobachten wir sie unter gleichen Verhältnissen nach inneren Erschütterungen, z. B. heftiges Niesen, anhaltender Paroxismus bei tussis convulsiva. Ebenso sind sie Folge direkter Verwundungen durch scharfe Instrumente. Wir beobachten sie ferner kritisch bei Entzündungen, oder bei chronischen Catarrhen, sowie aus Granulationen und Polypen, oder andern Excrescenzen, endlich gehen sie bei Caries dem Durchbruch eines Sequesters voran. In allen diesen Fällen sichert die Ocularinspection ihre Diagnose.

Seltner nimmt sie bei sichtbarer Perforation des Trommelfelles ihren Ausgang von der Schleimhaut der Trommelhöhle; vielleicht nur ausnahmsweise könnte sie, von mir aber noch nie bei lebenden Individuen beobachtet, aus den Meningen bei gleichzeitiger Fissur des Knochens kommen. Ich besitze in meiner pathologisch-anatomischen Sammlung das Gehörorgan eines 15jährigen Knabens, der durch einen Axthieb todtgeschlagen worden war. Der äussere Gehörgang ist normal, die Durchsägung des Labyrinthes ergab keine abnorme Blutfülle, wohl aber ist die ganze Trommelhöhle von einem Blutcoagulum angefüllt, es musste also der Blutaustritt, da sich nirgends eine Fissur trotz der furchtbaren Gewaltthätigkeit des wahnsinnigen Mörders zeigte, ein capillärer in der Trommelhöhle sein.

Wäre der Knabe nicht sofort gestorben, so würde durch den Druck des Blutcoagulums eine Entzündung der Trommelhöhlenmembran, eine Perforation des Trommelfelles und ein mit Blut untermischter catarrhalischer Ausfluss aus dem äusseren Gehörgange nach einigen Tagen eingetreten sein, den man gewiss für einen sogenannten cerebralen gehalten hätte wegen der hierbei unerlässlichen mitauftretenden Hirnerscheinungen.

Einen analogen Fall beobachtete ich bei Lebzeiten. Ein kleines Mädchen spielte auf einem Bauplatze und hatte das Unglück von einem fallenden Holzblock zu Boden geworfen zu werden. Sofort traten Blutungen aus Ohren und Nase ein, einige Tage später Blutbrechen und eine blutvermischte Otorrhoea. Das Gehör von den Knochen blieb intakt, das Trommelfell war theilweise ulcerirt, die Otorrhoe stammte aus der Trommelhöhle. Die Erschütterung hatte, was das Ohr betrifft, sofort eine capillare Blutung im Gehörgange und in der geschlossenen Trommelhöhle verursacht — erstere kam gleich zum Vorschein, letztere führte erst zur Perforation des Trommelfelles und trat mit der Otorrhea nach einigen Tagen ans Tageslicht.

Auf gleiche Weise sind Otorrhoeen der Trommelhöhlen nach Tussis convulsiva zu erklären, unter Umständen ist aber der Blutaustritt in die Trommelhöhle ein so minimaler, dass das Coagulum nicht zur Perforation und Blennorrhoea führt, sondern sich entsprechend metamorphisirt.

Zu bemerken wäre nur noch, dass eine Insufficienz der Verknöcherung des Daches der Trommelhöhle, also der vorderen Fläche der pars petrosa durch direkte Verbindung der Meningen und der Trommelhöhlenmembran Blutungen aus den Meningen in die Trommelhöhle und den Gehörgang dringen lassen könnte, ohne dabei vorhandene Fissur und Fractur der pars petrosa.

Venöse und dazu noch periodisch auftretende Blutungen habe ich persönlich nie beobachtet, obschon eine varicöse Entleerung auch einmal wird vorkommen können.

9) Concretionen.

Nicht selten sehen wir bei der Ocularinspection die Tiefe des Gehörganges, die Defekte des Trommelfelles und den sichtbaren Theil der Trommelhöhle mit festen, indurirten verschieden geformten Substanzen angefüllt. Sie stören mehr minder die Hörkraft, je nach ihrer Lage, Druck, Aufhebung der Isolirung des Trommelhöhlenconduktors u. s. w.; bei näherer Untersuchung manifestiren sie sich als anorganische Salze, namentlich Kalksalze, oder als Cholestearin oder auch als verschrumpfte epitheliale Gebilde mannigfacher Art.

In allen Fällen lässt sich mit Sicherheit ein vorangegangener, längere Zeit anhaltender Catarrh nachweisen, mag es nun eine Otorrhoe externa oder media, oder Beides gewesen sein und ist somit die Entstehungsweise dieser verschrumpften Exsudatmassen leicht zu erklären.

Die Prognose ist im Allgemeinen eine günstige; sind solche Concretionen nur im Gehörgange und im Trommelfelle vorhanden, so ist die oft bedeutende Schwerhörigkeit leicht zu heben, liegen sie in der Trommelhöhle, so ist jedenfalls eine Besserung zu erwarten.

Die Behandlung ist äusserst einfach; sie besteht in einer consequenten Application von warmem Wasser als Einträpflung 3mal täglich $\frac{1}{2}$ Stunde lang, oder von feuchten Dämpfen, die mittelst eines Gummischlauches direct auf die Concretion zu leiten sind. Durch Aufnehmen von Wasser und Aufquellen löst sich die Concretion ab und ist mechanisch zu entfernen; feste mehr membranöse organisirte Structuren werden durch Anbahnung des fettigen Zerfallens mittelst der Wärme resorbirt. Höchstens ereignet es sich, dass bei zu starker Anwendung von Wärme der Catarrh wiederkehrt, was jedenfalls günstig für die Resorption wird und später eine bereits beschriebene Behandlung des Catarrhs mit gewöhnlichen Vorsichtsmaassregeln erheischt.

10) Die Krankheiten des Knochens.

Mitunter treffen wir eine circumscripte, oft nur stecknadelkopfgrosse Usur des Periostes mit Entblössung des Knochens. In allen Fällen lässt sich eine Verletzung als Ursache nachweisen. Individuen sind ja oft gegen Druck so ungemein empfindlich, wir treffen sie daher ausschliesslich am beginnenden knöchernen Gehörgange.

Wenn auch dieser Defect weiter nichts auf sich hat, ebenso selten wächst, als vernarbt, so hat er doch für die Patienten zeitlebens unangenehme Beschwerden. Sowie nicht eine minimale Absonderung stattfindet und die Luft freien Zutritt hat, sowie nur die Absonderung einschrumpft, entsteht ein ganz eigenthümlicher Reiz; die Patienten werden unruhig, aufgeregt, klagen über Schmerzen an dieser Stelle und sind empfindlich gegen zu laute Schallerzeugung. Die Patienten sind also in Folge dieser oft ihnen bei einer Untersuchung, resp. beim Ausspritzen oktroyirten leichten Verwundungen gegenüber gezwungen, toujours en vedette zu sein; am zweckmässigsten ist es, stets diese Stelle mit fettiger Charpie zu bedecken.

Caries und Nekrose

zeigt sich in Relation zum ganzen os temporale am Häufigsten im knöchernen Gehörgange und dort wiederum an dessen hinterer diesen von dem Sinus des processus mastoideus trennender Wand.

Namentlich beobachten wir sie bei Kindern, entweder als Folge eines Falles auf die entsprechende Seite, wodurch sofort die Ernährung des Knochenstückes aufgehoben wurde, oder in Folge von Dyscrasien. Erstere ist günstiger, als Letztere.

Wir begegnen ja häufig Individuen, an denen schon äusserlich am processus mastoideus die Knochendefecte, in der Kindheit nach günstig verlaufener Caries und Nekrose entstanden, sichtbar sind.

Die Erscheinungen der Caries sind: Heftiger Schmerz, übelriechender wässriger Ausfluss, Zunahme des Schmerzes bei mangelnder Secretion, Fistelgänge, Reizungen des membranösen Gehörganges, polypenartige Aufwulstung desselben, sowie zeitweise Blutungen bei sich lösendem Sequester.

Bei der Nekrose ist der Schmerz geringer, sobald das Secret Abfluss hat; dieses selbst ist massenhafter, aber süsslich riechender und fast immer stellt sich Paralyse des nervus facialis ein, während diese bei Caries nur äusserst selten vorkommt.

Tritt dies Knochenleiden in reiferen Jahren auf und ist nicht durch Gewaltthätigkeiten verursacht, so ist es mehr minder stets Theilerscheinung allgemeiner Tuberculose und Cachexien.

Die Hörerscheinungen richten sich nach den bekannten Complicationen.

Die Behandlung kann sich nur darauf beschränken, die Secretion und somit den Austritt von Sequestern, oder nekrotischen Stücken zu vermehren, durch Cataplasmen und die dazu nöthigen Kräfte durch Kräftigung des Allgemeinbefindens zu heben.

Exostosen und Hyperostosen in so weit solche nach der Ossificationsperiode des membranösen Gehörganges in Folge besonderer primärer, pathologischer Reize im Knochen selbst entstanden sind, sind eigentlich mit Sicherheit noch nicht nachgewiesen. Die beiden Gehörgänge aller Individuen variiren mehr minder und giebt die einseitige Verengerung leicht zu Täuschungen Veranlassung.

Ein specifischer Einfluss der Syphilis ist bis dato noch nicht constatirt. Wir finden wohl Hyperostosenbildung bei lange dauernder Otorrhoea externa, die schon von jüngeren Jahren her datirt, doch habe ich sie in reiferen Jahren nie entstehen sehen.

11) Geschwülste.

Nach vorangegangenen furunkulösen Entzündungen bleiben leicht schlaffe, atonische, schmerzlose, zu Blutungen geneigte, secernirende Excrescenzen zurück und bei chronischem Catarrh bilden sich häufig einfache Granulationen. Die Diagnose ist leicht; sie bieten nichts Specifisches und sind nach chirurgischen Regeln durch circumscripte Anwendung von Causticis unter Anlegung des Speculums sicher ohne weitere Reactionserscheinungen zu entfernen.

Ich empfehle dazu meinen gläsernen Aetzmittelträger und fülle seine minimale Vertiefung mit cuprum sulphuricum, Argentum nitricum, Zincum aceticum oder chloratum in Substanz oder mit Kali hydricum.

Selten hat die Geschwulst einmal mehr den Charakter eines Fungus mit foetidem ungemein reichlichem Secrete, die dabei vorhandene Otorrhoe externa liefert viel nekrotisches Zellgewebe, der Gehörgang ist unempfindlich und trotzt das Uebel lange den angewandten Mitteln.

Man versuche dann Tinct. opii crocata, Sublimatlösungen 0,5:20 Tinct. Tujae, Carbo Creosot, Aqua oxymuriatica, sowie

Acid. sulphuricum. Consequenz führt doch zum Ziele, natürlich muss man mit der Anwendung dieser Mittel vorsichtig beginnen.

Die Polypen wollen wir später bei den Krankheiten der Trommelhöhle besprechen.

Als spezifisch erwähnte Toynbee der Epitheloide; von mir selbst sind sie nie beobachtet worden.

Es sind dies Geschwülste, welche von dem Zellgewebe des knöchernen Gehörganges ausgehen. Sie zeigen einen alveolaren Bau und sind die Alveolen mit Epidermoidzellen angefüllt. Dieselben entstehen schmerzlos, haben aber ein krebsartiges Verlangen zu wachsen und alles Umherliegende durch Druck zu resorbiren. Sie resorbiren im Wachsen die knöchernen Wandungen der Gehörgänge, treiben die Meningen vor sich her, führen zur Resorption der Hirnmasse und unter den unsäglichsten Schmerzen zum Tode der damit behafteten Individuen. Selten kommen sie frühzeitig zur Behandlung und zur richtigen Erkenntniss.

Für diesen Fall müsste man dieselben sofort durch einen Kreuzschnitt öffnen und ihren Inhalt durch Einlegung, resp. Einstampfen von trockner Charpie zu intensiver Vereiterung zu bringen suchen.

So viel über Geschwülste im äusseren Gehörgange.

Werfen wir noch einen Blick auf seine räumlichen Veränderungen, so finden wir ihn

entweder pathologisch erweitert,
oder verengt,
oder verschlossen.

12) Die Erweiterungen

sind keine pathologisch-physiologischen Zustände, auch nicht einmal unangenehm zu ertragen. Sie entstehen wohl immer durch Druck, selten durch unbewusste fremde Körper, häufiger von Schwerhörigen selbst erzeugt durch das Einpfropfen von Watte. Erstere sind mehr im knöchernen, letztere schon von weitem im knorpligen Theile sichtbar.

Verengerungen.

Sie sind entweder angeboren, resp. während des Ossificationsprocesses des membranösen Sackes entstanden, oder Folgezustände vorangegangener Entzündungen.

Erstere zeigen sich im knorpligen Theile; derselbe verengt sich leicht bis zur Enge eines dünnen Gänsekiels, resp. treffen wir am Beginne des knöchernen an; nachdem der normale Ossificationsprocess des membranösen Sackes der Länge nach geschehen ist, wächst der Knochen noch abnorm in die Breite und zwar nur am vorderen Ende, der Gehörgang ist dann am knöchernen Eingange schlitzartig von oben nach unten, oft bis zur Stecknadelknopfbreite verengt.

Die Hörkraft ist in beiden Fällen ganz normal, eine Behandlung nicht indicirt, auch voraussichtlich fruchtlos, nur leiden diese Individuen schon unter normaler Secretion des Cerumens allzuleicht an Verstopfungen, die freilich stets zu beseitigen sind und würde eine Entzündung des tieferen Gehörganges, Entfernung von Exsudaten daselbst immer misslich sein.

Als Folgezustand treffen wir sie im knorpligen Gehörgang, während und nach furunkulösen Abscessen und nach Verbrennungen sowohl mit heissem Wasser, als durch Caustica oder spirituöse Reizungen.

Sie führen zu momentanen Verschliessungen, doch genügt das Betupfen der Wundränder mit Arg. nitricum und das Durchlegen von Bleidraht mit wachsendem Durchmesser stets wiederum eine genügende Oeffnung zu erzielen.

Verschliessungen.

Dieselben sind entweder wie bereits mitgetheilt, vitiae primae formatione, oder Folgezustände von Entzündungen; sei es im knorpligen, sei es im knöchernen Theile. Erstere, im knorpligen Theile lassen sich immer auf nicht zur Behandlung gekommene caustische Entzündungen, letztere auf Otorrhoeen zurückführen. Erstere sind einfach zu behandeln mit guter Prognose, letztere unter unsicherer Prognose.

Bei ersteren durchsticht man die fleischige Verwachsung in der Mitte mit einem Explorativtroikant und erhält die Oeffnung durch Bleidraht resp. durch Oesen von Hartcautchouk offen.

Letztere sitzen in verschiedener Tiefe, haben eine verschiedene Dicke und Structur, sind mit Verengerungen, Hyperostosenbildungen und Anomalien der Trommelhöhlen complicirt. Es muss also hierbei, bevor zu einer Entfernung zu rathen ist, der Zustand der Hörerscheinungen und die Aetiologie berücksichtigt werden.

Je besser von den Knochen gehört wird, je deutlicher fühlbar ihre membranöse Structur zu erkennen, je besser die räumlichen Verhältnisse, je mehr nach aussen ihr Sitz ist, desto einfacher und günstiger ist ihre Behandlung.

Unter solchen günstigen Verhältnissen ist es am Einfachsten, mit unsrer Staarnadel einen Kreuzschnitt zu machen und die Mitte desselben mit Kali hydricum vorsichtig zu touchiren.

Auch kann man die Membran mit einem Explorativtroikant durchstossen, durch die Oeffnung eine Sonde aus laminaria digitata legen und in den dadurch entstandenen Defect eine Oese von Hartcautchouk einwachsen lassen, was aber leider fast nie gelingt.

Wie natürlich ist unter Umständen diese einfache Operation eine der dankbarsten. Sind die Hörerscheinungen verdächtig, sind die räumlichen Verhältnisse nicht zweckdienlich, so lasse man lieber die Finger ganz weg und thue nichts!

Ich habe Ihnen jetzt, meine Herren, das Pathologische des äusseren Gehörganges, wie ich hoffe, einfach und klar vorgetragen, sie haben sich überzeugt, dass die Pathologie dieses Organs von der Pathologie gleichartiger Gewebe nicht abweicht, nichts Specifisches bietet. Dass die Entzündungen auf dem Wege der Continuität die Trommelhöhlen bei perforirtem Trommelfelle mit afficiren, ist einleuchtend, ebenso einleuchtend ist es, dass der zweckwidrige Druck bei diesen Entzündungen sich bis auf's Labyrinth erstrecken kann.

XII. Vortrag.

Inhalt. III. Krankheiten der Tuba, deren Zweck und Zweckwidrigkeiten. 1) Krankheiten des ostium pharyngeum, 2) des knorpligen Tubenkanals, 3) des ostium tympanicum, 4) Zweckwidrigkeiten ausserhalb der Tuba, namentlich Catarrh des Pharynx und nasopharyngeal Catarrh. Kritisches.

IV. Krankheiten des Trommelfelles, dessen funktionelle Bedeutung, dessen akute, chronische Entzündung und Mitleidenschaft, Rupturen, Chorda tympani.

Meine Herren!

An die Pathologie des Gehörganges schliesst sich am Besten diejenige des Tubenkanals wegen vielseitiger Analogie an.

Die anatomischen Verhältnisse derselben habe ich bereits bei der Diagnostik vorgetragen und verweise auf die neueren Arbeiten von Rudinger und Mayer.

Zweck der Tuba ist bekanntlich der, die Mitathmung der Trommelhöhle zu ermöglichen; dadurch wird bewirkt:

1) eine stete Isolirung des Conductors der Trommelhöhle und ein gleicher Luftdruck zu beiden Seiten des Trommelfelles;
2) die Ernährung der auskleidenden Membran der Trommel und
3) vermöge ihres Flimmerepithels die Entfernung der abgestorbenen Epithelialzellen aus der Trommelhöhle nach dem Schlund.

Alles also, was überhaupt die Athmung der Trommelhöhle beeinträchtigt, wird eine Zweckwidrigkeit der Tuba involviren.

Diese Zweckwidrigkeiten liegen entweder im Tubenkanal selbst, oder ausserhalb desselben.

Im Tubenkanale treffen wir sie entweder im drüsenreichen

ostium pharyngeum, oder im drüsenlosen knorpligen Theile, oder am knöchernen ostium tympanicum.

Ausserhalb der Tuba liegen sie entweder im seitlichen Pharynx selbst, oder vor diesem nach der Nase zu, oder unterhalb dieses nach den Tonsillen zu, oder endlich um den comprimirbaren knorpligen Theil herum, z. B. Infiltrationen und Fettansammlungen.

Alle diese Zweckwidrigkeiten treten bald akut, bald chronisch, bald einseitig, bald doppelseitig auf. Die seitlichen Pharynxcatarrhe führen meist zu vorübergehenden Verstopfungen (Unwegsamkeiten), die Anschwellung der Tonsillen und der Nasenschleimhaut zu Mitspannungen der membranösen Auskleidung des Mittelohres, die Einschnürungen der Tuba durch umliegende hyperplastische Processe hingegen zu Ernährungsstörungen der Trommel selbst.

Ist eine Unwegsamkeit der Tuba vorhanden, so führt diese zum Luftmangel in der Trommel und wir finden die Trommelfelle, soweit sie bewegbar sind, collabirt, der processus brevis des Hammers prominirt, das manubrium steht einwärts und beim Valsava tritt keine Luft zur Trommel.

Bei jeder Unwegsamkeit der Tuba muss jedoch die Stimmgabel weniger per ossa gehört werden, aber es deutet umgekehrt nicht jedes weniger Hören der Stimmgabel per ossa auf Unwegsamkeit der Tuben; hingegen muss wiederum jede Funktionsstörung, welche allein durch Unwegsamkeit der Tuben caeteris normalibus bedingt wird, schwinden, sobald das Trommelfell perforirt wird.

Häufig erbitten sich Individuen bei uns Rath, die seit Kurzem taub sind; wir finden die Trommelfelle collabirt, doch normales Gehör der Stimmgabel per ossa; wir füllen die Trommelhöhlen mit Luft und die Taubheit schwindet unter Verschwinden des Collapsus der membrana tympani.

In diesen Fällen waren zur Zeit, als wir sie zur Untersuchung bekamen, die Tuben wegsam und in Folge vorangegangener Unwegsamkeit der Collapsus bedingt durch Luftmangel wegen feuchter Verlöthung der Trommelfelle zurückgeblieben, ein verstärkter Luftdruck von der Tuba aus hob dieses Uebel.

Ist hingegen weniger eine Obstruction der Tuba als eine dauernde Belastung der auskleidenden Membran von Tuba und Trommel vorhanden, so finden wir das Trommelfell nicht collabirt, sondern im Gegentheil weniger concav, mehr schräg, und die Gehörknöchelchen in ihrer isolirten schwebenden Lage beeinträchtigt; für einen Druck des fehlerhaft gelagerten Steigbügels auf das Labyrinth spricht der Umstand, dass fast regelmässig in diesen Fällen die Uhr zu wenig per ossa vernommen wird, die Stimmgabel hingegen gut. Wird die Valsava angestellt, so ist in der Regel die Tuba wegsam, darum aber ist nicht nöthig, dass ohne Valsava die Tuba zweckdienlich funktionirt.

1) Krankheiten des Tubenkanals.

a) ostium pharyngeum.

Bisweilen beobachten wir, dass Individuen plötzlich taub werden bei vollständiger Integrität des äussern Gehörganges, ohne irgend ein schmerzhaftes Gefühl und ohne anderweitige Erscheinungen im Allgemeinbefinden und in den Schleimhäuten. Wir finden das collabirungsfähige Trommelfell collabirt, den Pharynx, soweit es sich ohne Pharyngoscop feststellen lässt, normal, doch dringt beim Valsava keine Luft zum Trommelfelle hin.

So wie wir jetzt die Luftdouche anwenden, sei es à la Politzer ohne Catheter, sei es mit dem Catheter, so schwindet sofort die Taubheit.

Es hat diese Funktionsstörung die grösseste Analogie mit der durch plötzliche Cerumensecretion bedingten und ist sie meines Erachtens zu erklären durch eine plötzliche, in Folge eines atmosphärischen Einflusses oder einer Erkältung entstandenen Hypersecretion der Schleimdrüsen im ostium pharyngeum.

Die Therapie wird bereits bei der Diagnosenstellung selbst geleistet; reiterirt diese Secretion, so ist es zweckmässig, einen Blutegel jederseits möglichst entsprechend der Lage des ostium pharyngeum zu setzen, in gleicher Höhe mit dem Unterkieferwinkel, etwas nach hinten von diesem.

Indem sofort Taubheit mit Sausen auftritt, kommen diese Fälle zur schnellen Behandlung und haben somit eine gute Prognose, wie alle Gehörkrankheiten im ersten Stadium.

Dass auch folliculöse und furunkulöse Catarrhe des ostium pharyngeum einmal ausnahmsweise mit Granulationen, Polypen und Excrescenzenbildung vorkommen können, liegt ausser allem Zweifel, da solches constatirt ist, doch leidet dann wohl immer gleichzeitig der ganze Pharynx mit.

Sollten wir einmal in der Lage sein, was mir noch nie passirt ist, eine Unwegsamkeit der Tuba anzutreffen, die sich nicht durch Luftdruck heben lässt, so ist freilich das Pharyngoscop in Anwendung zu ziehen. In allen andern Fällen wird es einen recht praktischen Nutzen aber nicht gewähren, da in allen solchen wissenschaftlich interessanten Fällen schon längst Gewebsveränderungen in der Trommelhöhle eingetreten sind, die sich doch nicht redressiren lassen.

b) Krankheiten des knorpligen Tubenkanals sind ebenfalls nicht zu bezweifeln, doch unendlich selten und wahrscheinlich einfach dadurch mitbedingt, dass bei Anomalien der Pharynxschleimhaut die Tubenwandungen sich mechanisch bleibend näherten und endlich bleibend adhaerirten.

Hingegen habe ich gar häufig beobachtet, dass Individuen langsam, schmerzlos, meist ohne Sausen, schwerhörig werden bei scheinbarer Integrität des Organs, bei negativen Resultaten der Untersuchung per Speculum und Catheter, ohne Störung des Allgemeinbefindens, doch unter gleichzeitiger Entwickelung einer allgemeinen Adipositat. Bainting war auch schwerhörig.

Der Gedanke liegt hier nahe, dass gleichzeitig eine Hyperplasie der Fettschicht unterhalb der Schleimhaut der Tuba sich entwickelt und somit die frühere Athmung der Trommelhöhle allmälig verringerte.

Alles schreibt Alles sich an!

Für die fast ausschliessliche Integrität jeder Tubenschleimhaut dürfte doch wohl der Umstand sprechen, dass Toynbee bei 1149 Sektionen von Schwerhörigen nur 13 Mal Exsudate in der Tuba, nur 2 Mal Verdickungen ihrer Schleimhaut, nur 3 Mal eine Adhaesion, nur 6 Mal eine Striktur und nur 6 Mal einen Congestivzustand nachweisen konnte und dürfte wohl eben der Umstand, dass die Tuba Flimmerepithel hat, viel zu ihrer Integrität beitragen.

c) ostium tympanicum.

Nach sistirten Otorrhoeen der Trommelhöhle finden wir bisweilen das ostium tympanicum der Tuba unwegsam; bald durch membranöse Gebilde, bald durch Concretionen aus verschrumpften Exsudaten, die Analogie haben mit dem beim Gehörgange besprochenen.

Da die Luft in diesen Fällen fast immer wegen vorhandener Defekte im Trommelfelle von aussen Zutritt hat, so sind sie nicht Ursache der begleitenden Funktionsstörung und haben somit kein weiteres pathologisches Interesse.

2) Krankheiten ausserhalb des Tubencanals.

Im Grunde genommen, wird jeder Process, welcher den bisherigen Zutritt der Luft zur Trommel per tubas beeinträchtigt, zweckwidrig auf das Gehörorgan wirken können.

Es kann nicht in meiner Absicht liegen, Ihnen alle diese Processe einzeln vorzutragen, will Sie aber nur dringend ersucht haben, bei der ersten Klage eines Individuums über minimale Abnahme seiner Hörkraft, resp. über Sausen, solches zu berücksichtigen und die Grundursache, die oft ausserhalb des Organes liegt, zu ergründen.

Hier wollen wir nur genauer besprechen

den Pharynx-Catarrh und

den Nasopharyngeal-Catarrh.

Den Pharynx-Catarrh finden wir am häufigsten bei Kindern mit ausgesprochen scrophulöser oder catarrhalischer Constitution, bei Erwachsenen, die ihren Körper übermässig ernähren, resp. zu viel kalt baden und bei schwächlichen Greisen; ausserdem als Residuum nach vorangegangenen Krankheiten, so specifisch nach Typhus, auch nach Morbilli und vorübergehend nach Erkältungen.

Schon wenn wir den Pharynx oberflächlich untersuchen, staunen wir über die Masse der Schleimanhäufung, über die Infiltration und Dicke der Schleimhaut und über die Enge der Fauces.

In der Regel finden wir die Tonsillen hyperplasirt, namentlich im Kindesalter und bei scrophulöser Constitution.

Die secundäre Wirkung dieses Catarrhs auf das Gehörorgan ist eine vielseitige und kann zu den extraorbitantesten Erscheinungen führen, wenn es sich um eine plötzliche Unwegsamkeit der Tuba durch Schleimanhäufungen im ostium pharyngeum handelt, so tritt plötzlich hochgradige, meist intermittirende Taubheit, heftiger Schmerz im Trommelfelle, unangenehmes Hämmern, selbst Schwindel auf — handelt es sich hingegen mehr um Belastung und Spannung der in Continuität stehenden Schleimhaut der Tuba und Trommelhöhle, so beobachten wir mehr eine langsam zunehmende Taubheit.

Mitunter hat der Catarrh einen mehr furunkulösen Charakter, Tonsillen und Pharynxschleimhaut zeigen sich stellenweise gelblich, hirsekornartig zugespitzt.

Früher suchte man die, bei Individuen mit Catarrh des Pharynx behaftet, vorkommende Taubheit zu erklären durch die Annahme einer gleichzeitigen Schleimanhäufung in der Tuba und in der Trommelhöhle und hielt zur Heilung den Catheterismus für unumgänglich nothwendig.

Für die inzwischen von mir gewonnene Klarheit in der Beurtheilung des Connexus aller Erscheinungen im Gehörorgan dürften folgende Fälle sprechen:

1) Vor etwa 17 Jahren wurde ich zu Rathe gezogen für einen 6jährigen schwerhörigen Knaben. Da derselbe von den Knochen aus die Cylinderuhr hörte und im äusseren Gehörgange sowie am Trommelfelle nichts Abnormes zu sehen war und ich bei der Anlegung des Catheters ein Rasselgeräusch hörte, (was nach meiner jetzigen Ueberzeugung vom Pharynx ausging), so nahm ich eben eine catarrhalische Affection von Tuba und Trommelhöhle an und drang auf die Behandlung mittelst Catheterismus und Luftdouche.

Der Erfolg einer vielleicht zehnmaligen Applikation war natürlich ein glänzender. Patient hörte wieder fein und blieb so 4 Jahre. Da reiterirte die Schwerhörigkeit unter gleichen Erscheinungen.

Inzwischen hatte sich meine Anschauung geändert, ich blies das Ohr auf und er konnte wieder hören; da ich aber jetzt den vorhandenen Rachencatarrh als ursächliches Moment erkannte, so hielt ich mich für verpflichtet, den Pharynx zu touchiren, natürlich wieder mit gutem Erfolg.

5 Jahre darauf wurde Patient wieder taub, ich blies das Ohr

auf und da ich keine auffallende Erscheinungen am Pharynx mehr vorfand, so that ich nichts weiter. Patient hört zur Zeit noch recht fein.

Wenn wir Kinder, mit chronischer Pharynxaffection behaftet, zur Untersuchung bekommen und nach dem Einblasen von Luft in die Trommelhöhle nicht sofort das volle Gehör, sondern nur eine bedeutende Besserung eintritt, so müssen wir den Pharynx sofort entschieden behandeln.

Lassen wir ihn auf sich beruhen, so wächst unzweifelhaft das physiologische Hinderniss in der Trommel, bedingt durch deren stete zweckwidrige Athmung, während die Unterhaltung einer von nun an besseren Athmung allein hinreicht, mitunter das physiologische Hinderniss ganz zu beseitigen.

Folgender Fall ist dazu recht instructiv.

Ein 6jähriger Knabe war schwerhörig in Folge eines scrophulösen Rachencatarrhs; ich blies Luft in die Trommelhöhle und sofort kehrte das volle Gehör wieder; als 9jähriger Knabe wurde er wieder auffallend schwerhöriger, die Lufteinblasung erzielte sofort eine bedeutende Besserung, doch kein normales Gehör; jetzt mit 12 Jahren wurde ich wieder consultirt, weil das schwache Gehör anfing zu stören. Die Lufteinblasung besserte zwar sofort die Resonanz des Ohres, doch blieb sie für die Uhr eine geringe; es musste also die stete schlechte Athmung schon ein Hinderniss im Conductor gesetzt haben.

Später behandelte ich den Pharynx, ich pinselte das ostium pharyngeum täglich mit Arg. nitricum aus, ohne mich weiter um das Ohr zu kümmern und allwöchentliche Messungen ergaben ein stetes Wachsen der Hörkraft für die Uhr, lediglich bedingt durch eingeleitete bessere Athmung und Luftzufuhr zur Trommelhöhle.

So wichtig ist der Einfluss des Pharynx!

Die Behandlung des Pharynxcatarrh ist eine doppelte, eine örtliche und eine allgemeine.

Oertlich ist wohl fast immer mit einem adstringirenden Verfahren zu beginnen, mit Ausnahme eines furunkulösen Catarrhs, bei dem eine emollirende Behandlung vorzuziehen bleibt. Kunstgerechte, das ostium pharyngeum treffende Bepinselungen des seitlichen Pharynx mittelst Schlundpinsels und Arg. nitricum 0,6—1 ad 30⁰ sind allen Gurgelungen und Nasendouchen vorzuziehen, bei Furunkeln empfehle ich Gurgelungen aus Borax und Honigwasser. Innerlich geben wir bei scrophulösen Constitutionen Adelheidsbrunnen, Kreuznacher Bäder, sowie unter Umständen Calomel in grosser Dosis

Calomelanus }
P. R. Rhei } aa 0,5 alle 8 Tage ein Pulver, 3—6 im Ganzen

oft mit überraschendem Erfolge.

Bei catarrhalischen Individuen leisten die Eisenpräparate am Meisten, namentlich Eisensalmiak, sowie unter Umständen Veränderungen des Klimas, bei reizbaren Individuen gebe man Molken oder Emser Wasser, bei Abdominalplethora verordne man Marienbad, Kissingen oder Weilbach und bei Ueberernährung des Organismus vertausche man die Kohlenhydrate und Fette mit Proteinstoffen bei reichlicher Bewegung.

Nasopharyngealcatarrh.

Dass aber auch schon der Zustand der Nasenschleimhaut, zumal im hinteren Theile, für die Integrität der Funktion der Trommelhöhle von Einfluss ist, hat wohl Jeder mehr oder minder an sich selbst erfahren durch sein belegtes Gehör während eines Schnupfens und wird bewiesen durch die so häufige Schwerhörigkeit nach Influenza.

Die Tuba ist bei diesem Zustande leidlich frei, denn man kann den Valsava anstellen, auch wird die Stimmgabel per ossa gut gehört, hingegen nicht so die Uhr, der Connexus der Erscheinungen ist nur so zu erklären, dass die infiltrirte Nasenschleimhaut eine Spannung auf die in Continuität stehende der Trommelhöhle ausübt, die Knöchelchen dadurch minimal ihre Lage verändern und die basis stapedis zweckwidrig aufs Labyrinth drückt, analog wie Infiltrationen des äusseren Gehörganges.

Wären bei jedem Schnupfen celluläre Veränderungen in der Trommelhöhle und dem Labyrinthe eingetreten, so bliebe es doch auffallend, dass diese so regelmässig ohne jegliches Residuum mit dem Schnupfen spontan wieder verschwinden.

Der eklatanteste Fall der rein mechanischen Wirkung, die ja die Möglichkeit eines secundär sich entwickelnden vitalen Reizes nicht ausschliesst, dürfte wohl der sein, dass eine langsam sich entwickelnde Taubheit bei freier Tuba bedingt war durch die Entwicklung grosser Nasenpolypen und mit deren chirurgischer Entfernung sofort schwand.

Wir werden ja häufig von Individuen consultirt, die langsam zunehmend schwerhörig werden bei normaler Beschaffenheit des Pharynx und die auf Befragen nach der etwaigen Ursache instinktiv angeben, es müsse wohl ihr Stockschnupfen daran Schuld sein.

In diesen Fällen nützt weder Catheter noch örtliche Behandlung der Trommelhöhle, wohl aber eine richtige Behandlung des Grundleidens.

Wir finden diese Zustände Hand in Hand gehen mit Störungen der Menstruation, Obstructionen, Haemorrhoiden und zu grosser Empfindlichkeit der äusseren Hautdecken und wir erzielen Besserung resp. Aufhalten der drohenden Verschlechterung durch eine einschlägige Behandlung, Ableitungen auf den Darmkanal, Weilbach, Molken, Soolbäder, warme Kleidung etc., verbunden mit Touchiren des seitlichen Pharynx nach dem ostium pharyngeum zu, zeigen sich indicirt und mitunter auffallend erfolgreich.

So viel von der Tuba; noch einmal, meine Herren, für ihre celluläre Integrität sprechen die Sektionen, für ihre funktionellen Zweckwidrigkeiten hingegen die Erscheinungen des Lebens.

IV. Das Trommelfell.

Das anatomisch Wichtigste der Lage, Form und mikroskopischen Struktur des Trommelfelles habe ich bereits bei der Ocularinspection ausführlich vorgetragen, sein Wesen sein funktioneller Zweck ist seine Resonanz und dieselbe kann nur beeinträchtigt werden durch Substanzverlust resp. durch mangelhafte Isolirung, während Strukturveränderungen an sich durch sich allein die Funktion nicht nachweisbar stören.

Eine Beeinträchtigung der Funktion, der Resonanz des Trommelfelles aber wird unendlich selten anzutreffen sein bei Integrität aller übrigen zum normalen Hören nothwendigen Bedingungen.

Denn jeder Substanzverlust desselben involvirt mehr oder minder ein Deficit der Stützkraft, welche das geschlossene Trommelfell dem schwebenden festen Konduktor gewähren soll, so dass jeder Substanzverlust mehr oder minder auftritt mit veränderter Lage der Knöchelchen.

Die Beeinträchtigung der Isolirung des Trommelfelles hat eine dreifache Ursache, entweder handelt es sich bei cellulärer Integrität lediglich um Luftmangel in der Trommel, oder um einfache Adhaesionen desselben mit dem Promontorium nach vorangegangenem Luftmangel, oder um ein Zwischengewebe zwischen Trommelfell und Promontorium nach vorangegangenen Extravasaten und Exsudaten, sowie bei perforirt und defect gewesenen Trommelfellen durch Narbengewebe.

Alle diese Isolirungsstörungen am Trommelfelle werden ebenfalls in der Regel begleitet von analogen in den Gehörknöchelchen, so dass nur ausnahmsweise eine für sich bestandene und chirurgisch entfernte Adhaesion des Trommelfelles einen exquisiten Nutzen geliefert hat.

Pathologisches.

Alle pathologischen Processe des Trommelfelles gehen entweder primär von diesem aus oder auf dasselbe secundär von den umliegenden Theilen über, nur die äussere Hautdecke und die innere Schleimhaut haben Gefässe, nicht so die elastische tunica propria.

Die primäre akute Entzündung des Trommelfelles befällt das ganze Gewebe, abgesehen von einer traumatischen Ursache, welche sich im speciellen Falle wird leicht nachweisen lassen, kenne ich nur eine Ursache derselben, nämlich übermässige Spannung desselben in Folge eines ungleichen Luftdruckes zu dessen beiden Seiten, bedingt durch Luftmangel in der Trommel.

Es ist diese Entzündung gleichbedeutend mit dem Ohrenzwange scrophulöser Kinder. Bekommen wir den Fall im Entstehen zur Untersuchung, so finden wir bei Integrität des äussern Gehörganges, einer normalen Cerumensecretion, ein stark geröthetes, meist collabirtes, unbewegliches Trommelfell — nur wenn Trauma, namentlich kaltes Wasser die Ursache ist, fehlt der Collapsus und die Unbeweglichkeit, dafür aber nimmt dann der Schmerz beim Valsava zu.

Sie hat dieselbe Bedeutung, Ausgänge und Behandlung wie die akute diffuse Entzündung des Gehörganges. Die Behandlung besteht demnächst zuvörderst in der Entfernung der Ursache, also des Traumas und des Luftmangels; oftmals verliert sich hinterher die Entzündung von selbst, oder genügt es, etwas Mandelöl einzutröpfeln, wo nicht, müssen wir topisch, antiphlogistisch verfahren, einen Blutegel vorn am Tragus setzen und lauwarme Aqua saturnina eintröpfeln, jedenfalls aber danach streben, die Perforation des Trommelfelles, die Entstehung von Otorrhoeen mit ihren unberechenbaren Folgen zu verhindern.

Eine gleichzeitige Ableitung auf den Darmkanal wird immer günstig wirken.

Was die primären chronischen Entzündungen betrifft, so könnten wir so nennen eine jede Gewebsanomalie der tunica propria.

Auf dem natürlichen Wege der Sclerotisirung kommt es zu Indurationen, Ossificationen, Concretionen und Verkalkungen der fibrösen Schicht.

In gleicher Weise führen Obliteration der Gefässe der äussern Decken zur frühzeitigen Sclerotisirung, resp. Atrophie der tunica propria. Dass hierdurch an und für sich physiologisch die Funktion der Membran, wie das Vorkommen aller dieser cellulären Veränderungen bei normal Hörenden beweist, so gut wie nicht beeinträchtigt wird, ist hinreichend erwahnt worden, und dadurch jede weitere Behandlung geradezu contraindicirt.

In Mitleidenschaft wird das Trommelfell gezogen, sowohl vom Gehörgange, als von der Trommelhöhle aus.

Bei Gehörgängen mit starker epithelialer erysipilatöser Abhäutung finden wir mitunter gleichfalls das ganze Trommelfell, resp. einen Theil desselben bedeckt; bald lässt sich dieser Zustand per speculum leicht entdecken, bald entgeht auch einmal das am vorderen unteren Theile Secernirte unserem Auge, wenn der Gehörgang sehr schaufelförmig endigt.

Je nach der Quantität, der Lage und dem Drucke dieser Neubildung beobachten wir die verschiedensten Hörerscheinungen und Funktionsstörungen.

Einträpfelungen von Mandelöl behufs Ablösung und Entfernung mittelst der Spritze sichern den Erfolg.

Auf die Dermoidschicht des Trommelfelles finden wir sehr häufig die akute diffuse und circumscripte, die chronische Entzündung des Gehörganges, den chronischen Catarrh desselben, sowie granulöse Wucherungen übergehen und dadurch pathologische Processe in ihr veranlassen. Die akute diffuse Entzündung muss streng antiphlogistisch behandelt werden, um der Eiterung und der Perforation, sowie einer Weiterverbreitung auf die Trommelhöhlenmembran vorzubeugen; die akute furunkulöse Entzündung hingegen nach ihrer Erkennung sofort emolliirend. Die chronische Entzündung verlangt leichte Adstringentien, um eine übermässige Secretion der Epidermis zu verhüten und desgleichen Hyperplasieen zu vermeiden, der chronische Catarrh erheischt starke Adstringentien, führt ebenfalls leicht zur Perforation und catarrhalischer Mitentzündung der Trommelhöhle oder zu stark gerötheten papillösen Granulationen des Trommelfelles, die dann per speculum ohne Schwierigkeit zu erkennen sind und fast immer gleichzeitig die Trommelhöhlenmembran ebenso afficiren, endlich lässt ein sistirter Catarrh Concretionen auf dem Trommelfelle zurück, wie solche bereits beim Gehörgange erwähnt wurden.

An der Schleimhautschicht treffen wir Hyperplasieen ihres Pflasterepithels — partielle oder vollständige — gleichmässig, oder ungleich dicke, sowohl bei Trommelfellen ohne, als auch mit verletzter Continuität, oft selbst mit Kalkablagerungen vermischt — selten ohne Funktionsstörung des ganzen Organs, meist mit derselben, selten bei sichtbar beweglichen, häufiger bei unbeweglichen Trommelfellen.

Ausserdem treffen wir Hyperplasieen und Transformirungen dieses Pflasterepithels, Otorrhoeen mit allen den cellulären Processen, welche sistirte Otorrhoeen aufweisen können.

Die Ocularinspection ist gewiss nicht zu unterschätzen zur

Klärung der Anamnese und Aetiologie des speciellen Falles, nur hüte man sich, aus ihr allein chirurgische und therapeutische Indicationen schöpfen zu wollen.

Frische Perforationen heilen sehr leicht, desgleichen vernarbte frische Defecte in der Regel leicht unter Anwendung von Adstringentien, doch kommt es darauf an, eine Anlöthung der Neubildung ans Promontorium zu verhüten und muss während der Heilung der damit Behaftete oftmals den Valsava anstellen.

Rupturen des Trommelfelles sind nicht selten, sie entstehen entweder durch traumatische Verletzungen mit Instrumenten, oder durch Erschütterungen des Kopfes in Folge von Gewaltthätigkeiten, Unglücksfällen, Anprallen, Ohrfeigen, seltener durch Lufterschütterungen allein.

Die Neigung zu Rupturen dürfte caeteris paribus abhängen von der Festigkeit eines Trommelfelles, die begleitende Funktionsstörung ist bald nur eine minimale, bald bei gleichzeitigen Extravasaten in der Tiefe eine bedeutende; in der Regel treffen wir alsdann ein Nichthören der Uhr per ossa, oder sehen eine eingetretene Otorrhoe. Bald sind die Rupturen sichtbar, bald liegen sie sehr tief und manifestiren sich erst durch ein pfeifendes Geräusch beim Valsava.

Die operativen Eingriffe in das Trommelfell, als Perforation, Excision etc., welchen zeitweise in der otiatrischen Presse das Wort geredet wird, wollen wir erst, wenn wir die Krankheiten der Trommelhöhle im Ganzen kennen gelernt haben, critisiren, heute zum Schlusse nur noch einige Worte über die

Chorda tympani.

Die Chorda tympani entspringt innerhalb der Trommelhöhle von dem Nervus facialis kurz über dessen Austritte aus dem Foramen stylomastoideum, läuft anfangs durch ein eigenes Knochenkanälchen am hinteren seitlichen Umfange des Trommelfelles in die Höhe, wendet sich dann ungefähr in der Höhe des obersten Dritttheiles des Trommelfelles nach vorn, geht zwischen Hammer und Amboss über die Sehne des Tensor tympani hinweg und verlässt am vordern obern seitlichen Umfange des Trommelfelles durch die Fissura Glaseri die Trommelhöhle. Alsdann verläuft sie zwischen den Musculi pterygoidei externus und internus schief nach vorn und unten zum hintern Umfange des N. lingualis hinab und gelangt, in der Scheide desselben fortlaufend und sich mit ihm vermischend, zum mittleren seitlichen Dritttheile der Zunge, um sich daselbst sowie in die Glandula sublingualis zu verästeln und Zweige vom Ganglion maxillare zu erhalten.

In der Trommelhöhle ist sie mit dem eigentlichen Trommelfelle nicht verwachsen, wohl aber adhaerirt sie einer in der Trommelhöhle verlaufenden Duplicatur, welche gebildet wird von deren auskleidenden Membran. Sensible Fasern erhält sie nach Einigen vom ganglion Oticon und Plexus tympanicus, nach Andern erst vom Lingualis und auricularis temporalis.

Durch ihren freien Verlauf in der Trommelhöhle wird sie fast nie bei deren Luftmangel und folgender Otorrhoea behelligt und indem sie dem eigentlichen Trommelfelle nicht adhaerirt, wird sie auch durch Druck aufs Trommelfell nicht zur Thätigkeit gereizt und ihr Verlauf endlich im oberen Dritttheile desselben schützt sie davor, durch Perforationen und Ulcerationen des Trommelfelles, die meist nur im unteren Dritttheile vorkommen, blosgelegt zu werden, sowie auch noch bei ganzem Defecte des Trommelfelles das Manubrium mallei sich nach hinten und oben wendet, also auch die Chorda tympani dadurch gleichfalls höher zu liegen kommt, so dass eben nur ausnahmsweise ein Fall vorkommt, in welchem die Chorda tympani unseren Blicken und einer direkten Berührung, um ihre physiologische Eigenschaft zu studiren, zugänglich wird.

Meine Versuche lehrten in solchen instruktiven Fällen folgendes:

R. W., 20 Jahre alt, litt seit Kindheit an einer Blenorrhöe der Trommelhöhle linkerseits mit bedeutendem Verluste der Membrana tympani und klagte dabei über eine eigenthümliche Geschmacksempfindung an einer bestimmten Stelle des Zungenrandes linkerseits, sobald er mit einem Pinsel tief ins Ohr hineinging, um den Schleim zu entfernen.

Die Ocularinspection ergab, dass vom Trommelfelle nur noch der hintere obere Theil etwa $1^1/_2'''$ breit vorhanden war, während das Uebrige fehlte, so dass also die Chorda tympani dicht vor ihrem Austritte aus der Fissura Glaseri jeder Berührung zugänglich sein musste.

Ich verband dem Patienten nun die Augen und verlangte von ihm jedesmal, wenn er etwas empfände, nähere Auskunft. Zuerst berührte und drückte ich auf die bezeichnete Stelle, wo die Chorda tympani verlaufen musste, mit einem feinen Haarpinsel und sofort empfand Patient im mittleren Dritttheil des linken Zungenrandes, etwa in der Längendimension von 4—5''', und nur in der Breite des Zungenrandes und dessen unmittelbarer Nähe einen eigenthümlichen wässrigen Geschmack, der sehr bald verschwand; nun spritzte ich laues Wasser gegen dieselbe Stelle vom Gehörgange aus und dieselbe Erscheinung kehrte wieder; ein Bepinseln mit einer Solution von Plb. acetic. (3,75) 30,0 Aquae hatte denselben Erfolg, brachte keine Veränderung in der Stärke der Empfindung hervor, während ein Bepinseln mit einer Solution von Cuprum sulphuricum (3,75) 30,0 nur dieselbe Geschmacksempfindung steigerte, ohne ihr dadurch einen bestimmteren Ausdruck als salzige metallische u. s. w. zu verleihen. Eine Bepinselung mit Extr. Quassiae wurde ebenso wie die mit Plb. acetic. geschmeckt, nur quantitativ geringer wie die von Cuprum sulphur. Mehrfach habe ich ausserdem bei Patienten, die einen bedeutenden Defect des Trommelfelles hatten, dieselbe Geschmacksempfindung beim Ausspritzen oder Auspinseln, also bei der Berührung der Chorda tympani beobachtet, kein Fall aber war wie dieser zu einer exacten Untersuchung geeignet, so dass ich zu der Ueberzeugung gelangt bin,

> „dass die Chorda tympani sensible Fasern habe und einem kleinen Theile der Zunge, namentlich des Zungenrandes, die Fähigkeit zu schmecken ertheilt; eine Annahme, die noch durch folgendes evident bestätigt wird.

Eine Dame, welche wegen Luftmangel in der Trommel seit 30 Jahren gradatim schwerhörig geworden war, hatte das Unglück, sich beim Dämpfen des rechten Gehörganges heftig zu verbrennen. Es entstand eine Entzündung mit Ausgang in Otorrhoea und in Ulceration des Trommelfelles. Sofort mit dem Eintreten der Entzündung verlor Patientin rechterseits auf der Zunge jegliche Geschmacksempfindung.

Leider wurde diesem interessanten Symptome nicht sogleich genügende Aufmerksamkeit geschenkt, da im Gehörorgane selbst drohendere Symptome sich darboten. Unter der Anwendung einer starken örtlichen Antiphlogose liessen alle Erscheinungen im Gehörorgane sehr bald nach und das Gehör selbst wurde auffallend besser als auf dem linken Ohre, mit dem das rechte vor der Verbrennung gleiche Hörkraft besessen hatte — aber die Erscheinungen in der Zunge dauerten fort. Anfangs konnte Patientin beim Essen auf der ganzen rechten Hälfte keinen Essig, keinen Häring, keine weniger intensive Speise schmecken und klagte über ein Gefühl von Kälte in der Zungenhälfte. Leider wurde damals das Gefühl nicht mittelst Stecknadelstiche untersucht: ob sich ein Unterschied der Intensität rechts und links bemerkbar machte. Nach Monaten verlor sich zuerst das Kältegefühl ohne Wiederkehr der Geschmacksempfindung, nach halbjähriger Dauer im Juli 1855 machte ich mit dem mir befreundeten Collegen Dr. Klaatsch noch einige Versuche und wir fanden unter Andern, dass Extr. Quassiae erst nach 35 Sekunden eine Geschmacksempfindung rechterseits verursachte. Ich bedaure sehr, dass dieser lehrreiche Fall nicht recht methodisch untersucht worden ist; die Erscheinungen der Anästhesie boten hier im Allgemeinen ein grösseres Feld wie die der Hyperästhesie im obigen Falle, möglich aus dem Grunde, weil bei der Hyperästhesie nur durch Berührung ein Theil der Chorda tympani und dadurch nur eine theilweise Verästelung afficirt worden ist, während bei der Verbrennung alle Zweige der Chorda tympani gleichmässig und somit auch ihre mit dem Nervus lingualis vermischte Fasern afficirt wurden.

Mit der Zeit verlor die halbseitige Anästhesie an Intensität, so dass jetzt nach Jahren Patientin nur einen äusserst geringen Unterschied in der Geschmacksempfindung auf der rechten und linken Zungenhälfte verspürt.

XIII. Vortrag.

Inhalt. A. Anatomie der Trommelhöhle, ihre Wandungen, ihre Nervenverbreitung und Deckmembran. B. Ihre funktionellen Zweckwidrigkeiten, deren Diagnose und praktische Eintheilung. C. Otorrhoea media, deren anatomischer Charakter, Beleuchtungsbilder, funktionelle Störungen und Behandlung der rein epithelialen Otorrhoe.

Meine Herren!

Die Trommelhöhle liegt innerhalb des Schläfenbeins, da wo dessen einzelne Theile, pars squamosa, petrosa und mastoidea zusammenstossen.

Ihre Tiefe ist verschieden an verschiedenen Stellen, oben und unten circa 5 Millimeter, in der Mitte am Ende des Hammers etwa 2 Mm., ihre Höhe beträgt 15 Mm. und ihre Breite circa 11 Millimeter. Ideal betrachtet hat sie 6 Wandungen.

Ihre äussere Wand bildet zum grossen Theil das Trommelfell mit seiner nächsten knöchernen Umgebung; in letzterer bemerken wir nach hinten eine feine Oeffnung als Eintritt der Chorda tympani in die Trommelhöhle, und desgleichen eine zweite nach oben und vorn (die Fissura Glaseri) als Austritt derselben.

Die innere, ihr gegenüberliegende knöcherne Wand zeigt in der Mitte eine Hervorwölbung, das Promontorium (Tuber cochleae), gebildet von einer Windung der Cochlea, da wo die Mitte desselben die untere Wand (den Boden) berührt, zeigt sich eine feine Oeffnung als Ausgang des Canaliculus tympanicus (die Fossula petrosa) durch welche der Nervus tympanicus vom ganglion petrosum des nervus glossopharyngeus in die Trommelhöhle dringt, dieser läuft in einer ausgeprägten Furche (Sulcus promontorii) quer über das Tuber cochleae in die Höhe, erreicht am oberen vorderen Umfang dieser Wand eine zweite Oeffnung, durch die der Nervus petrosus superficialis minor vom Ganglion oticum durch die Apertura superior canaliculi tympanici in die Trommelhöhle dringt, um eben mit dem Nervus tympanicus als Jacobson'sche Anastomose sich zu verbinden, so dass diese zwei Ganglien vereinigt.

Unten und hinten zeigt das Promontorium eine kleine dreieckige mit einer Membran verschlossene Oeffnung (die Fenestra rotunda mit ihrer Membrana tympani secundaria) als Eingang zur Cochlea, oberhalb dieser treffen wir auf eine ovale grössere Oeffnung (Fenestra ovalis) den Eingang zum Vorhofe, die von dem Fusstritt des Steigbügels geschlossen wird. Oberhalb der Fenestra ovalis und des Promontorium bemerken wir an der inneren Wand eine bogenförmige Erhabenheit, die gebildet wird von dem Canalis Fallopii, in welchem bekanntlich der N. facialis verläuft. Selbiger tritt mit dem Nervus acusticus in den Porus acusticus internus, welcher an der hinteren oberen Fläche der Pars petrosa liegt, dringt alsdann durch den daselbst beginnenden Canalis Fallopii direct nach vorn zur vorderen oberen Fläche der Pars petrosa, an welcher sich der Hiatus canalis Fallopii zur Aufnahme des Nervus petrosus superficialis major des Ganglion sphenopalatinum befindet, bildet daselbst sein Genu, und indem er sich im Fallopischen Canal wiederum nach hinten und dann nach unten wendet, tritt er durch das Foramen stylomastoideum aus dem Schläfenbeine aus.

Die hintere sehr schmale, aber porös aussehende Wand der Trommelhöhle beherbergt demnach den Facialis im unteren Ende des Canalis Fallopii; in gleicher Höhe mit der Fenestra ovalis erblicken wir in dieser hinteren Wand eine papillenförmige Hervorragung (Eminentia papillaris sive pyramidalis) als Ursprung des musculus stapedius und eine feine Oeffnung für den Durchtritt eines Astes des facialis zum stapedius.

Die vordere Wand der Trommelhöhle fehlt eigentlich, statt

dessen geht daselbst der untere Theil der Trommelhöhle in die beschriebene Tuba über, der obere dagegen bildet einen feinen Halbcanal für den musculus tensor tympani, und beide Canäle sind getrennt durch ein feines Knochenblättchen (processus cochleari ariformis) doch ist das ostium tympanicum vom Boden etwas aufwärts gelegen.

Die untere Wand (der Boden) hat gleich der hinteren, mit der sie unmerklich verschmilzt, ein poröses Aussehen und insofern Interesse, als sie gewissermaassen vorn den beginnenden Canalis caroticus und hinten die fossa jugularis an der unteren Fläche der pars petrosa mit bilden hilft, indem sie über diesen Theilen liegt; mitunter ist sie im Verknöcherungsprocesse zurückgeblieben, defect oder cariös zerstört, wodurch dann eine unmittelbare Berührung der Weichtheile der Trommelhöhle, also auch des Secretes mit wichtigen Theilen (Art. carotis, Nerv. glossopharyngeus, vagus accessorius Willisii und die Vena jugularis) stattfindet, was zur Erklärung pathologischer Zustände bemerkenswerth ist.

Die obere Wand endlich (das Dach) wird von der oberen Fläche der pars petrosa, da wo jene mit der pars squamosa zusammenstösst, gebildet. Diese obere Wand dehnt sich mehr nach aussen aus, als das Trommelfell gelegen ist und in dem dadurch gebildeten Raume der Trommelhöhle liegt der Hammerkopf und der Körper des Steigbügels. Sie ist äusserst dünn und zart entwickelt, im Alter oft porös, mitunter das ganze Leben hindurch defect, so dass eine directe Berührung der Trommelhöhlenmembran und der Hirnhäute stattfindet, was leicht zu einer Meningitis nach einer Trommelhöhlenentzündung führen kann, mitunter endlich durch Caries verloren gegangen, wodurch dann ein acuter Catarrh einen Hirnabscess einleiten kann. Die obere Wand geht innen nicht in die hintere über, sondern ist von ihr durch eine ungefähr 2 Millimeter grosse Oeffnung getrennt, die den Zugang zu dem Sinus mastoidei des Warzenfortsatzes bildet.

Die Trommelhöhle ist sehr gefässreich; es treten in sie folgende Arterien hinein:

1) Durch das Foramen stylomastoideum und aus dem hinteren unteren Theile des Fallopischen Canales Aeste der Art. stylomastoidea (einem Zweige der Auricularis posterior), welche

im Fallopischen Canal mit der Art. auricularis interna anastomosirt, um sich hinten und aussen in der Trommelhöhle zu verbreiten;

2) durch den Hiatus canalis Fallopii die Arteria meningea media sive spinosa aus der Maxillaris interna für die oberen Wandungen;

3) durch die Fissura Glaseri mit der Chorda tympani die Arteria tympani gleichfalls aus der Maxillaris interna, um das Trommelfell so wie die nach vorn gelegenen Wandungen zu versorgen;

4) mitunter finden wir abnorm direct aus der Carotis interna ein Aestchen derselben einen Weg aus dem Canalis caroticus in die Trommelhöhle sich bahnen;

5) endlich verbreitet sich noch von der Tuba herein die Art. Vidiana.

Auch die Nervenverbreitung in der Trommelhöhle (Fig. siehe nächste Seite) ist äusserst zahlreich, um sie sich einzuprägen und gleichzeitig einen Anblick des Umfanges und der hinteren Wand der Trommelhöhle zu gewinnen, lasse ich hier eine Zeichnung beifolgen, die mit einigen kleinen Variationen der fünften so vorzüglichen Supplementstafel des Weber'schen Atlasses zweite Auflage entnommen worden ist.

Wir sehen, wie der Nerv. facialis gewissermaassen die ganze Trommelhöhle einschliesst; hinten liegt sein Stamm, oben und innen verläuft nach vorn der Nerv. petrosus superf. major zum Ganglion sphenopalatinum, unten und aussen nach vorn die Chorda tympani zum N. lingualis, in der Trommelhöhle selbst vereinigen sich der N. tympanicus des Ganglion petrosuus, N. glossopharynge mit dem N. petrosus superficialis minor des Ganglion oticum als Anastomosis Jacobsonii.

Die Trommelhöhle hat also keinen eigentlichen centripetalen, sicher sensiblen Nerv, sondern nur einen sogenannten intercentralen, der zwei Ganglien verbindet und der a priori nicht ein rein sensibler ist.

Die bekannten Gehörknöchelchen, welche ebenso wie das Trommelfell bereits bei der Geburt ausgewachsen sind, ziehen sich dicht unterhalb des Daches mit ihren massiven Theilen hin und verbinden das Trommelfell mit dem Labyrinthwasser.

Nervenverbreitung in der Trommelhöhle.

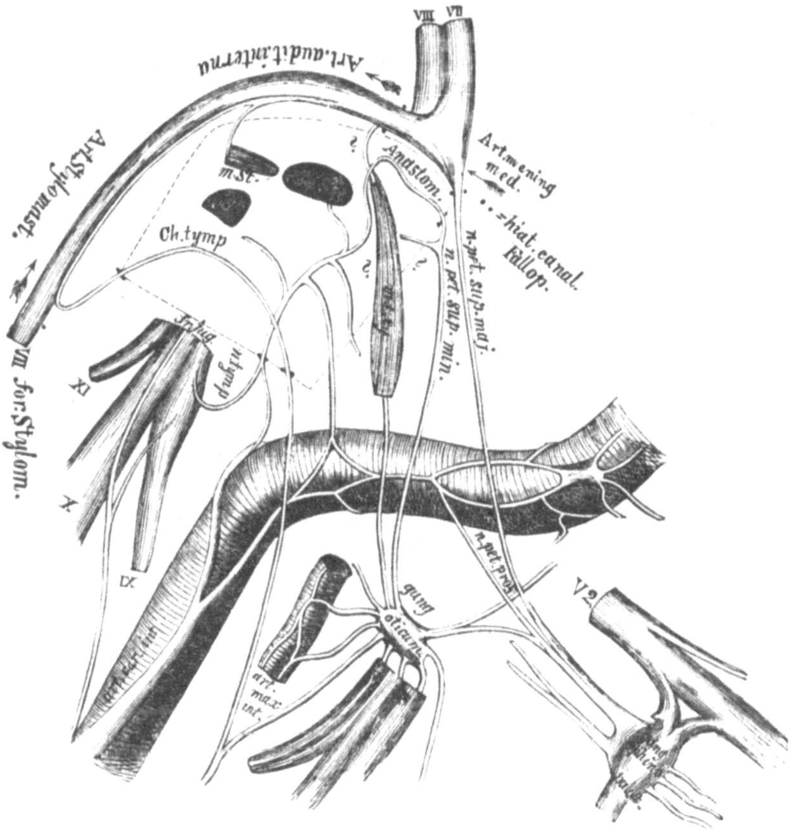

Fig. XVIII.

Das manubrium des Hammers hat keinen Connex mit der tunica propria des Trommelfelles; nach neueren Untersuchungen ist dieselbe wahrscheinlich rings herum defect, so dass die äussere Kante des Manubriums direct die äussere Epidermis und Cutisschicht des Trommelfelles berührt. Der Kopf des Hammers bildet mit dem Körper des Amboss ein Kapselgelenk, durch diese Verbindung wird der Hammer beweglicher, er kann eine Drehbewegung nach hinten und innen machen, woran sich nur das vordere Segment des Trommelfelles betheiligt und die auf den Amboss nicht übergeht.

Diese Drehung geschieht bei der Contraction des tensor tympani; der dem Manubrium parallele Schenkel des Amboss ist entweder direct mit dem capitulum des Steigbügels verbunden, oder es wird die Continuität durch das beweglichere linsenförmige Körperchen vermittelt.

Die basis stapedis sitzt auf dem Perioste des Labyrinthes. Ihr Umfang ist um ein Minimales geringer, als der des tiefer buchtenartig liegenden foramen ovale, doch ist sie beweglich und häutig isolirt.

In neuester Zeit haben über die Gehörknöchelchen werthvolle Arbeiten geliefert Helmholtz und Gruber. Alle Theile der Trommelhöhle, ihr Periost, die membrana des runden Fensters, die tunica propria des Trommelfelles, die Gehörknöchelchen und deren Muskeln werden von einer feinen Epithelialmembran überkleidet.

Dieselbe ist innig mit dem Perioste verwachsen und so zart, dass wir darunter den Plexus tympanicus gewahr werden können. In der Jugend ist sie blutreicher, als bei Erwachsenen und ihre Secretion relativ stärker, der Verbrauch ihres oberflächlichen Epithels ist ein kaum wahrnehmbarer.

Sie besteht aus geschichtetem Pflasterepithel, zeigt normal keine Drüsen, solche kommen mitunter als error loci in der Nähe des ostium tympanicum vor und sie trägt kein Flimmerepithel, wie die Tuba es hat; nach vorn verliert sie sich in deren Schleimhaut, nach hinten in die der sinus mastoidei.

Sie nähert sich mehr den serösen Häuten als Auskleidung einer geschlossenen Höhle und wir thun für klare pathologische Vorstellungen sehr wohl daran, uns diese Trommelhöhlendeckmembrane als Trommelhöhlenfell vorzustellen um ihre Analogie mit Pleuren und Peritoneen zu beweisen.

Die Gehörknöchelchen sind gleich wie der Darm in diesen Sack hineingestülpt und indem sie die basis stapedis, sowie das Manubrium überzieht, wird die Kette der Knöchelchen in ihrer

Lage gestützt, sowie deren Mitbetheiligung bei Zerrungen der mit diesen zarten Fellen in Connex stehenden Membranen des Gehörganges und des Pharynx erklärt. Am oberen Theile des Trommelfelles senkt sich, von ihr ausgehend, in die Trommelhöhle hinein eine Duplicatur, gewissermaassen ein rete, hier ein ligamentum chorda tympanicum und die Krankheiten dieser Deckmembran rechtfertigen diesen schlagenden Vergleich.

Die anatomischen Factoren, mit denen wir, meine Herren, zu rechnen haben, sind demnach folgende:

1) Die Trommelhöhle ist viel höher, wie das Trommelfell, ihr isolirter Conductor (Gehörknöchelchen) also grösstentheils unsichtbar;
2) dieselbe wird von einer Epithelialmembran nach Art der andern Körperhöhlen ausgekleidet;
3) diese Membran hat keine sensiblen Nerven.

B. Physiologie.

Wir haben uns früher überzeugt, dass die Schwingungen des Trommelfelles so gut wie ausschliesslich nur durch die Kette der Gehörknöchelchen zum Labyrinthwasser conducirt werden.

Hierzu müssen dieselben möglichst isolirt, möglichst frei beweglich, gewissermaasen schwebend gestützt sein und in Continuität stehen.

Der häutige Saum der Basis stapedis stützt dazu den Steigbügel, isolirt ihn vom Rande des ovalen Fensters und somit von der pars petrosa.

Die membrana fenestrae rotundae dagegen hat nur die Bedeutung, die Beweglichkeit des Labyrinthwassers zu erhöhen, dessen Ausfliessen zu verhindern, sowie die Ernährung der Labyrinthcontenta zu ermöglichen.

Auch von der Trommelhöhle gilt dasselbe Gesetz wie beim Trommelfelle. Geräusche werden durch die Gehörknöchelchen nur conducirt, Töne und Klänge durch deren Mitschwingung (Resonanz) multiplicirt, so dass **nachweisbar** die Schwingungen des Steigbügels bei weitem intensiver sind, als die des mit ihm verbundenen Trommelfelles. Von wie grosser Wichtigkeit zu diesem ganzen Verhalten eine stete Erneuerung der isolirenden Luft ist, habe ich hinreichend erwähnt.

Eine Zweckwidrigkeit seitens der Trommelhöhle ist also nur denkbar:

1) bei Discontinuität und fehlerhafter Stütze der Gehörknöchelchen;
2) bei mangelhafter Isolirung der Gehörknöchelchen;
3) bei Unnachgiebigkeit der fenestra rotunda.

Hierzwischen lässt sich folgendermaassen diagnosticiren:

1) Discontinuität und fehlerhafte Stütze der Gehörknöchelchen ist so gut wie undenkbar, ohne dass Defecte des Trommelfelles und Otorrhoea vorangegangen war, resp. noch besteht.

   Ocularinspection, Hörerscheinungen und Leitungsstäbchen sichern ihre Diagnose.

2) Mangelhafte Isolirung der Knöchelchen treffen wir entweder vor der basis stapedis, oder in ihr an, und zwar vor der Basis ohne, oder mit cellulären Veränderungen.

   Vor der basis stapedis findet sich oftmals ein Anlegen des Hammerkopfes an die knöchernen Wandungen in Folge von Luftmangel in der Trommel und in Folge der veränderten Lage der Knöchelchen durch ungleichen Luftdruck.

   An der basis stapedis hingegen finden wir Hyperostosenbildung und somit Verwachsung mit dem limbus des foramen ovale.

   Ist das foramen ovale intakt, so dürfte es auch wohl mehr, minder das foramen rotundum sein und ist in solchen Fällen die Ventilation der Trommelhöhle eine zweckdienliche, sowie die cochlea intakt, so muss die Stimmgabel per ossa normal gehört werden. In solchen Fällen handelt es sich dann in der Regel um Isolirungsstörungen des ganzen Conductors nach Exsudaten, in der Regel ist dabei das Trommelfell nicht bewegbar, sondern adhaerirend, trübe, verdickt und meist collabirt.

3) Ist im Gegentheil das foramen rotundum ossificirt, so dürfte es sich um ein Periostleiden handeln, woran sich auch das

foramen ovale betheiligt. In solchen Fällen wird die Stimmgabel nicht normal gehört und zeigt die Ocularinspection in der Regel durchscheinendere, isolirte beweglichere Trommelfelle.

Selbstverständlich können diese heterogenen Zustände auch combinirt auftreten.

Genesis.

Nach näherem Nachdenken, durch Vergleichung einer Fülle von Fällen, welche ich im Entstehen zur Untersuchung bekam, bin ich zu der Ueberzeugung gelangt, dass primäre, selbstständige Krankheiten der Trommelhöhle, wie z. B. der sogenannte chronische Catarrh bei voller Integrität des Organismus so gut, wie nicht existiren.

Die Entstehung aller Gewebsanomalien in der Trommel habe ich nachweisen können:

1) durch Continuitäts-Erscheinungen des Reizes, welcher Entzündungen des äusseren Gehörganges verursachte;
2) als Folgezustände von Erschütterungen;
3) durch Reizung des Trommelfelles bei seiner Spannung durch Luftmangel in der Trommel, resp. deren fehlerhafter Ernährung durch Zweckwidrigkeiten der Tuben.

Wir haben ja in der Trommelhöhle nur ein Gewebe, ein geschichtetes Pflasterepithel und alle dessen celluläre Veränderungen, die eben schmerzlos eintreten.

Freilich ist die Spannung des Trommelfelles durch ungleichen Luftdruck auf seinen beiden Seiten in der Regel mit Schmerz, Stichen in der Tiefe des Ohres verbunden, diese Schmerzen liegen eben in den Nerven der Cutis des Trommelfelles, nicht der Epithelialmembran der Trommel, doch habe ich auch hundertfältig über Nacht Trommelfelle perforiren und ulceriren sehen ohne Schmerzen, desgleichen die Bildung von Adhaesionen.

Lassen wir daher bei Betrachtung der Zweckwidrigkeiten der Trommelhöhle die noch nie nachgewiesene primäre schmerzhafte acute Entzündung der Trommelhöhle ganz aus dem Spiele, indem wir sie auf Cutisentzündungen des Trommelfelles, resp. Gehörganges zurückführen und übergehen wir den nichtssagenden chronischen Catarrh, der als ein Sündenbock die Stelle der früheren sogenannten torpid nervösen Schwerhörigkeit eingenommen hat. Jede Zweckwidrigkeit der Trommelhöhle wird diagnosticirbar auftreten, entweder mit vorhandenem Defecte am Trommelfell, der da bleibt, resp. vernarbt, oder ohne einen solchen.

Im ersteren Falle hat der ursächliche Reiz zu einem reichlichen Exsudate unter Hyperplasie und Transformirung des oberflächlichen Epithels d. h. zu einer Otorrhoea media geführt, diese bleibt entweder lange Zeit epithelialer Natur, oder führt zur Ulceration der Deckmembran, resp. im Gegentheil zu Bindegewebshyperplasieen, Granulationen und Polypen, oder sie sistirt unter Bildung von Narben, Adhaesionen und Concretionen.

Im andern Falle hat der ursächliche Reiz entweder zu keinem, in der Regel zu einem mässigen, selten zu reichlichen Exsudaten geführt. Diese können frei oder interstitiell und die freien bewegbar oder nicht bewegbar auftreten.

Ist kein Exsudat eingetreten, so kommt es nur zu einer stabilen, akustisch zweckwidrigen Lageveränderung und Isolirungsstörung des Conductors und lässt es sich so erklären, wie noch nach Jahren eine Functionsstörung plötzlich aufhören kann durch erneuerte Luftzufuhr, welche mitunter beim Akte des Gähnens, durch kräftige Muskelaktion auch da noch eintritt, wo es nicht möglich war, diese von der Tuba aus zu erlangen.

Ist ein mässiges Exsudat eingetreten und kommt es nicht zur Resorption, so führt es zu Verdickungen, Adhaesivbildungen, direkten oder ligamentösen der einzelnen Theile des Conductors. Ist ein reichliches Exsudat eingetreten von schleimiger Natur, was wohl fast immer ein Vorkommen von Schleimdrüsen innerhalb der Trommelhöhle voraussetzt und wird solches nicht frühzeitig entfernt, so bleibt es nicht lange Zeit frei bewegbar und flüssig, sondern metamorphosirt sich und führt zu Corpora amylacea, Cholestearin, Verkalkungen u. s. w.

In den wenigen Fällen, wo man ein bewegbares Exsudat bei geschlossener Trommelhöhle gefunden und durch die Paracentese entfernt hat, war das Trommelfell collabirt, das Exsudat also im oberen Rande der Trommelhöhle eingebettet, erst durch Lufteinblasungen wurde es sichtbar, indem es dadurch unter Aufhebung des Collapsus zu Boden fiel und der Paracentese zugänglich wurde.

Es ist dies wiederum ein Beweis, wie eben den cellulären Aberrationen in der Trommel Luftmangel vorhergeht und der dadurch eintretende ungleiche Luftdruck den Zellenreiz abgiebt.

Im Grunde genommen sind in Bezug auf Funktionsstörung und Prognose die Otorrhoeen viel günstiger als die langjährigen Processe bei geschlossener Trommelhöhle, während das Gegentheil bei frischen stattfindet. Bei Otorrhoeen treffen wir selten eine wachsende Funktionsstörung, diese ist mehr ein vitium, ein abgelaufener Fall, in anderen Fällen hingegen fast immer eine wachsende Funktionsstörung, da in diesen Fällen mehr chronische Pharynx- und Nasalleiden, bleibende Reize vorhanden sind und ausserdem jede Adhaerenz innerhalb der Trommel der Entfernung des verlebten Epithels hinderlich sein muss.

Wir wollen also zuerst betrachten den chronischen Catarrh, die Otorrhoea media mit allen Folgezuständen und dann die anderen Gewebsanomalien.

I. Otorrhoea media.

Der chronische Catarrh der Trommelhöhle (Otorrhoea, Blenorrhoea media) bietet vielfache Analogien mit dem bereits besprochenen chronischen Catarrh des äusseren Gehörganges, auf den ich daher gleich anfangs verweise.

Unter chronischem Catarrh der Trommelhöhle verstehe ich diejenige Form einer chronischen Entzündung der Trommelhöhlenmembran, bei der dieselbe die Eigenschaft einer Schleimhaut angenommen hat und ein schleimig eitriges, übelriechendes, schwefelwasserstoffhaltiges, klebriges Exsudat in verschiedener Quantität absondert, das sich immer unter Perforation des Trommelfelles von verschiedenem Umfange seinen Ausweg durch den äusseren Gehörgang bahnt und eine bald mehr, bald weniger verbreitete catarrhalische Entzündung der vordern Trommelfellschicht und des Gehörganges bewirkt.

Nur selten treffen wir die Absonderung aus der Trommel weniger geruchlos, mehr coagulirt schleimig aus aufgequollenen

Epithelialzellen bestehend, ebenso selten von fibrinösem Charakter, oder mehr seröser Natur, in der Regel ist sie reichlich mit Schleim- und Eiterkörperchen geschwängert.

Mitunter ist die Quantität so gering, dass der Patient ihr Vorhandensein leugnet und erst die Ocularinspection sie erkennen lässt, mitunter ungemein intensiv. Je intensiver und dünner sie ist, um so deutlicher erkennen wir ihre Pulsation, herstammend von der Pulsation der Tubenarterien. In der Regel ist sie stärker im Beginne, als bei längerer Dauer, anfangs tritt sie leicht kritisch auf, später exacerbirt sie leicht vorübergehend bei Erkältungen und körperlichen Anstrengungen. Caeteris paribus ist sie linkerseits ergiebiger, als rechterseits, im Sommer mehr, als im Winter, bei Kindern mehr, als bei Erwachsenen, sehr ergiebige andauernde finden wir bei Granulationen, Polypen und Caries.

Die Trommelhöhlenmembran ist dabei stets hyperämisch, bald mehr bald weniger infiltrirt, mitunter mit Granulationen und fungösen Wucherungen dermaassen angefüllt, dass die Perforation des Trommelfelles durch sie geschlossen erscheint. Auch kann die Schleimhaut an einzelnen Stellen, namentlich an den Gelenkverbindungen, zerreissen und zu Exarticulationen der Knöchelchen führen. Selten ulcerirt die Schleimhaut und darum führt sie auch so selten zur Caries; es ist sonderbar, wie Jahrzehnte lang bedeutende Catarrhe mit profuser Absonderung existiren können und wie sie das Allgemeinleiden gar nicht irritiren, oft kaum das Gehör nachweisbar beeinträchtigen, und wie wenig begründet die Besorgniss ist, dieselben zu unterdrücken, wenn nicht Ulceration der Schleimhaut vorhanden ist. Vielleicht wird die Gefahrlosigkeit dadurch bedingt, dass die Trommelhöhle mit geschichtetem Pflasterepithel bedeckt ist und eben immer nur das oberflächliche Epithel transformirt.

Eine sorgfältige Ocularinspection kann die mannigfaltigsten Beleuchtungsbilder erkennen, regelmässig überzeugen wir uns, wie Hand in Hand mit dem Defekte des Trommelfelles das Manubrium seine Lage verändert, sich nach hinten und innen schlägt. Die Knöchelchen können dabei exarticuliren und herauseitern.

Wie schon erwähnt, participirt die Tubamembran äusserst selten oder vielmehr fast nie, da bei fast allen chronischen Catarrhen der Valsalva'sche Versuch die Wegsamkeit der Tuba zur Genüge beweist.

Der Grad der Funktionsstörung ist bei dieser Otorrhaea ein äusserst verschiedener und kann sich ganz unabhängig von den Ergebnissen der Ocularinspection herausstellen.

Je mehr das Trommelfell bei derselben an Substanz verliert, oder adhaerirt, desto mehr schwindet dessen Funktion, dessen Resonanz und den Grad des Verlorenen prüfet die Stimmgabel.

Die Gehörknöchelchen können vollkommen normal funktioniren, so lange sie frei beweglich isolirt bleiben und ihre Gelenke sich decken. Je mehr ihre Deckmembran hyperplasirt und sie dadurch leicht mit dem Dache adhaeriren, je mehr sie in Secretion eingebettet sind, oder ihre Gelenke sich trennen, sie fehlerhaft gestützt sind, desto mehr wird deren Funktion gestört.

Haftet kein Druck per ossa auf dem Labyrinthwasser, so wird per ossa die Uhr normal gehört, und bleiben die foramina intakt, so wird auch die Stimmgabel exquisit per ossa vernommen. Es kann also bei einer Otorrhoea media unter Umständen ausreichend gehört werden.

Ueber ihre Ursache ist nicht zu streiten; einseitige sind mehr Folge akuter Entzündungen des Gehörganges, doppelseitige mehr Folge von Schlundleiden.

Die Dauer einer sich selbst überlassenen Otorrhoea media ist sehr verschieden.

Bisweilen treffen wir Individuen, meist Kinder, welche alljährlich an einer akut verlaufenden Otorrhoea leiden, in der Regel durch eine Angina tonsillaris verursacht. Die Individuen klagen über Schmerzen, es entleert sich dann plötzlich aus der Trommelhöhle Schleimeiter, doch findet kein Nachschub, sondern völlige Entleerung und Resorption des gebildeten Schleimeiters statt.

Eine kaum sichtbare Narbenbildung am Trommelfelle, sowie eine kaum merkliche Abnahme der Hörkraft ist die Folge dieses günstigsten Ausganges. Möglich, dass es sich hier nur um Hyperplasie und Transformirung der Trommelfellepithelialmembran allein handelt.

In der Regel ist der Ausgang nicht so günstig, die Otorrhoea hält einige Zeit an und zerstört augenscheinlich das Trommelfell, der gebildete Schleimeiter kommt nicht mehr zur vollen Resorption, es bilden sich durch Metamorphosen desselben Ablagerungen, Verschrumpfungen, Verkalkungen, Cholestearin, Verwachsungen etc., alles Zustände, welche die Resonanz des Conductors mehr oder minder stören.

Wenn uns Individuen consultiren, welche ihrer Aussage nach nie fein gehört, aber auch keine stete Zunahme ihrer Funktionsstörung bemerkt haben, so hält es in der Regel nicht schwer, solche Vitia als Residuen einer allzu lange bestandenen und von selbst vergangenen Otorrhoea media der Kinderjahre nachzuweisen.

Wiederum in anderen Fällen hält die Otorrhoea noch längere Zeit an und verursacht grössere Defekte, sowie Funktionsstörungen. Unendlich viele hören nur mit einem Ohre und ertragen diesen Mangel der Reserve geduldig.

Untersuchen wir solche Individuen, falls sie uns, nur einer plötzlichen Verschlechterung des gesunden Ohres wegen, consultiren, so werden wir fast immer diesen Mangel des andern Ohres aus einer früheren Otorrhoea media ableiten können.

Die epithelialen Otorrhoeen mediae sind in der Regel vollkommen gefahrlos, ja sie können unter Umständen, zumal nach längerer Dauer für den Organismus die heilsame Bedeutung einer Fontanelle erhalten, indem bei Erkältungen und andern Reizen im Körper die epitheliale Hyperplasie dann zeitweise ergiebiger auftritt.

Sind hingegen Granulationen und Polypen zugegen, so ist ein gewisses Bedenken gerechtfertigt, da dann relativ häufig Usuren mit zugegen sind.

Sprechen alsdann Gründe für Caries (die vollständige Analogie hat mit der Usur und Caries des äusseren Gehörganges), so muss man zum mindesten die Individuen darauf aufmerksam machen, dass sie ihrer sonst schmerzlosen Otorrhoea doch eine gewisse Aufmerksamkeit zu schenken verpflichtet sind, dass sie sofort ärztliche Hülfe beanspruchen sollen, sobald Schmerz eintritt oder gar die Secretion plötzlich sistirt.

Gehen wir jetzt zur **Behandlung** dieser Otorrhoea über.

Für den konkreten Fall müssen wir unter Berücksichtigung

des Vorgetragenen zuvörderst die Frage entscheiden, ob die Otorrhoea adstringirend oder emollirend zu behandeln sei, ob letzteres Verfahren nur ein vorübergehendes oder ein bleibendes sein muss, endlich ob und wie durch die eine oder die andere Behandlung die Funktionsstörung vergrössert werden dürfte.

Ich habe bereits über 4000 Otorrhoeae mediae behandelt und mich dabei von folgenden Grundsätzen leiten lassen:

Wenn uns ein Individuum consultirt, welches über Schmerzen im Gehörorgane resp. dessen Umgebung klagt und wir per speculum keinen fremden Körper oder furunkulösen Abscess im Gehörgange erkennen können, so ist es immer zweckmässig, mit einer kleinen topischen Blutentleerung zu beginnen.

Mitunter wird dadurch eine drohende Otorrhoe vereitelt, mitunter war es zu spät und wird vielleicht dadurch die eintretende Otorrhoe an Quantität vermindert.

Tritt trotz der Blutentleerung eine akute Otorrhoe ein, oder werden wir zu einer solchen an das Krankenbett gerufen, so ist eine antiphlogistische temperirende Behandlung so lange fortzusetzen, als Schmerz, erhöhte Pulsfrequenz, Ohrenklopfen und das Allgemeinbefinden dieses verlangen, so lange als die entsprechende Tuba nicht wegsam zu machen ist, oder so lange gleichzeitig typhöse Zustände vorhanden sind.

Der Otorrhoe selbst gegenüber verhalten wir uns inzwischen mehr passiv, laue Einspritzungen von Chamillenthee zum Reinigen oder behufs dessen Eintröpfelungen und Auspinselungen. Sobald der Schmerz nachgelassen, das Allgemeinbefinden sich gebessert hat und eine gründliche Ocularinspection gestattet ist, suche man festzustellen, ob Usuren der Deckmembran vorhanden sind oder nicht.

Im ersteren Falle dürfen wir nie adstringirend verfahren, sondern emolliirend, wie bereits bei den analogen Zuständen im Gehörgange erwähnt. Ist hingegen eine akute schmerzhafte Otorrhoe während unsrer Behandlung in eine chronische schmerzlose übergegangen, oder werden wir zu einer solchen nach jahrelanger Dauer consultirt, so müssen wir dieselbe adstringirend behandeln.

Wollen wir bei den uns von früher unbekannten Patienten

ganz vorsichtig zu Werke gehen, weil möglicherweise doch in der Trommelhöhlendeckmembran eine kleine circumscripte Usur, die unsichtbar ist, vorhanden sein könnte, so beginnen wir mit Einträpfelungen von lauem Aq. saturnina, welche dann täglich mehrmals 5 Minuten lang im Ohr verbleiben müssen.

Wird solche nach Wunsch vertragen, so setzen wir zu dem lauen Aq. saturnina 30,0 in steigender Dosis Plumb. acet. 0,3—3,0 — und sind wir durch den Mangel aller Reactionserscheinungen jetzt sicher, dass es sich lediglich um einen einfachen epithelialen chronischen Catarrh handelt, der gut $^3/_4$ aller Ohrenflüsse ausmacht, so beginnen wir unsere energische adstringirende Behandlung.

Die nasse Methode unter Zuziehung von Plumaceaux unterscheidet sich nicht von derjenigen bei Catarrhus externus angegebenen, nur muss man sie hier tiefer legen und die Adstringentien stärker verabreichen.

Gleichgiltig ist es, ob wir dazu wählen

Plumb. acet. 3 : 30
Cupr. sulphur. 1 : 30 oder Zinc. sulphur. 1,5; 30

und so weiter.

Seit einer Reihe von Jahren gebe ich hingegen der trocknen Methode den Vorzug und benutze mit grosser Vorliebe als Stypticum den Alumen ustum subtilissime pulveratum.

Ich fülle mit etwa 15,0 Gramm einen gewöhnlichen Handtellergrossen Insektenpulverblasebalg an; lassen wir das Pulver etwas gegen dessen Oeffnung vorfallen und drücken dann kräftig mit Hülfe der Hand, so überzeugen wir uns, wie staubförmig das Pulver austritt und weithin sich verbreitet.

Die Anwendung ist folgende:

Zuvörderst reinigen wir das Ohr, entweder mit einem feinen Haarpinsel, oder Baumwolle, oder Spritze, bis die secernirende Fläche trocken und blossgelegt ist — dann fassen wir wie beim Ausspritzen die Ohrmuschel mit der linken Hand, ziehen sie nach oben, hinten und aussen, während wir in der entgegengesetzten Richtung nach unten, vorn und innen den mit der rechten Hohlhand gefassten Blasebalg kräftig hineinspritzen, sofort füllt die weisse Masse die Tiefe des hinteren Theiles des knöchernen Gehörganges, sowie bei grossen Defekten des Trommelfelles die Trommelhöhle aus.

Der Erfolg ist oft ein überraschender!

Der innige Contakt des Stypticums mit der secernirenden Fläche, sowie der Abschluss der äusseren Luft mögen die Ursachen sein. Man thut auch gut daran, gleich nach dem ersten Einstreuen einen Blutegel zu setzen, um die Blutzufuhr zu vermindern.

Der günstigste Fall ist nun der, dass schon am nächsten Tage der Alaun hart, schneeweiss den hintern knöchernen Gehörgang ausfüllt und keine andere Reactionserscheinung auftritt, als eben das erwünschte Sistiren der Otorrhoe.

Alsdann hat man nur nöthig, auf den alten Alaun, da er sich allmälig von den Wandungen ablöst, ein Minimum neuen einzustreuen, zuerst täglich, dann alle 2, dann alle 3 Tage und nur dafür zu sorgen, dass kein Alaun den knorpligen Gehörgang berührt.

Erst wenn der Alaun wochenlang unverändert bleibt, überlasse man ihn sich selbst; in der Regel bröckelt er und fällt, namentlich beim Schütteln des Gehörganges mit dem Finger, stückweise heraus. Dahinter sind dann Vernarbungen, auch vollständige Membranen entstanden. Zweckmässig ist es daher, den Patienten anzurathen, täglich mehrfach den Valsava anzustellen, damit nicht beim Ausheilen durch Adhaesivbildungen die Beweglichkeit der Gebilde gestört werde.

Dieser günstige Einfluss tritt häufig ein bei frischen epithelialen Blenorrhoeen, bei veralteten, mehr in reiferen Jahren, als in der Kindheit, weil bei ihr die Trommelhöhlenmembran mehr durchtränkt und zur Zellentheilung geeigneter ist.

Wenn hingegen der eingestreute Alaun durch die fortdauernde Transsudation durchnässt wird und seine Wirkung einbüsst, so muss er erneuert werden und zwar, nachdem man zuvor das Ohr mit Pinsel oder Spritze gereinigt hat.

Mitunter ist die Transsudation so stark, dass wir anfänglich Morgens und Abends das Ohr reinigen und auspudern müssen, bis nach und nach der Alaun anfängt härter zu werden, alsdann pudern wir allmälig seltener.

Auch ist es zweckmässig, bei stärkerer Reaktion inzwischen einen Blutegel zu setzen und bei ausgesprochener Scrophulose diese gleichzeitig zu behandeln. Im Allgemeinen finden wir, dass der knöcherne Gehörgang und die Trommelhöhle gegen Arzneimittel viel weniger reagiren als der knorplige, wahrscheinlich weil Letzterer drüsige Elemente hat. Wird der Alaun im knorpligen Gehörgange hart, adhaerirt er den Wandungen, so wird er beim Schlafen, ja auch schon bei den Bewegungen des Unterkiefers als fremder, mitbewegter Körper reizen, somit Entzündungen verursachen; auch treten diese leicht ein, wenn man ihn benutzt bei Blenorrhoeen des äusseren Gehörganges, wo eben sehr leicht die Cutis des knorpligen Theiles mit afficirt ist.

Man kann daher auch, bevor man den knöchernen Gehörgang hinten anfüllt, vorweg den knorpligen mit Mandelöl überziehen, und ihn dadurch gegen die Alaunwirkung schützen.

Durch Consequenz gelingt es nun, oftmals noch ganz alte Otorrhoeen epithelialer Natur zu sistiren. Um den eben beschriebenen Unannehmlichkeiten der sonst so günstigen trockenen Methode zu entgehen, habe ich in neuester Zeit folgendes versucht:

Gereinigte Baumwolle wird mit Soda ausgekocht, um den Leim etc. daraus zu entfernen; abermals getrocknet, wird sie lange Zeit hindurch in einer vollkommen gesättigten Alaunlösung aufgekocht und wiederum getrocknet; alsdann hat die Baumwolle vermöge ihrer Flächenattraktion gleichwie Ackerkrume, Kohle etc. den Alaun attrahirt und wir haben eine adstringirende trockne Baumwolle.

Diese wird zur angemessenen Bougie geformt und eine solche, Morgens und Abends erneuert, tief in den Gehörgang bis zum Trommelfell resp. zur Trommelhöhle vorgeschoben, um daselbst getragen zu werden.

Doch giebt es auch Otorrhoeen epithelialer Natur, für die jedes Adstringens ein neues Reizmittel ist und bei denen während der Anwendung von Stypticis ohne sonstige Reaktionserscheinungen eine stärkere Transsudation und epitheliale Neubildung eintritt, welche sonderbarer Weise sistiren, sobald eine emollirende Behandlung eingeschlagen wird.

So lernte ich z. B. eine junge Dame kennen, die linkerseits an einer hartnäckigen Otorrhoea litt, welche sie nur durch eine Milchkur verlor.

In manchen Fällen gelang es mir, eine veraltete Otorrhoe durch consequente Behandlung mit lauem Chamillenthee zu heilen.

Zu diesem Zwecke wird des Morgens das Ohr mit lauem Chamillenthee gereinigt, alsdann Charpie in Chamillenthee getaucht als langgestrecktes Plumaceau bis zur Trommelhöhle vorgeschoben, um daselbst einzuwirken. Dasselbe wird stündlich erneuert, um einen steten Contact des lauen Chamillenthees mit der secernirenden Fläche herbeizuführen.

Es gleicht diese Methode gewissermaassen einem örtlichen continuirlichen Wasserbade.

Da aber diese Fälle nur selten sind im Vergleich zu denen, welche durch Anwendung von Stypticis sistiren, so sind wir eben rationell berechtigt, bei jeder epithelialen schmerzlosen Otorrhoea media eine adstringirende Behandlung zu versuchen.

Endlich treffen wir auch einmal einen Fall, welcher weder durch die eine, noch die andere Behandlung verschwindet und trage ich dann kein Bedenken, als Ableitung eine Erbsenfontanelle am Oberarm setzen zu lassen und sie längere Zeit offen zu erhalten.

Sobald aber nur irgendwie die epitheliale Otorrhoe mit Bindegewebsneubildungen auftritt, so ist diese ganze Behandlung erfolglos. Auf das alsdann einzuschlagende Verfahren komme ich bei den Polypen zurück.

Nur selten treffen wir Otorrhoeen der Trommelhöhle (und dann in Verbindung mit dem Gehörgange), die mehr einen putriden foetiden Charakter haben mit Necrose des Zellgewebes, doch ohne Bindegewebsneubildungen, hier empfiehlt sich gewissermaassen als Verbandmittel ein Plumaceau mit Tinct. opii crocati, Liquor Chlori, Carbolsäure, Creosot etc.

In vielen Fällen wird sich mit dem Sistiren der Otorrhoee die Funktionsstörung bessern, in einigen Fällen verschlechtern und ist hieraus die Aengstlichkeit des Publikums, Otorrhoeen behandeln zu lassen, erklärbar. Eine Verschlechterung wird immer eintreten, sobald durch das Sistiren der Schallleitungsconduktor an Resonanz abnimmt, sich Adhaerenzen bilden, sobald er an Schwere zunimmt und die Dislokation der Knöchelchen eine zweckwidrigere wird.

Bei der Behandlungsweise des concreten Falles müssen wir daher im Interesse des Patienten etwa folgendermaassen deliberiren: funktionirt ein Ohr normal und ist auf dem weniger funktionirenden Ohre eine unterdrückbare Otorrhoea vorhanden, so kann man dieselbe unter allen Umständen beseitigen. Der ganze Nachtheil, den eine einseitige Verschlechterung des Hörvermögens mit sich bringt, wird mehr als aufgewogen durch den Vortheil, diesen lästigen Gast los zu sein.

Funktionirt hingegen ein secernirendes Ohr besser, als das andere, so unterdrücke man diese Sekretion nur mit grosser Vorsicht, und merkt man davon irgend eine Abnahme der Funktion, so lasse man die Otorrhoea lieber bestehen.

Ein Jeder wird es vorziehen, sich täglich das besser funktionirende Ohr zeitlebens zu reinigen, als um diesem überhoben zu sein, nur etwas an Hörkraft einbüssen wollen.

Hieran schliesst sich endlich die Frage, wie wir uns therapeutisch zu verhalten haben, wenn uns Schwerhörende consultiren, bei denen die Ocularinspection spontan sistirte Otorrhoeen als Ursache der Funktionsstörung ergiebt. Mitunter erzählen uns solche Individuen, früher hätten ihre Ohren gelaufen und sie damals besser gehört.

Diese Fälle können unter Umständen eine recht günstige Prognose bieten, falls die Ursache der eingetretenen Funktionsstörung in freien schmelzbaren Ablagerungen besteht, wie die beim äusseren Gehörgange bereits erwähnten Concretionen, oder falls es sich nur um Narben resp. Adhaesionen handelt, die bei Integrität aller anderen Verhältnisse nur die Resonanz des Trommelfelles stören und dabei bei Lebzeiten erkennbar sind.

In solchen Fällen gelingt es bisweilen durch consequentes Tragen von Speck, das ein gelindes Reizmittel ist, sobald es nur diesen Heerd speciell berührt, eine Resorption anzubahnen, ebenso durch Erregung einer künstlichen Entzündung mittelst Bestreichen mit Sublimat, Jodquecksilber, ja selbst durch eine chirurgische Trennung dieses Resonanzhindernisses.

Wir sehen also wiederum einmal, wie sich in der richtigen Beurtheilung und Verwerthung aller Erscheinungen, die eine concrete Otorrhoea bietet, der rationelle Standpunkt des behandelnden Otologen abspiegelt.

XIV. Vortrag.

Inhalt. Granulationen und Polypen, deren Behandlung. Dislocationen der Gehörknöchelchen, deren Entstehung, Entdeckung, Erscheinungen und Behandlung durch künstliche Stütze, sogenannte künstliche Trommelfelle. 2) Zweckwidrigkeiten der Trommelhöhle bei geschlossenem Trommelfell, deren diagnostische Erscheinungen und Behandlung.
Dämpfung der Trommelhöhle.

Meine Herren!

Wir wollen heute die Complicationen der Otorrhoea media besprechen und beginnen mit dem Vorkommen von

Granulationen und Polypen.

Bei der Lehre von den Polypen möchte ich einen recht strengen Unterschied gemacht wissen, zwischen wahren Polypen, Bindegewebsgeschwülsten von mikroskopisch verschiedenartig zusammengesetzter Structur, und falschen Polypen, die sich eben nur als zusammengeballte einfache Granulationen (Fleischwärzchen) herausstellen. Bedenken wir, dass die ganze Trommelhöhle nur den Umfang einer kleinen Bohne hat, lassen wir in ihr also die Trommelhöhlenmembran hyperplasiren, sich mit Granulationen bedecken, so müssen diese nolens volens sich erreichen und verwachsen; ist nun wie bei allen chronischen Catarrhen das Trommelfell etwas mehr als eben nothwendig perforirt, theilweise ulcerirt, und wuchern diese Granulationen über den freien stehengebliebenen Rand des Trommelfelles hervor, so ist der Schein sehr trügerisch in der Tiefe einen Polypen zu diagnosticiren.

Bedenken wir ferner, dass nach lang andauernden Catarrhen des äusseren Gehörganges Verengerungen desselben eintreten, dass nun hierbei auch die Schleimhaut hypertrophiren und sich mit Granulationen bedecken kann, so kann es uns nicht befremden, dass wir bisweilen den ganzen Gehörgang scheinbar polypös eben nur durch Granulation verwachsen finden.

Wuchernde Granulationen können demnach von jeder Stelle der membranösen Auskleidung des Gehörorganes vom porus acusticus externus bis zur Tuba hin entstehen und von jeder Stelle aus sich nach aussen oder innen auf diese Membran hin in verschiedener Stärke ausbreiten.

Sie setzen nur einen chronischen Catarrh irgendwo in diesem Bereiche voraus und es ist kaum glaublich, in wie kurzer Zeit fast momentan mit dem Eintreten der chronisch catarrhalischen Entzündung diese in Unzahl auftreten können, namentlich haben sie bei einer catarrhalischen Entzündung der vorderen Trommelfellschicht grosse Neigung, sich rapid zu entwickeln; oft ist dies mit Schmerzen verbunden.

Die Hörkraft stören sie mehr oder minder, je nachdem sie im äusseren Gehörgange die Zuleitung der Schallwellen und in der Trommelhöhle die Schwingbarkeit der Gehörknöchelchen verschiedentlich beeinträchtigen werden, oder auf das Labyrinthwasser drücken.

Meist treffen wir sie beim chronischen Catarrh von catarrhalischen und cachectischen Individuen. Ausserdem treten sie symptomatisch bei Reizungen der membranösen Auskleidung während einer Caries und Nekrose des Schläfenbeines ja selbst der Alveolen auf, namentlich vor der Exfoliation eines Sequesters, der eben schon direct die Schleimhaut reizt, und darauf ist stets zu achten.

Die Diagnose dieser falschen Polypen wird eben durch die Speculation noch dadurch gesichert, dass ihre Oberfläche mehr uneben, die der wahren Polypen mehr glatt glänzend erscheint; in Betreff der fötiden oft übermässigen Absonderung herrscht kein Unterschied.

Behandlung.

Nur selten verschwinden diese Granulationen unter der Anwendung gewöhnlicher Adstringentien, obschon auch solches von mir bei der so mannigfaltigen Derbheit ihres Gewebes beobachtet ist. Will man daher gradatim zu Werke gehen, so kann man Alumen ustum versuchen, oder statt dessen pulverförmige Styptica auftragen, wie Mischungen von cuprum sulphuricum mit Herba sabinae und Calomel, oder man touchirt den ganzen Gang mit Lapis infernalis, doch wird dies nicht so gut ertragen, als wenn man direct durch einen speciellen Aetzmittelträger nur die Granulationen allein distinct ätzt, man kann dann viel kräftiger, weil circumscripter einwirken, doch muss man vorher darüber sicher sein, dass keine Usuren, keine Caries oder Nekrose die Grundursache dieser Granulationen sind. Deshalb versuche man stets zuvor ein ganz schwaches Adstringens, wird dieses vertragen, so gehe man kräftig auf die Granulation selbst los.

Als Aetzmittelträger empfiehlt sich, da diese Fälle ja doch relativ selten sind, jedesmal eine dünne geknöpfte Fischbeinsonde zu wählen; bei ihrem Anlegen wird jeder Druck möglichst vermieden, der immer sehr unangenehm ist, auch nachtheilig wirken kann.

Wir wählen ferner ein dünnes Speculum von Kautschuk, weil sich dieses möglichst tief, oft bis zur Granulation vorschieben lässt; wir trocknen vorher den Gehörgang und Trommelhöhle sauber aus, um eine allseitige Verbreitung des Causticums zu verhüten.

So gut wie das stärkste Causticum von der Granulation vertragen wird, so schlecht vertragen es die gesunden Theile wegen der Nähe des Periostes.

Als Causticum können wir dann getrost Kali hydricum, Zincum chloratum, mit Mucil. Gummi Mimosae, beides minimal mit dem Fischbeinknopfe aufgetragen benutzen; tritt heftiger Schmerz ein, vergeht aber sofort wieder, so können wir dreist sofort von Neuem touchiren — unter unsern Augen verschwinden die Granulationen. Ich habe nie einen längeren Schmerz eintreten sehen, hingegen nach der Abtragung von Granulationen die vorhandene Otorrhoea schnell verschwinden sehen, unter Anwendung einfacher Adstringentien, während sie solchen vorher trotzte. Man sei nur recht umsichtig, aber nicht ängstlich. Mitunter genügt eine einmalige Application, mitunter müssen wir dieselbe den je zweiten oder dritten Tag wiederholen.

Umgekehrt ist die Granulation in Verbindung mit Caries, so hüte man sich vor Caustica, solche Granulationen verschwinden unter einer emolliirenden Behandlung.

Sollten Entzündungserscheinungen eintreten, so applicire man Blutegel und Chamillenthee als Instillationen.

Wahre Polypen sind nicht ganz selten; sie können natürlich von jeder Stelle des membranösen Gehörganges des Trommelfelles und der Trommelhöhle entstehen, von mir sind sie bisher immer nur bei gleichzeitig vorhandener Otorrhoee beobachtet worden, am häufigsten dürften sie nach meiner Ansicht ihren Ursprung von der Innenwand der Trommelhöhle haben, da, wo diese mit dem ostium pharyngeum tubae zusammentrifft; in Folge dessen reiteriren sie nach der Extraction so leicht, weil eben ihre Wurzel selten mit zerstört ist.

Ebenso wie der Ursprung, so ist auch die Form, Grösse, Consistenz, Farbe u. dergl. eine äusserst verschiedene, wir treffen sie von kleinen pyramidalen liniengrossen Erhebungen bis zu zollgrossen keulenförmigen Körpern an bald mehr bald weniger markirt gestielt, bald mehr bald weniger consistent, am Lebenden blutreich und zu Blutungen sehr geneigt, nach der Extraction und schon während derselben beim leisesten Drucke der Arme einer Zange weiss gräulich; stets ist ein übelriechender Ausfluss zugegen, theils von den Polypen selbst abgesondert, theils von dem sie begleitenden chronischen Catarrhe herrührend, bald sind sie von der Haut bald von einer Schleimhaut mit und ohne Flimmerepithelium überkleidet.

Durch ihre Schwere können sie leicht einen Druck nach innen ausüben, der sich per ossicula bis auf die Bogengänge erstreckt und dadurch Schwindel, Taumeln, Phantasiren u. s. w. erregen. Auch diese Polypen kommen ebensowohl beim epithelialen Catarrh, wie bei Usuren und Caries vor.

In letzter Zeit sind die Ohrpolypen vielfach Gegenstand mikroskopischer Untersuchung gewesen, so von Billroth, Meissner, Toynbee.

Nach Billroth haben die Polypen des zufällig von ihm untersuchten Ohres mit dem Bau der wahren Schleimpolypen keine Analogie (denn die Schleimpolypen stellen sich als reine Hypertrophie der Schleimhaut heraus, mit denen sie gleiche Elementartheile besitzen, so namentlich drüsige Elemente und Gefässe) sondern eine ganz eigenthümliche Bauart gezeigt, Bindegewebe mit gelatinösem Inhalte ohne drüsige Elemente, doch mitunter zwischen dem Bindegewebe Cysten in verschiedener Grösse, dabei sind sie meist mit Flimmerepithelium überkleidet.

Wilde in seiner Aural Surgery unterscheidet 5 Formen, Toynbee hingegen in seinen Vorlesungen deren nur 3 und zwar

1) Cellular rapsbery polypus,
2) Gelatinous polypus,
3) Globular polypus.

Der Cellularpolyp besteht nach Toynbee aus einer Anzahl runder Perlen (Beeren) die sich traubenförmig an einer Wurzel vereinigen; er ist meist bedeckt von Flimmerepithelium und innen aus grossen runden Zellen zusammengesetzt. Seine Grösse, Ausgangspunkt, seine Farbe und Entstehung ist verschieden, seine Neigung zu Blutungen bedeutend.

Der Gelatinous polypus, auch der Fibro-gelatinous genannt, ähnelt am meisten dem Nasenpolypen seiner saftreichen gallertartigen Beschaffenheit wegen, er wächst stark, ist bald einfach bald zusammengesetzt und mit einem sehr markirten oft nur 1—2‴ starken Stiele versehen. Er fühlt sich weich an, ist mit einer $^1/_4$—$^1/_2$‴ starken Epitheliumschicht überzogen, während er innen fibröses Gewebe mit gallertartigem Inhalte, in dem sich Zellen verschiedenen Baues befinden, besitzt.

Der Globular polypus ist von allen der einfachste, er ist gefässreich weich, wächst nicht so bedeutend, kommt bei Kindern, die an chronischem Catarrh des äusseren Gehörganges leiden, in jugendlichem Alter vor, sitzt mehr am Lumen des Gehörganges, und zeigt Epidermiszellen und Schleimkörperchen. Er soll selbst nach Toynbee sich schwer von Hypertrophien und Granulationen der Schleimhaut des Trommelfelles unterscheiden lassen. Möglich auch, dass es ein Furunkel ist. Hieran schliessen sich die am Eingange des Gehörganges vorkommenden fleischigen gestielten, fast farblosen, von der Dermis überzogenen schmerzlos entstehenden, den Condylomen ähnlichen birnförmigen Polypen in verschiedener Grösse von einem Waizenkorne bis zu einer grossen Bohne anreihen, deren häufiges Vorkommen von Wilde und Anderen beobachtet worden ist, und deren Beseitigung sich nach allgemein chirurgischen Indicationen durch Abschneiden, Abdrehen, Ausreissen und Abbinden bewerkstelligen lässt. Auch ist von demselben Autor das Vorkommen von Fungus im Gehörgange erwähnt worden.

Im Allgemeinen können wir aus Allem diesen den Schluss ziehen, dass es eben sehr viele Abarten von polypösen Bindegewebsneubildungen giebt, resp. Excrescenzen, dass eine vollständige Beobachtung aller Varietäten schwerlich einem und demselben Otologen zu Theil werden dürfte, dass sie die Lehre von den pathologischen Substitutionen anschaulich machen und zu den gutartigen Geschwülsten gezählt werden müssen.

Behandlung.

Diese ist natürlich eine sehr verschiedene; sprechen Erscheinungen für Usuren, Caries und Nekrose, so sind sie nie caustisch oder mit Gewalt zu entfernen, höchstens bei zu grossem Wachsthum abzuschneiden.

Ist nur epitheliale Otorrhoee vorhanden und sind die Polypen klein, tief sitzend, nicht gestielt, so werden wir sie caustisch entfernen, ganz so wie die oben besprochenen Granulationen; will man sich die Mühe geben, so kann man auch die Galvanokaustik anwenden, die weniger Schmerzen verursacht.

Sind die Polypen gestielt und sitzen vorn, lassen sie sich umgehen, so kann man sie abbinden und sind dazu vielerlei Schlingenträger empfohlen worden.

Sitzen die Polypen indessen tiefer, wie namentlich die den Nasenpolypen ähnlichen, so müssen wir sie mit einer Polypenzange abreissen, abdrehen. Ich für meinen Theil habe bisher immer nur die kleinen cauterisirt mit Kali hydricum, die grösseren mit der Zange extrahirt und dann den Rest ebenfalls cauterisirt und bin damit bisher ganz glücklich ausgekommen.

Da nur selten die Wurzel ganz mitzerstört wird, da fast immer Otorrhoeen vorhanden sind, daher das Wiederwachsen derselben zu befürchten ist, so muss man lange Zeit hindurch adstringirend verfahren; freilich sind auch Einzelne derselben, je nach Lage, Festigkeit der Struktur und der schwachen Wurzel recht günstig ohne Reiterationen zu entfernen.

Ist die Wurzel des Polypen sehr breit, adhaerirt er einer grossen Fläche, ist er schon jahrelang vorhanden, lässt er sich nicht extrahiren, verträgt er auch keine Caustica, so lasse man ihn ruhig wachsen und schneide ihn später vorne ab, höchstens benutze man hinterher ganz schwache Adstringentien, um ein schnelles Wiederwachsen zu verhüten.

An einem Polypen ist noch nie Jemand gestorben, wohl aber in Folge unbehutsamer caustischer und operativer Eingriffe.

Die zur Extraction zu verwendende Zange muss sich durch Feinheit und verhältnissmässige Länge ihrer Branchen von einer gewöhnlichen Polypenzange unterscheiden, damit durch sie der schon sehr beengte Raum im Gehörgange nicht noch mehr beeinträchtigt wird.

Die Extraction selbst bietet nichts Specifisches.

Gefensterte Polypenzange.

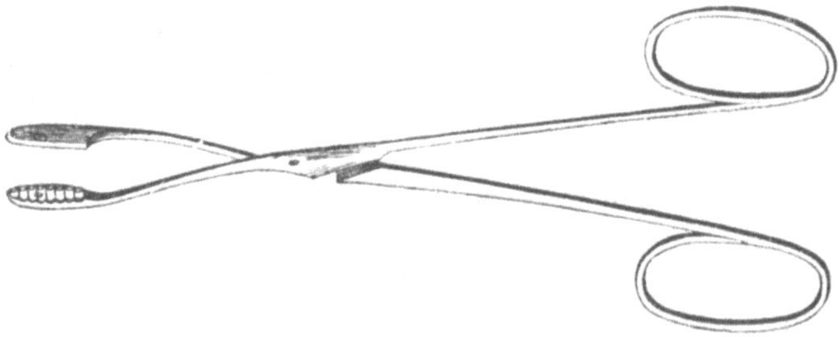

Fig. XIX.

Die von mir mehrfach mit Nutzen angewandte Zange hat folgende Form und Dimensionen:

Sie ist $4^1/_2$ Zoll lang mit $1^1/_2$" langen, vorn geschweiften, gefensterten Armen, um den Polypen dadurch sicherer zu halten, dass er sich in die Fenster einkeilt.

Dass die Arme im Charnier gebogen sind, halte ich nicht für nöthig, ich gebe gern zu, dass wir dadurch etwas Licht gewinnen, aber eine solche Zange muss, um gleich kräftig zusammengedrückt werden zu können, massiver gearbeitet sein, ausserdem ziehen wir ja bei der Anlegung derselben das Ohr nach hinten und oben, um den Gehörgang grade zu richten.

Tritt nach der Extraction eine stärkere Blutung ein, so streue man Alum. ust. pulv. mit dem Blasebalg auf.

Wir gehen jetzt über zu den

Dislocationen der Gehörknöchelchen.

So nenne ich alle diejenigen Zustände der Gehörknöchelchen, bei denen entweder ihre Continuität beeinträchtigt ist, oder bei denen durch fehlerhafte Stütze, Lageveränderungen und Isolirungsstörungen eingetreten sind.

Die Ursache dieser Zustände war immer Luftmangel der Trommelhöhle, die zu Ulcerationen des Trommelfelles geführt hatte.

Der Hammer bildet bekanntlich einen zweiarmigen Hebel, der längere Arm ist das Manubrium, der kürzere, der isolirte Hammerkopf, das Hypomochlion liegt im Halse, in dem Maasse, als beim Luftmangel der Trommel das Manubrium nach innen gedrängt wird, dringt der Kopf nach aussen und hört dann auf, isolirt zu sein.

Bei darauf folgender Otorrhoea mit Defecten des Trommelfelles verharrt der Hammer in dieser Lage.

Diese fehlerhafte Lage involvirt mehr, minder desgleichen eine solche im Amboss und Steigbügel, so dass Letzterer mitunter das Labyrinthwasser zweckwidrig drückt!

Die Ocularinspection ist in allen hierher gehörigen Fällen eine äusserst verschiedene zur Zeit, wo wir dieselbe zur Untersuchung bekommen. Constant ist dann nur noch das eine: dass das Trommelfell nie intakt ist, entweder ist es dann noch defect, oder vernarbt, neugebildet, also sicher defect gewesen und nie hat es eine zweckdienliche Lage. Entweder ist dann Otorrhoea media noch zugegen, einfache oder complicirte mit den verschiedensten Beleuchtungsbildern, oder dieselbe ist früher zugegen gewesen.

Die Knöchelchen sind bald nicht sichtbar, bald nur wie gewöhnlich das manubrium mallei und in der Regel wagerechter liegend, bald ist gleichzeitig der lange Schenkel des Ambosses sichtbar, bald der ganze dislocirte Amboss u. s. w.

Die Art und der Ort der Isolirungs- oder Continuitätsstörung ist wohl kaum bei Lebzeiten sichtbar.

Obschon hiernach selbstverständlich diese Dislocationen bei jedem chronischen Catarrhe der Trommelhöhle vorkommen können, so stellt das grösseste Contingent nach meiner jahrelangen Beobachtung das Scharlachfieber, möglich, dass dem so ist, weil hier die acute Entzündung des Pharynx am heftigsten ist und somit der äussere Luftdruck der ergiebigste, möglich, dass der heftige Ohrenschmerz bei dieser acuten Otorrhoea mit der Zerrung der Knöchelchen in Verbindung steht.

Auffallend ist es ferner, dass die Dislocationen häufiger linkerseits auftreten, als rechterseits. Auf das Vorhandensein der Dislocationen müssen wir daher aus den Hörerscheinungen schliessen.

Die Patienten machen die Bemerkung, dass sie mitunter momentan vorübergehend ungleich besser hören; Einige ohne eine Ursache dieses Eintritts anzugeben, Andere verspüren die Besserung, sobald sie mit einem Pinsel den Schleim aus dem Gehörgange entfernen wollen; natürlich ist der Grad der Besserung auch ein verschiedener, je nach den Complicationen; oft tritt gradezu ein normales Gehör ein, Patienten verspüren einen Knall, und das Ohr scheint sich ihnen ebenso zu eröffnen, wie das Auge mit der Oeffnung der Augenlider.

Die Hörkraft selbst ist in guten und schlechten Momenten ein grundverschiedener. In der Regel wird immer per ossa Uhr und Stimmgabel exquisit gehört, doch kann auch in schlechten Momenten die Uhr nicht gehört werden wegen eines zweckwidrigen Druckes des sich nach unten neigenden ungestützten Steigbügels, und sofort per ossa bei richtiger Lage desselben und aufgehobenem Drucke wieder normal werden.

Ist das Trommelfell zum grossen Theile defect, so ist die Hörkraft für die Uhr per cavitatem in guten und schlechten Momenten kaum sehr unterschiedlich, weil ja auch in schlechten Momenten die Schwingungen der Uhr, direct durch den Defect, den letzten Knochen den Steigbügel treffen können.

Ist hingegen die Trommelhöhle geschlossen, so ist der Unterschied der Hörkraft für die Uhr oft ein unglaublicher.

Der Unterschied der Hörkraft für die Stimmgabel per cavitatem richtet sich lediglich nach dem Zustande der dem Trommelfell und den Knöchelchen innewohnenden Resonanz, ist weniger Trommelfell, dazu noch adhaerirendes vorhanden, so ist der Effect für die Stimmgabel nur ein mässiger.

Ist viel resonirende Membran vorhanden und wird nur in schlechten Momenten die vorhandene nicht gut conducirt, so kann in guten Momenten der Effect ein vorzüglicher sein. Nimmer aber wird neue Resonanz geschaffen, es handelt sich nur um bessere Conduction, resp. um Entfesselung der gebundenen Resonanz.

Dieses wechselnde Gehör ist eben so zu erklären, dass zeitweise durch irgend einen mechanischen Impuls (beim Auspinseln ist es der Druck, die Berührung des Pinsels) sich die getrennten Knöchelchen berühren, resp. ihre isolirte Lage erhalten. Der geschickte Operateur kann dann mittelst Leitungsstäbchens sich selbst von dem wechselnden Gehör überzeugen und somit die Diagnose sichern. Doch kommen Fälle vor mit wechselnder Hörkraft, bei denen gleichzeitige Verengerung des Gehörganges, oder abnorme Lage der Gehörknöchelchen das hülfreiche Anlegen dieses Stäbchens verhindern.

Ueber diesen Gegenstand herrschen noch heute die grössten Controverse, fast gleichzeitig schrieb darüber Yearsley, Toynbee und ich.

Yearsley: On a new mode of treating deafness, when attended by partial or entire loss of the membrana tympani, associated or not with discharge from the ear (the Lancet. Juli 1848) reprinted from the Lancet 1853.

Toynbee: On the Structure of the Membrana Tympani on the Human Ear Philosophical Transaction 1851.
— On the artificial membrana tympani. London 1852.
— On the nature and treatement of the diseases of the ear. Medical Times and Gazette 1856 — 57 — 58. Lecture XII, XIII, XIV. $^{25}/_{4}$ 57. Supplementary XIX $^{21}/_{11}$ 57.
Erhard; De auditu quodam difficili, nondum observato. Dissertatio inauguralis 1849. XV. August.
— Ueber Schwerhörigkeit heilbar durch Druck 1856 (Leipzig).

Wenn wir gerecht sein wollen, so müssen wir alle 3 erklären, dass wir unsere Therapie nur einem Zufalle verdanken. Zu Yearsley kam 1843 ein Amerikaner, der ihm zeigte, wie er sich sein Gehör durch gekautes Papier, welches er in den Gehörgang schob, herstellte und hierdurch kam Yearsley auf den Gedanken, in ähnlichen Fällen ein Stückchen feuchter Watte anzuwenden.

Ueber den pathologisch-anatomisch-physiologischen Zusammenhang kümmerte er sich wenig und weiss sich die Wirkung nicht recht klar zu machen, ebensowenig auch eine entschiedene Operationsmethode anzurathen; in Betreff der Wirkung drückte er sich über sein Cotton-wool moistened aus: „to support the remaining portion of the membrana tympani or the ossicula,“ von der Application sagt er: man könne dieses „magical“ Stückchen Watte nur durch ein „very delicate“ Gefühl nach grosser Erfahrung kunstgerecht „superiorly inferiorly anteriorly and posteriorly“ je nach dem Sitze der Perforation anlegen.

Er ist sich also nicht recht klar, Perforation des Trommelfelles hält er für nothwendig und doch scheint er durchgefühlt zu haben, dass das Loch im Trommelfell nicht eine solche Schwerhörigkeit hervorrufen könne. Der Zufall wollte, dass Toynbee und Yearsley nur Patienten mit unerklärlich wechselnder Hörweite zu Gesicht bekommen haben, bei denen das Trommelfell perforirt war. Toynbee machte bei solchen Patienten die Bemerkung, dass ein Tropfen Wasser, oder ein Tropfen aufgelöster Gummi arabicum den gewünschten Effect machte, war damit der Meinung, dass eben dadurch das Loch im Trommelfell verstopft wurde (obschon das Wasser nach meiner Meinung zugleich als Druck als Leitungsvermittler wirkte) und kam nun auf den sinnreichen Gedanken, als Heilmittel ein sogenanntes künstliches Trommelfell zu benutzen, um damit das Loch zu verstopfen; natürlich war der Erfolg derselbe, da das künstliche Trommelfell ebenso wie Yearsley's „Magical cotton" als Druckapparat wirkte. Nun aber ging Toynbee weiter, warf mir nichts, dir nichts die ganze geniale, auf Physik, vergleichende Anatomie, Entwickelungsgeschichte und Pathologie gestützte Müller'sche Leitungstheorie über den Haufen und erkünstelte sich eine eigene, allen diesen widersprechende Resonanztheorie der Trommelhöhle.

Nach ihm sollten die Schwingungen des Trommelfelles hauptsächlich auf die Luft der abgeschlossenen Trommelhöhle übergehen, diese als Luftsäule resoniren und die Schwingungen so verstärkt das foramen rotundum erschüttern. Deshalb war bei ihm das Loch im Trommelfell so wichtig, weil dadurch die Resonanz der Trommelhöhle verhindert werden sollte. Sie sehen hier so recht, wie ohne akustische Kenntniss kein Fortschritt in der Otiatrie denkbar ist.

Ich habe nun das eigenthümliche Schicksal, den betreffenden Fall in meinen eigenen Ohren, hauptsächlich am linken, zu haben, indem ich nach febris scarlatina fast 20 Jahre an einer Otorrhoea media gelitten hatte.

Mein linkes Trommelfell hat aber kein Loch, denn ich verspüre deutlich das Anschlagen der Luft beim Valsava, ich habe mich oft katheterisiren lassen und bin oftmals von Collegen untersucht worden, welche sich alle übereinstimmend äusserten.

Der obere Theil meines Trommelfelles ist geblieben; der ganze untere war ulcerirt, doch hat sich vom Rande des stehen gebliebenen Segmentes aus ein membranöser Verschluss der Trommelhöhle gebildet. Diese Pseudomembran bedeckt aber die Innenwand der Trommel, der untere Theil derselben ist also obliterirt, dabei dringt beim Valsava die Luft gegen den oberen freien Theil.

Ich höre nun für gewöhnlich per ossa Uhr und Stimmgabel exquisit, per cavitatem kaum eine angelegte Uhr und sehr wenig die Stimmgabel; so wie ich die Discontinuität hebe, höre ich die Cylinderuhr 3—4 Fuss weit, doch nur wenig die Stimmgabel, weil ich ja keine Resonanz in meinem kleinen Trommelfelle habe und durch das Anlegen eines Stückchens Watte doch die fehlende Resonanz nicht ersetzen kann.

Ganz dieselben Erscheinungen treten ein, wenn ich das Toynbee'sche sogenannte künstliche Trommelfell anlege, um die Continuität herzustellen. Toynbee selbst besuchte mich im Herbste 1864 und überzeugte sich vollkommen von meiner Ansicht. Später untersuchte er alle Präparate, die er von Schwerhörigen besass, welche bei Lebzeiten ungleich gehört hatten bei Defecten des Trommelfelles, und kurz vor seinem Tode widerrief er mit anerkennenswerther Offenheit seine künstlichen Trommelfelle, weil er überall die von mir angegebenen Dislocationen als allein mögliche Ursache aufgefunden hatte.

Um so eigenthümlicher erscheint es, dass deutsche Otologen, die doch sonst so viel auf wissenschaftliche Benennung geben, noch eigne „künstliche Trommelfelle" erfinden und anpreisen. Erst in neuester Zeit bin ich zu der Ueberzeugung gekommen, dass ebenso der beseitigte Mangel an Isolirung der Knöchelchen der hauptsächlichste Grund der durch die Watte erzielten Wirkung sein kann. Wie schon oftmals angedeutet, wird bei ungleichem Luftdruck das Trommelfell nebst manubrium nach innen und sowie der Hammerkopf nach aussen gedrückt und seiner Isolirung durch Aufschlagen beraubt.

Wenn nun das Trommelfell ergiebig ulcerirt, so bleibt jene fehlerhafte Isolirung in Folge fehlerhafter Lage.

Sobald man nun die nicht adhaerirenden Knöchelchen hebt, richtig lagert, dabei isolirt, so beginnen sie zu schwingen und zu conduciren zum Vorhof. Grössere Aufmerksamkeit, die ich den Beleuchtungsbildern in diesen Fällen zuwandte, brachten mich auf diese noch einfachere Erklärung.

Aufhebung der Dislocation.

Zur Wiederherstellung der Conduction und Isolirung habe ich die verschiedensten Materialien versucht; wenn sich dieselben auch stets nach dem concreten Falle richten, so ist doch das einfachste ein Stückchen Watte, das so viel als möglich mit lauem Wasser durchtränkt ist. Da in den meisten Fällen Otorrhoea zugegen ist, so kann man auch Bleiwasser zum Durchtränken nehmen, um die Sekretion zu beschränken. Eine geringe Sekretion ist ganz vortheilhaft, da dann der anzulegende Körper mehr adhaerirt.

Das Wasser wird von der Watte schwer imbibirt, man thut daher am besten, eine Hand voll Watte in einem Gefäss mit Wasser zu kochen, dabei stets umzurühren und die Watte zu kneten, um die Luft aus den Fädchen zu entfernen, und nachher die völlig durchnässte in einer beliebigen Auflösung von Plumbum aceticum aufzubewahren. Zum Befestigen bediene ich mich nun einer Pincette mit langen Branchen (*a*), die am Ende abgerundet

a

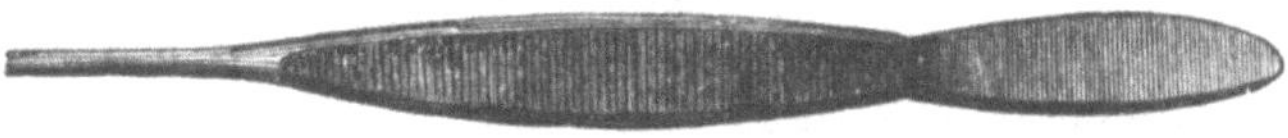

Fig. XX.

b

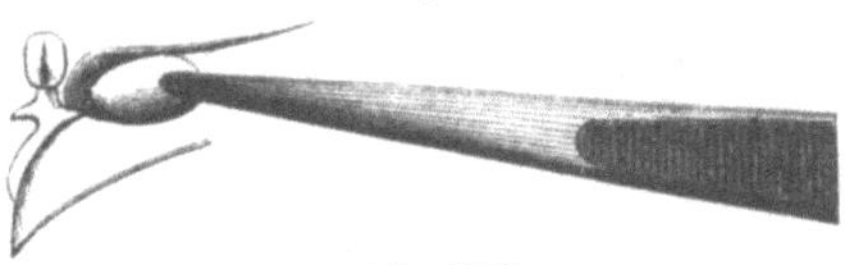

Fig. XXI.

c

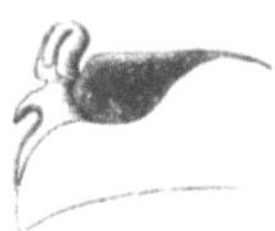

Fig. XXII.

und deren Innenflächen unten glatt sind, nehme mit dieser ein Stückchen der präparirten Walte in cylindrischer Form von der Grösse eines Johannisbrodkerns, so dass die Enden der Pincette hinreichend bedeckt sind und schiebe dieses, die obere Wand des äusseren Gehörganges als Stützpunkt benutzend, vorsichtig und langsam so tief als möglich hinein. In dem Moment, wo es die Membran oder das erste vorhandene Knöchelchen berührt, empfindet der Patient einen subjectiven Knall, der das Besserhören anzeigt. Nun öffne ich die Branchen, ziehe sie aus der Watte hervor, suche unter dieselbe zu gelangen, damit die Luft nicht von dem Trommelfell resp. von der Trommelhöhle abgeschlossen wird, sondern den jetzt continuirlichen Conductor in Schwingungen versetzen kann (*b*). Alsdann entferne ich die Pincette und die Watte liegt richtig (*c*).

In dem Momente, wo die Watte die richtige Lage erhält, wird dem Patienten Alles laut, namentlich seine eigene Sprache, sein Gang, alle seine Manipulationen, sobald sie aber herabfällt oder unrichtig liegt, d. h. nicht tief genug, oder den ganzen Gehörgang ausfüllt, so wird demselben Alles noch dumpfer.

Im Anfang empfiehlt es sich, dass Patienten zuerst nur das Stückchen Watte mit Hülfe der Pincette aufs Geradewohl tief hineinschieben, dann eine fein geknöpfte Fischbeinsonde nehmen, mit dieser längs der unteren Wand des Gehörganges unter die Watte gelangen und jetzt durch hebelartige Bewegungen dieselbe mittelst der Sonde nach oben drängen, damit sie die richtige Lage erhält.

Die richtig liegende Watte macht weder Schmerz noch Unannehmlichkeiten; verdunstet das Wasser, hört der geringe Druck resp. Stütze auf, so schwindet der Erfolg, demnach thut man schon der Reinlichkeit wegen gut, dieselbe allmorgendlich zu erneuern; ebenso kommt es vor, dass plötzliches Schnauben, Niesen, Kauen die Watte verrücken kann, sie muss dann wiederum mit der Pincette oder einer Fischbeinsonde nach hinten gestossen werden.

Falls die Watte zu sehr drückt, entsteht Sausen, das mit der Entfernung derselben sofort wieder schwindet.

Zum Erneuern und Herausholen bediene ich mich einer gleichen Pincette, nur dass die Branchen innen an der Spitze verkappte, festschliessende Haken, wie eine gewöhnliche Hakenpincette, haben; ich gehe mit zugehaltenen Branchen bis zur Watte denselben Weg, dort angelangt, öffne ich sie, gehe etwas tiefer hinein, schliesse und entferne die Pincette mit der Watte.

Bald ist das Lagenverhältniss der einzelnen Theile so günstig, dass Patienten diese Procedur sofort lernen, bald ist es ein ungünstigeres und erfordert mehr Umsicht, mehr genauere Beobachtung, wo, wie viel Watte, wie geformt sie den besten Erfolg gewährt.

Wenn Patienten ungeschickt sind, sich verletzen, oder wenn wir sistirte Otorrhoeen vor uns haben, die sich erst an Feuchtigkeit wieder gewöhnen müssen, so entsteht leicht ein Furunkel, obschon derselbe wohl immer ohne besondern Nachtheil vorüber geht, so sind doch seine Schmerzen zu scheuen, und macht er den ängstlichen Patienten leicht kopfscheu. Es ist gut, den Patienten beim Ablernen der Procedur einzuschärfen, dass sie die Watte nicht drücken sollen; will nicht gleich das erste Stückchen erfolgreich sein, weil es vielleicht schon beim Hineinlegen seine cylindrische Form eingebüsst hat, so sollen sie lieber ein neues nehmen, als das alte stampfen.

Gelingt es ihnen noch nicht, so sollen sie erst einmal den Gehörgang ausspritzen. Da ja fast immer Otorrhoea vorhanden ist, so ist eben der Gehörgang so empfindungslos und verträgt alle diese Manipulationen, die einem normalen Gehörgange immense schmerzhaft sein würden.

Ich habe solcher Dislocationen hunderte gehabt und gefunden, dass die damit behafteten Individuen die dankbarsten Patienten werden, weil sie eben tagtäglich sehen, was sie ohne diesen kleinen Rath wären.

Unter Umständen kann auch einmal etwas eingepuderter Alaun eine Dislocation heben. Ich habe Fälle gehabt, wo nach nur einmaligem Einblasen von Alaun das Gehör Jahre lang sich von dem Momente an gleichmässig erhielt. Selbstverständlich ist auch hier jeder Fall ein eigener mit eigenen Erscheinungen, die alle nach akustischen Gesetzen auftreten.

Es gibt Personen, die sich gekautes Papier in den Gehörgang legen und dann besser hören; ein Tischlergeselle nahm dazu einen feinen Hobelspan. Viele hören besser, sobald sie Speck tief hineinlegen. Auch die sogenannten unsichtbaren Höhrröhre gehören hierhin, es sind dies kleine, ein Zoll lange, dünne Cylinder,

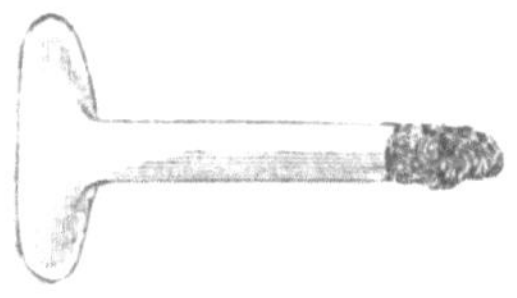

Fig. XXIII.

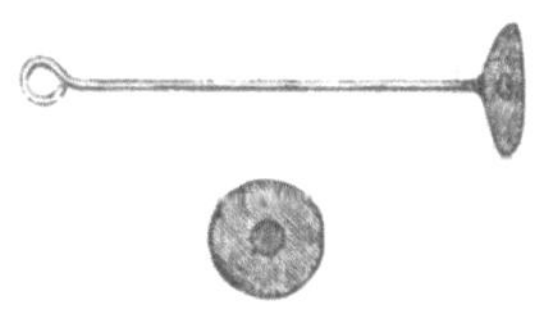

Fig. XXIV.

vorn mit einer Muschel, nach Analogie des Einganges zum Gehörgange. In den Fällen, wo sie Nutzen gestiftet, war es lediglich die nasse Watte, welche an das innere freie Ende befestigt ist und somit beim Hineinschieben, beim Tragen auf den in Discontinuität stehenden Conductor drückte (Fig. 23).

Was nun endlich

das sogenannte künstliche Trommelfell

betrifft, so hat dieses vollkommene Analogie mit dem von mir bei der Diagnostik erwähnten Leitungsstäbchen.

Es besteht aus einem $1^1/_2'''$ langen feinen Silberdraht, woran vorn eine feine, weiche Gummiplatte von der Grösse eines $^1/_4'''$ Diameter gelöthet ist (Fig. 24).

Beim Gebrauche wird diese Platte je nach der Weite des Gehörganges beschnitten und mit Hülfe einer kleinen Pincette (Fig. 25) vorgeschoben, nachdem man die Platte, um den Reiz zu vermindern, gleich der Watte etwas angefeuchtet hat.

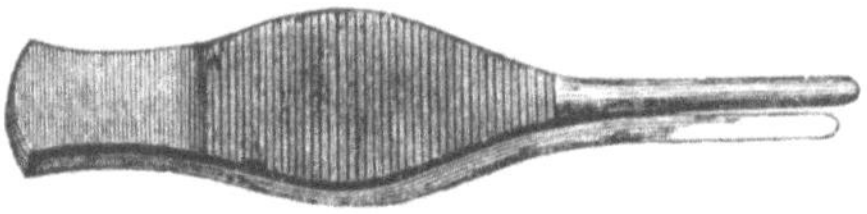

Fig. XXV.

In dem Momente, wo nur ein Theil der vorgeschobenen Platte einen Theil des stehen gebliebenen vorderen Conductors berührt und somit die Continuität des Ganzen herstellt, tritt auch hier wie mit einem Knalle das Besserhören der Geräusche auf.

Die Nachtheile dieses Instrumentes bestehen darin, dass man es Nachts nicht tragen kann, dass der Silberdraht bis in den knorpligen Gehörgang zu liegen kommt, dieser sich aber beim Sprechen, Kauen etc. bewegt und somit den Draht mitbewegt und dadurch höchst unangenehme Geräusche erregt.

Alle diese Uebelstände vermeidet das Tragen der feuchten Watte.

Umgekehrt aber kann es Patienten geben, welche zu ängstlich, oder zu ungeschickt sind, die Watte lege artis zu appliciren, und denen das Einlegen künstlicher Trommelfelle bequemer ist.

Diese werden ganz gern die berührten Unannehmlichkeiten ertragen, nur um besser hören zu können.

Daran aber halte man nur fest, alle diese künstlichen Hörmaschinen, wenn man sie so nennen will, wirken nur in doppelter Weise:

Funktionsverbesserung durch Regelung der Conduction und Isolirung im Trommelhöhlenconductor.

Funktionsstörungen (Zweckwidrigkeiten) seitens der Trommelhöhle bei Trommelfellen, deren Continuität nicht verletzt, auch nicht verletzt gewesen ist.

Selbstverständlich werden die Sectionen dieser Fälle eine Unzahl verschiedener cellulärer Veränderungen resp. nur Lageveränderungen, Isolirungsstörungen des Trommelhöhlenconductors nachweisen, bei Lebzeiten hingegen bieten sie im Allgemeinen folgende Erscheinungen:

a) Ocularinspection.

Der Gehörgang ist stets frei, Luft dringt bis zum Trommelfell, Cerumen fehlt in der Regel, der membranöse Gehörgang gleicht fast immer einem sogenannten chronisch entzündeten. Das Trommelfell ist in der Continuität unverletzt, zeigt keine Spuren vorangegangener Defecte, also keine membranöse Neubildungen und Narben; in der Regel ist es getrübt, nur selten durchscheinend, entweder finden wir den Lichtkegel mehr verschwunden, das Trommelfell mehr gleichförmig, oder im Gegensatz hierzu collabirt, die Trommelhöhle zusehends obliterirt. In der Regel ist es beim Valsava unbeweglich, oder im Gegensatz auffallend beweglich, sich unförmig ausbuchtend.

b) Tuba.

Dieselbe ist bald ungemein wegsam unter Anwendung eines Luftdruckes, bald sehr gering wegsam, und dann in der Regel von Schleimhautleiden des Pharynx begleitet.

c) Subjective Beschwerden

fehlen oft ganz, oft sind interkurrirende leichte Schmerzen, Stiche und Sausen vorhanden. Die Stiche aber müssen lediglich als Spannungen des Trommelfelles in Folge von ungleichem Luftdruck aufgefasst werden.

d) Hörerscheinungen.

In der Regel werden entweder Beides, Uhr und Stimmgabel, von den Knochen aus normal, oder Beides weniger als normal gehört, seltener wird die Stimmgabel allein normal, und am seltensten die Uhr allein normal gehört.

Der erstere Fall spricht also für Integrität der foramina labyrinthi und Tuben, der zweite entweder für Druckerscheinungen und Zweckwidrigkeiten am foramen rotundum resp. der Tuben, oder für Gewerbsanomalien im Labyrinthe in Folge eines vorangegangenen zwekwidrigen Druckes, der dritte spricht für Druckerscheinungen bei normalem foramen rotundum, Tuben und Schnecke, und der vierte wohl meist für ein abnormes Verhalten des foramen rotundum bei freier Tuba.

Per cavitatem wird in der Regel schlechter gehört, als per ossa, bei Druckerscheinungen hingegen in der Regel umgekehrt besser.

e) Anamnese.

In den nicht complicirten Fällen ergiebt die Anamnese die Abwesenheit jedweder Hirnkrankheit und schliesst auch Erschütterungen als Ursache aus. Die Funktionsstörung entstand dann entweder aus heiler Haut in Folge einer Erkältung und relativ häufiger einseitig, oder aus der praedisponirenden Ursache zu Pharynxcatarrhen, z. B. im Wochenbett, scrophulöser Diathese, oder in Folge vorangegangener Krankheiten, Influenza, Morbilli, Typhus und Angina jeglicher Art.

f) Specifisches.

Wir finden diese erwähnten Erscheinungen häufiger beim weiblichen, als beim männlichen Geschlecht, häufiger im mittleren Lebensalter, als bei Kindern, häufiger doppelseitig, als einseitig, und dann relativ häufiger linkerseits beginnend und daselbst praevalirend, häufiger bei Individuen mit reizbaren Schleimhäuten, daher namentlich bei Personen mit blauer Iris, blondem Haar, zartem Teint, die leichter zu Erkältungen und Schleimhautleiden neigen, häufiger im nördlichen, als südlichen Klima, häufiger an windigen, als an windstillen Orten. Diese Functionsstörungen beginnen nicht unscheinbar und wachsen gradatim, selten treten sie sofort kräftig auf und verharren auf dieser Höhe jahrelang, bis eine neue äussere Ursache hinzutritt.

g) Diagnose.

Im speziellen Falle müssen wir nun, unter Berücksichtigung aller eben vorgetragenen Erscheinungen, uns ein Urtheil bilden über den pathologischen Vorgang innerhalb der Trommelhöhle, um ihn nach dieser Vorstellung zu behandeln.

Mitunter wird die Diagnose sehr klar und schlagend sein, in der Regel werden wir dieselbe mehr abwägen müssen.

Beispiele.

Wenn uns Jemand consultirt und erklärt, er sei vor ungefähr 6 Monaten in kurzer Zeit schmerzlos beiderseitig taub geworden, die Taubheit sei seitdem nicht gewachsen, sich stets gleich geblieben, es hätten zur Zeit des Eintrittes keine Krankheiten stattgefunden, er müsse die Ursache auf eine sogenannte Erkältung zurückführen, denn sein Allgemeinbefinden lasse nichts zu wünschen übrig; wenn wir nun bei der Ocularinspection ein Trommelfell antreffen, das weder collabirt ist, noch mehr horizontal steht, dessen Lichtkegel aber auffallend vergrössert, nabelförmig nach innen inclinirt, wenn wir uns dabei überzeugen, wie das Trommelfell beim Valsava beweglich, aber gerade im Lichtkegel allein unbeweglich ist, wenn endlich dabei per ossa Uhr und Stimmgabel exquisit gehört wird und per cavitatem die Stimmgabel wenig, so können wir sicher als Ursache aller jetzigen stabilen Erscheinungen ein vitium, eine Verwachsung des Trommelfelles am Lichtkegel mit dem Promontorium annehmen, und dadurch verminderte Trommelhöhlenresonanz, mit oder ohne analoge Prozesse in den Gehörknöchelchen, resp. ihrer, durch die Adhaesion bedingten veränderten Lage. Dieser Mangel an Resonanz in der Trommelhöhle wird hier lediglich bedingt durch Luftmangel in derselben, in Folge eines vorübergehenden Verschlusses der Tuba.

Wenn uns hingegen Jemand consultirt und erzählt, er sei bis vor 12 Jahren, wo er von einem Typhus befallen wurde, feinhörig gewesen, habe im Typhus einige Tage gar nichts, nach der Reconvalescenz hingegen nur um ein minimales schlechter als normal gehört, dass ihm Niemand Glauben schenken wollte, wenn er über Abnahme des Gehörs klagte, aber nun sei gradatim von Jahr zu Jahr die Hörkraft geringer geworden; wenn wir alsdann auch bei der Untersuchung keine exquisiten Erscheinungen am Trommelfelle oder an der Hörkraft finden, so können wir nur die Vorstellung gewinnen, dass im Typhus während der absoluten Taubheit die Tuba absolut unwegsam gewesen sei, dass in Folge dessen sich innerhalb der Trommelhöhle ein minimum Exsudat gesetzt habe.

Analog ist der Vorgang im Wochenbette; die Patientin ahnt die heranschleichende Taubheit viel eher, als ihre Umgebung sie eingestehen will.

Möglich ist, was nach dem Typhus ja relativ häufig vorkommt, dass ein Pharynxcatarrh seit jener Krankheit zurückgeblieben, worauf nicht genug aufmerksam gemacht werden kann.

Prognose.

Die Prognose ist im Grunde genommen bei alten Fällen ungünstig zu stellen, sobald celluläre Aberrationen schon seit Jahresfrist gedauert haben, denn wir haben es ja mit der Krankheit einer geschlossenen und dabei sehr ausserhalb des Blutstromes stehenden Höhle zu thun.

Beginnende Funktionsstörungen der Art können unter Umständen sich von selbst verlieren, wenn die eigentliche Ursache sich auf Reizungen der Schleimhäute des Schlundes und dessen Nachbarschaft zurückführen lässt. Doch sind dies immerhin seltene Fälle. Ein vitium kann man immer erst annehmen und somit aufhören, ein stetes Wachsen zu befürchten, wenn innerhalb Jahresfrist die sorgfältigste Untersuchung mit Uhr und Stimmgabel einen status quo anzeigt.

Behandlung.

Die Zweckwidrigkeiten der Trommelhöhle gelangen zu unserer Behandlung entweder im Entstehen als frische Fälle, oder als veraltete, und ferner entweder bei vollkommener Integrität des Allgemeinbefindens, oder im nachweisbaren Zusammenhange mit Störungen desselben.

Hiernach muss sich eine rationelle Behandlung derselben richten.

Consultirt uns Jemand, dessen Trommelhöhle plötzlich funktionslos geworden ist, bei normalem Allgemeinbefinden, so haben wir nichts zu thun, als Luft in die Trommelhöhle zu drücken, und zwar am besten, wie angegeben, mit unserer eigenen Lunge.

Häufig tritt sofort die absolute Hörkraft wieder ein, es handelte sich dann nur um Funktionsstörung aus mechanischer Ursache, aus fehlerhafter Lagerung des gegliederten Conductors; wir haben dann nur den Rath zu ertheilen, Patient solle alle Stunden einmal den Valsava anstellen, um stets für neue Luft zu sorgen. Ist derselbe nicht am Orte selbst wohnhaft, so gebe man ihm ein Gummiröhrchen mit und lehre ihn dieses Politzer sche Experiment, um sich sofort, falls es Noth thut, Luft einblasen zu lassen.

Sind indessen noch leichte Catarrhe zugegen, so verordne man Gurgelungen von Salvei, Alaun, sowie Selterswasser mit heisser Milch. Tritt nach der Regulirung des Luftdruckes zu beiden Seiten des Trommelfelles nicht sofort das volle Gehör ein, so ist dem Falle eine entschiedene Aufmerksamkeit zu schenken, denn es handelt sich jetzt schon um Gewebsanomalien, um Adhaesionen; hier wird zu leicht gefehlt durch eitle Hoffnung einer Selbstbesserung, aber hier heisst es ganz entschieden: bis dat, qui cito dat.

Vor Allem ermüde man nicht mit Lufteinblasungen. Der Patient muss fortgesetzt dafür sorgen, resp. den Valsava anstellen.

Ist das Allgemeinbefinden ein krankhaftes, der Patient bettlägerig, so behandele man mit aller Entschiedenheit dasselbe nach allgemeinen Indicationen, man unterstütze die Se- und Excretionen des Körpers, um die Resorption zu befördern und verordne Gurgelungen mit Eiswasser.

Oertlich bliebe nichts zu thun, als vielleicht Abreibungen hinter den Ohren mit kalten, feuchten Tüchern, Einreibungen mit Ungt. mercuriale; der Gehörgang ist ein noli me tangere, Blutegel sind nur indicirt bei Schmerzen, von Emp. canth. habe ich noch nie einen Erfolg gesehen. Sind die Schleimhäute, mit deren Erkrankung dies Uebel fast immer combinirt auftritt, durch richtige Behandlung wieder ad integrum restituirt, ohne dass das Gehör vollkommen zurückgekehrt ist, so versuche man als Resorptionscur Sublimat, Morgens und Abends 60,004 ($^1/_{15}$—$^1/_{10}$ Gran), und kräftige Salzbäder. Ich habe dadurch noch nach dreimonatlicher Dauer des Uebels entschiedene Erfolge aufzuweisen.

Ist hingegen das Allgemeinbefinden von vornherein ein normales und bei frischen Fällen nicht sofort die volle Hörkraft eingetreten, so soll man sogleich feuchte, warme Dämpfe gegen die Trommelhöhle per catheter drücken, um dadurch resorbirend einzuwirken. Wir wollen diese Methode bei den veralteten Fällen sofort näher besprechen.

Veraltete Funktionsstörungen der Trommelhöhle, welche noch im Wachsen begriffen sind und mit reizbaren Schleimhäuten des Pharynx auftreten, verlangen neben der örtlichen Behandlung der causa proxima (der Trommelhöhle) eine prophylactische, und eine der causa remota des Schleimhautleidens.

Die reizende äussere Luft wird durch das erforderliche Tragen von Respiratoren von Mund und Nase abgehalten, als schädlich anerkannte Gewohnheiten und äussere Umstände werden vermieden, erschlaffte Schleimhäute werden durch örtliche Application von Höllensteinauflösungen, Arg. nitri (0,5—0,1) ad 30,0 Aqu. dest. mittelst Pharynxpinsels gestärkt und überreizte durch Gurgelungen mit Stärkewasser oder Borax beruhigt. Innerlich verordne man zusagende Brunnen: Obersalzbrunnen, Emser, Adelheidsquelle, je nach den Complicationen, auch bei hektischen Individuen Leberthran; sind Haemorrhoiden vorhanden, so lasse man Weilbacher, bei Anaemie Eisensäuerlinge trinken u. s. w., und man wird oft dadurch allein schon einen Stillstand im Wachsen der Funktionsstörung beobachten können. Die örtliche Behandlung der Trommelhöhle ist in allen diesen Fällen, ebenso auch nach sistirten und schlecht vernarbten Blennorrhoen eine doppelte:

1) man suche durch feuchte Wärme und Druck per tuba eine Resorption zu erzielen;

2) man operire das Trommelfell.

Die Dämpfung der Trommelhöhle.

Sobald bei einer Funktionsstörung der Trommelhöhle nicht nach fortgesetzter Regulirung des Luftdruckes zu beiden Seiten des Trommelfelles das volle Gehör eintritt, ist die Dämpfung der Trommelhöhle, wenn ich so dies Verfahren nennen darf, indicirt.

In unserem Dampfentwickelungsapparat wird Wasser bis circa 40° R. erhitzt und auf dieser Temperatur erhalten, die Zuflussröhre desselben wird mit dem constanten Luftbehälter (Gasometer) in Verbindung gesetzt, der Patient lege artis unter Anlegung der Stirnbinde catheterisirt und die Abflussröhre des Dampfentwickelungsapparates luftdicht mit der Mündung des Catheters, der in der Gegend, wo er die Nase berührt, mit Gummi überzogen ist, in Verbindung gesetzt. Sobald wir jetzt den Ausflusshahn des Gasometers öffnen, verspürt der Patient einen Luftstrom nach dem Trommelfelle, der unserem otoskopirenden Ohre sich als ein feines Rasselgeräusch (da immer einzelne Wasserbläschen mit übergehen) manifestirt, nach und nach wird die Trommelhöhle erwärmt, Patient fühlt sich durchaus nicht unbehaglich, da eben der Strom gegen das Trommelfell, also dem Labyrinthe in entgegengesetzter Richtung, sich bewegt, und somit keinen Druck auf dasselbe ausübt. Für gewöhnlich benutze ich eine feuchte, warme Luft, die an der Ausmündung des Catheter ungefähr 35° R. Temperatur und eine Druckkraft von circa 1 Zoll Quecksilbersäule hat.

Die Trommelhöhle kommt dabei unter einen viel schwächeren Druck, als bei Valsava und Politzer, zu stehen, weil der Catheter im ostium nicht luftdicht schliesst.

Nur in einzelnen Fällen verspüren Patienten sofort beim Oeffnen des Hahnes ein schmerzhaftes Gefühl im Ohre und hinter den Ohren, wahrscheinlich schliesst dann der Catheter das ostium pharyngeum tuba gut ab; es ist in diesen Fällen das bewegliche Trommelfell sehr empfindlich.

Eine Sitzung dauert in der Regel 10—20 Minuten, ist täglich ein- oder zweimal vorzunehmen und erfordert während der Kurzeit nur die Vorsicht, dass sich die Patienten ihren Gehörgang durch Watte verstopfen, um sich nicht der Erkältung auszusetzen, desgleichen können sie sich hinterher vorübergehend, wenn sie sofort an die Luft müssen, etwas Watte vorne in die Nasenlöcher legen.

In frischen Fällen ist der Erfolg oft ein überraschender, ein halbes Dutzend Sitzungen genügen, um das Gehör ad integrum herzustellen.

Bei älteren Fällen hingegen verspüren im günstigsten Falle die Patienten zuerst eine Abnahme des Sausens, eine Zunahme der Geschmeidigkeit im Ohre, ein Wiedereintreten der Cerumensecretion, kurz ein wohlthuendes Gefühl; meiner Ansicht nach ist es eben das continuirliche Gegendrücken gegen das Trommelfell, und somit gegen die nach innen gespannte membranöse Auskleidung des Gehörganges, welches wir als Ursache dieser günstigen Wirkung annehmen müssen.

Bald können wir mehr mit einer grösseren Uhr, bald mehr mit einer Stimmgabel den Erfolg messen.

Zeigt sich in 8—14 Tagen kein messbarer Erfolg, sowie keine besondere Zufriedenheit und Wunsch seitens des Patienten, so abstrahire man von einer Weiterführung dieser Behandlung.

Zeigt sich Erfolg, so ist so lange mit Consequenz fortzufahren, als der Erfolg allwöchentlich nachweisbar zunimmt.

Ueble Ereignisse habe ich nicht ein einziges Mal zu beklagen gehabt, nie ist Reactionserscheinung, nie eine Verschlimmerung des Uebels eingetreten. In einigen Fällen ist fast normale Hörweite erzielt worden und der Erfolg geblieben; in anderen fand Erfolg statt so lange, als gedämpft wurde, doch schwand er mit dem Aufhören der Operation, um sofort mit der Erneuerung derselben abermals einzutreten. Demnach lehre ich meine Patienten, wenn sie irgendwie dazu sich eignen, das Einlegen des Catheters und das sich selbst Dämpfen mit Hülfe eines einfacheren Apparates, bestehend aus einer tubulirten Retorte, in welcher Wasser erwärmt wird; vorn an der Retorte befindet sich die Abflussröhre, in den Tubulus hingegen mündet die Zuflussröhre, und anstatt des Druckapparates wird an die Zuflussröhre ein Gummiball, wie bei der Diagnostik erwähnt, befestigt, oder die eigene Lunge als Triebkraft benutzt.

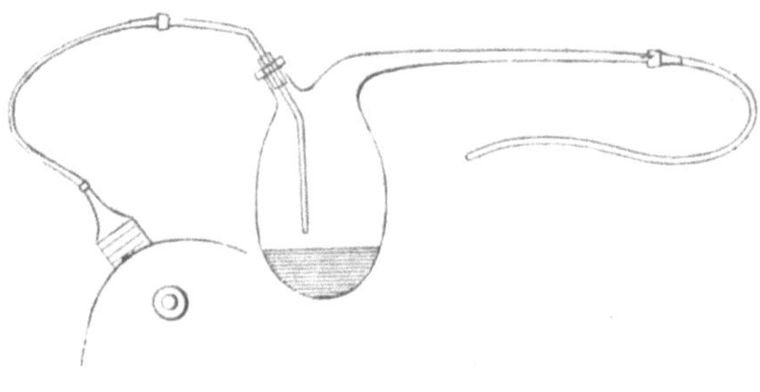

Fig. XXVI.

Da jenes Mittel so wohlthuend und so unschädlich ist, so erlernen es Patienten, um für die Zukunft unabhängig zu sein, gern, dämpfen sich auch lieber täglich, als dass sie ihrem Schicksale entgegengehen und zeigen oft eine merkwürdige Geschicklichkeit.

Natürlich ist der intermittirende Druck des Blasebalgs lange nicht so wirksam, als der constante, und das Problem, das sich jeder auf seine Art lösen mag, besteht darin, durch einen continuirlich wirkenden Luftstrom erwärmtes und in einem Behälter eingeschlossenes Wasser abzukühlen und somit einen continuirlichen Strom von feuchter, lauwarmer Luft zu erregen, der stark genug ist, den Widerstand der Tuba zu überwinden, um in die Trommelhöhle zu gelangen.

Selbstverständlich muss man sich vor Illusionen hüten und nicht zu viel Ansprüche an dieses Mittel machen; die Tuba ist zu eng, die Diffusion zwischen der kälteren, trockenen Luft in der Trommelhöhle und der wärmeren, feuchteren, andringenden zu schwach, als dass in den Fällen, wo nicht die Druckkraft als mechanisches Mittel mitwirkt, ein schneller Erfolg eintreten könnte, dennoch bin ich immer wieder auf diese Methode zurückgekommen, gerade weil mit derselben nichts riskirt wird, und habe mich Jahr aus, Jahr ein überzeugt, dass sie mehr nützt, als alle anderen von der Tuba aus. Die Gründe für diese Behauptung habe ich bei der allgemeinen Therapie ausführlich besprochen.

XV. Vortrag.

Inhalt: Fortsetzung der Therapie.

Beobachtung wieder eingetretener Funktion bei veralteten Fällen durch den Eintritt einer acuten Entzündung.

Operative Eingriffe in die geschlossene Trommelhöhle, ihre Indicationen, gesetzliche Erklärung beobachteter glücklicher Erfolge, Punction, Excision, Einlegung von Oesen (Politzer). Fremde Körper in der Trommelhöhle. Krankheiten ihrer Binnenmuskeln.

Anhang I.

1) processus mastoideus, Phlegmasia alba dolens.
2) Malignant Disease.
3) Beziehungen der Gehörkrankheiten zu den Hirnkrankheiten.

Meine Herren!

Wenn die Patienten sich nicht an dem Orte aufhalten können, wo der consultirte Arzt wohnt, resp. auch das Catheterisiren nicht erlernen, so kann man ihnen wenigstens den Versuch zur Selbstdämpfung in folgender Weise empfehlen.

Eine Obertasse wird mit warmem Wasser, resp. Chamillenthee, resp. mit einem Zusatze von Ammon. muriat. gefüllt und auf einen Theekessel gesetzt, hierdurch soll das Wasser gleich warm, etwa 50—60° R. erhalten werden. Patient athmet unter Umrührung des Wassers mit einem Löffel zur Verbesserung der Verdunstung desselben die lauen Dämpfe ein, langsam, ohne sich anzustrengen, per nases und geschlossenen Lippen, und während dieselben die fauces passiren, macht er eine Schluckbewegung, damit dadurch ein minimaler Austausch der wärmeren feuchten Pharynxluft mit der Trommelhöhle angebahnt werde. Auch kann er, anstatt die Dämpfe tiefer dringen zu lassen, bei jeder halben Inspiration den Valsava zu demselben Zwecke anstellen.

So manövrirt er täglich 1—2 Mal je 10—15 Minuten ohne Hast mit Ruhe und Unterbrechung ohne jegliche Anstrengung; auch hier gebraucht er die Vorsicht, eine Stunde nachher das Zimmer zu hüten und beim Ausgehen in kalter Luft, Nase und Ohr zu verstopfen. Ich kann nicht leugnen, auch hierdurch bei folgsamen Patienten Erfolge erzielt, oftmals wenigstens eine Steigerung des vordem stets sich steigernden Uebels verhütet zu haben.

Dass aber auch in Fällen, wo sich die Dämpfung der Trommelhöhle als unzureichend erwiesen hat, noch eine Heilung möglich, ergeben folgende Beobachtungen.

Dieselben fallen in eine Zeit, wo ich die Stimmgabel als Diagnosticon noch nicht kannte, sondern das Hören der Uhr per ossa für ein Zeichen der Integrität des ganzen Labyrinthes ansah. Alle Nachbenannten hörten die Uhr per ossa und alle diejenigen von ihnen, die ich später noch einmal zu untersuchen Gelegenheit hatte, auch exquisit die Stimmgabel, so dass in diesen Fällen Integrität des Labyrinthes, der Labyrinthfenster, freie Tuben und Gehörgänge, sowie ein in der Continuität normales Trommelfell vorhanden waren und nur die Resonanz des Trommelhöhlenconductors bald schnell, bald langsam zunehmend beeinträchtigt war.

Erster Fall.

Bevor ich zu den lauwarmen Dämpfen überging, benutzte ich in gleicher Weise Kohlensäure, welche per tubas aus einem Gasometer in die Trommelhöhle gedrückt wurde, der Erfolg war ein mässiger, wohl nur auf den Druck zu schieben; dieselben Individuen machten bessere Fortschritte, als ich bei ihnen caeteris paribus die warm-feuchte Luft versuchte. Bei einer Dame versuchte ich also diese Kohlensäure mit einigem langsamen Erfolge, so dass innerhalb 4 Wochen die Hörkraft von 1 Zoll auf 3 Zoll für die Cylinderuhr stieg. Patientin hatte das Gefühl eines Spannens und Ziehens im tieferen Ohre und fragte eines Tages, ob nicht die Wirkung verstärkt werden könnte durch Einführung von warmen Dämpfen in den Gehörgang. Ich trug kein Bedenken, dies zu gestatten, nur empfahl ich dabei Vorsicht. Patientin versuchte die Prozedur, bekam Eingenommenheit des Kopfes, Dumpfheit des Gehörs, bis mit einem Male ihr das Gehör vollkommen klar wurde. In der Freude eilte sie zu mir, erzählte, jetzt sei ihr Ohr offen wie es wohl sein müsste, da sie bei dem Valsalva'schen Versuche hörte, wie die Luft zum Trommelfelle hinauspfiff, was sie eben, da mit diesem Symptom ihre Hörkraft gestiegen war, für etwas normales hielt.

Die Hörweite war ausgezeichnet, das leiseste Sprechen vernahm sie, sowie die Cylinderuhr sofort 3 Fuss; dabei ergab die Ocularinspection einen linsengrossen Defect des Trommelfelles beiderseits und eine geringe, schmerzlose, catarrhalische Entzündung der Trommelhöhlenmembran mit geringen Exsudaten.

Die gelinde Otorrhoe sistirte bald unter Adhaesion des Trommelfelles und nach und nach schwand der Erfolg in dem Maasse, als sichtbar der Defect vernarbte.

Zweiter Fall.

Hierdurch ermuthigt, rieth ich einer Dame, welche 30 Jahre lang langsam schwerhörig geworden war in Folge einer Erkältung im Wochenbett, auch heisse Dämpfe in den Gehörgang dringen zu lassen. Durch Unvorsichtigkeit verbrannte sie sich das Ohr, es trat eine heftige acute Entzündung des Gehörganges, des Trommelfelles, Perforation desselben, Ausgang in Otorrhoe und ein Uebergang der Otorrhoe des Gehörganges auf die Trommelhöhle ein.

Doch sofort mit dem Eintreten dieser trat ein fast normales Gehör, trotz der Perforation des Trommelfelles, trotz der chronisch-catarrhalischen Entzündung der Trommelhöhlenmembran ein, um sich analog dem Vorigen mit Verschliessung des Trommelfelles wieder etwas zu verlieren, immer aber besser zu bleiben, als auf dem anderen Ohre, während früher keine Differenz stattfand. Später versuchte ich auf dem „intact gebliebenen" die warmen Dämpfe per tubas und erzielte während der Behandlung einen der Dauer des Uebels entsprechenden Erfolg.

Dritter Fall.

Viele Jahre später consultirte mich eine Dame, deren Trommelfell einen erweiterten Lichtkegel und besonderen Collapsus derselben, sowie Unbeweglichkeit bei weiter Tuba zeigte. Dieselbe war in kurzer Zeit nach einem Schnupfen schwerhörig geworden und so geblieben. Die Dämpfe zeigten einen mässigen Erfolg, darauf wollte ich auf die Trommelhöhle vom Trommelfelle aus wirken und bepinselte dasselbe mit einer schwachen Salbe aus Hydrarch. oxydatum rubrum ohne besondere Reactionserscheinungen, später liess ich Jodkalium einträpfeln; in der Nacht nach der ersten Einträpfelung entstanden heftige Stiche in der Tiefe, das Trommelfell entzündete sich, jedenfalls weil etwas von früher her daran haftendes rothes Quecksilberoxyd sich mit dem Jodkali zu Jodquecksilber verband, das Trommelfell perforirte und Tags darauf konnte Patientin gut hören. Unter meinen Augen schloss sich das Trommelfell wieder, indem vom Promontorium aus sich Gewebe nach den Rändern der Usur bildete, es entstand ein neuer, nach innen gezogener Lichtkegel und die Hörkraft schwand von neuem. Bald darauf machte ich einen Einschnitt in das Trommelfell und sofort wuchs abermals die Hörkraft, die sich wiederum verringerte, als die Schnittfläche vernarbte.

Vierter Fall.

Ein Knabe war mässig schwerhörig, ich versuchte die Dämpfe mit relativ günstigem Erfolge. Bald darauf erkrankte er am Scharlachfieber, es kam zu einer Entzündung des Trommelfelles, Perforation, Otorrhoe und zu einer bedeutenden Steigerung der Hörkraft.

Erklärung dieser Fakta.

Meine früheren Erklärungen übergehe ich mit Stillschweigen, sie mussten falsch sein, weil meine physiologische Kenntniss eine unklare war; jetzt aber bin ich davon überzeugt, dass in allen diesen Fällen die fenestrae und die Labyrinthe vollkommen intact waren und es sich nur um stellenweise Verlöthungen des Trommelfelles, resp. der Knöchelchen handelte. Hierdurch war einerseits die Resonanz des Trommelfelles gefesselt, andrerseits musste das veränderte Lagenverhältniss desselben zweckwidrig auf die Knöchelchen wirken, sie berührten die Wandungen der Trommelhöhle, kurz, waren nicht isolirt, daher absolutes Hören per ossa, beim Nichthören per cavitatem.

Bald blieb die Taubheit ein vitium, bald wuchs sie durch fortdauernde Athmungsnoth der Trommel, durch zweckwidrige Tuben, resp. durch Krankheiten des Pharynx.

Im Momente, wo die acute Entzündung die Adhaesion löste, befreite sich die gefesselte Resonanz des Conductors, die bessere Lage des Trommelfelles hob die gefesselte Isolirung der Knöchelchen.

Das Deficit an Resonanz in Folge des Defectes im Trommelfelle war ein minimales Deficit gegen das frühere durch Adhaesionen bedingte und musste deshalb mit dem Wiedereintritt der Adhaesion die Hörkraft wiederum schwinden.

Bei solchen Erlebnissen war es wohl natürlich, dass ich danach strebte, gewissermaassen methodisch die chronisch zweckwidrigen Trommelhöhlen acut zu entzünden, um dadurch ihre bessere Isolirung und Schwingbarkeit zu erzielen.

Ich wählte dazu Bepinselungen des Trommelfelles mit Solutionen von Sublimat in Spirit Vini, Salben aus Jodquecksilber und meine Resultate waren folgende:

In Fällen, wo die Ocularinspection ein vernarbtes, neugebildetes Trommelfell, also vorangegangene Otorrhoea nachwies, gelang es mir durch Ulceration dieser Gewebe eine Besserung der Hörkraft zu erzielen.

In Fällen aber, wo ohne vorangegangene Otorrhoea in der geschlossenen Trommelhöhle Adhaesivprocesse vorhanden waren, erreichte ich höchstens einen vorübergehenden Erfolg, es kam immer wieder zu Adhaesionen, in der Mehrzahl der Fälle traten vorübergehende sehr schmerzhafte furunkulöse Entzündungen auf, so dass ich diese ganze Methode aufgegeben habe und zufrieden bin, durch einen so kräftigen und so schwierig zu controllirenden

Eingriff in das Organ wenigstens keinem Patienten einen bleibenden Nachtheil bereitet zu haben.

Darum aber soll nicht abgestritten werden, dass unter Umständen auch einmal ein dauernder Erfolg auf diese Weise zu erreichen ist.

In neuerer Zeit wollen nun verschiedene Otologen die chronisch zweckwidrig funktionirenden Trommelhöhlen ex abrupto zur zweckdienlichen Funktion gebracht haben durch einen operativen Eingriff, durch Perforation, resp. Excision, resp. Decision des geschlossenen Trommelfelles an verschiedenen Stellen, ohne oder mit Durchschneidung der Sehne des tensor tympani.

Damit Sie nun alle derartigen Fälle sich gesetzlich erklären und auf ihre wahren Ursachen zurückführen können, wollen wir einmal im Zusammenhange

den Zweck operativer Eingriffe in die geschlossene Trommelhöhle

betrachten.

Deren Zweck kann immer nur ein doppelter sein, entweder ein diagnostischer, oder ein therapeutischer.

Diagnostisch ist es indicirt in Fällen, wo die Stimmgabel nicht normal von den Kopfknochen aus gehört wird, also eine Unwegsamkeit der Tuba vorhanden sein könnte, das Trommelfell zu punktiren, resp. zu perforiren, sobald wir eben anderweitig durch die Untersuchung nicht zu der Ueberzeugung gekommen sind, dass die Tuba wegsam ist.

Denn ist Unwegsamkeit der Tuba als alleinige Zweckwidrigkeit bei einem nicht normal funktionirenden Organe vorhanden, so muss mit dieser Perforation momentan das normale Gehör eintreten.

Therapeutisch ist ein solcher Eingriff indicirt bei acuten, so wie bei chronisch zweckwidrigen Zuständen.

Bei acuten, um eine schmerzhafte Spannung des Trommelfelles zu beseitigen, oder um ein freies bewegbares Exsudat aus der Trommelhöhle zu entfernen; bei chronischen, um dauernde Luftzufuhr zur Trommelhöhle zu erreichen, oder um eine bessere Resonanz des Conductors durch Verbesserung seiner Isolirung und durch Erhaltung seiner verbesserten isolirten Lage zu erzielen und endlich um Sausen zu heben. Schmerzhafte Spannung des Trommelfelles wird bedingt durch Luftmangel der Trommel bei Leiden des Pharynx und der Tuben.

Gelingt es uns also in solchen Fällen nicht, sofort dem Luftmangel dauernd abzuhelfen, so ist eine Incision des Trommelfelles vollkommen indicirt; in der Regel aber wird es uns anderweitig durch Lufteinblasung per tubas und Beseitigung des Grundleidens gelingen, für Luftzufuhr zu sorgen.

Aehnlich verhält es sich mit der Beseitigung von freien Exsudaten in der Trommel, die bekanntlich bei geschlossener Trommelhöhle nicht häufig sind, nur kurze Zeit bewegbar bleiben, nie unter Schmerzen in der Trommelhöhle entstehen und zu ihrer Erkennung doch das Anlegen des Catheters beanspruchen, durch längeres Eindrücken von feuchter, warmer Luft per tubas in die Trommel ist mir jedesmal deren Beseitigung gelungen, ohne operativen Eingriff.

Zu den bisherigen Zwecken reicht es vollkommen aus, das Trommelfell mit Hülfe einer lanzettförmig endenden Staarnadel, welche in einem Handgriffe unter knieförmiger Biegung eingefalzt ist, zu punktiren, resp. zu durchschneiden.

Gute räumliche Verhältnisse des Gehörganges erleichtern diese einfache Operation und wählen wir dazu am Besten die oberen Parthieen des Trommelfelles, weil diese rigiderer Struktur sind, daselbst die Trommelhöhle am tiefsten ist, auch diese Incisionen leicht per primam intentionem verheilen.

Eine bleibende Oeffnung im Trommelfelle zu ermöglichen, ist gesetzlich nur indicirt, wenn dauernde Zweckwidrigkeit der Tuba die natürliche Luftzufuhr, die zur Isolirung und Schwingbarkeit des ganzen Conductors nothwendig ist, beeinträchtigt.

Politzer behauptet zwar, dass eine bleibende künstliche Oeffnung auch indicirt sei in den Fällen, in denen bei Integrität der Tuba, also der Luftzufuhr zur Trommel, des Steigbügels, der fenestrae und Contentae des Labyrinthes die Funktionsstörung bedingt sei durch Zweckwidrigkeiten vor dem Steigbügel, also im Hammer, Amboss und geschlossenem Trommelfelle, indem die directe Zuleitung von Schwingungen der Luft durch die künstliche Oeffnung zum Steigbügel ein ausreichendes Hörvermögen zur Folge habe.

Dem ist aber nicht so.

Natürlich wird die schwingbare basis stapedis den Uebergang von Schwingungen der Luft direct an das Labyrinthwasser vermitteln, aber wie intensiv, das bleibt die Frage.

Johannes Müller hat bereits auf dem Wege des physikalischen Experimentes das Gesetz eruirt: ein kleiner beweglicher fester Körper, der beweglich in ein Fenster eingesetzt ist (basis stapedis), befördert den Uebergang der Schwingungen der Luft an Wasser (Labyrinth) aber bei weitem nicht so intensiv, als wenn er mit einem zweiten beweglichen Körper verbunden ist (Hammer), dessen Oberfläche eine frei bewegliche Membran (Trommelfell) trägt.

Es lässt sich ad aures beweisen, dass die Schwingungen des Hammers intensiver sind, als die des Trommelfelles, dass aber die des Ambosses wieder intensiver sind, als die des Hammers und am allerintensivsten die der damit verbundenen basis stapedis, weil diese einzelnen Theile die durch das Trommelfell übertragenen Schwingungen der Luft durch innere Reflexion, durch Resonanz multipliciren, verstärken. Politzer also unterschätzt den Verstärkungsapparat, den Multiplicator, Trommelfell, Hammer, Amboss.

Bei Dislocationen der Gehörknöchelchen treffen wir ja häufig eine normale basis stapedis, normale Fenster und Contenta labyrinthi bei directer Luftzufuhr durch das defecte Trommelfell, und schlechtes Gehör; wir verbinden kunstgerecht den Verstärkungsapparat Trommelfell, Hammer, Amboss mit dem Steigbügel und erreichen ein fast normales Gehör, wie ich Ihnen das ausführlich mitgetheilt habe.

Jeder Schwerhörende aber, der per ossa Uhr und Stimmgabel normal hört, und deren Zahl ist Legion, hat die von Politzer gewünschten Bedingungen, es müsste also, sobald Politzer's Ansicht eine gesetzliche Basis hat, jeder Einzelne durch eine bleibende Oeffnung in dem Trommelfell hergestellt werden. Dem aber ist leider nicht so!!

Ihnen, meine Herren, ist es klar geworden, dass jede Zweckwidrigkeit der geschlossenen Trommelhöhle in letzter Instanz zurückzuführen ist, auf eine zweckwidrige Resonanz ihres solidarisch verpflichteten Conductors.

Sie wissen, dass Sie in der Regel dann collabirte, adhaerirende, fehlerhaft gelagerte Trommelfelle sichtbar erkennen können; mit diesen muss Hand in Hand gehen eine mehr minder fehlerhafte Lage der Gehörknöchelchen, sie legen sich den Wandungen der Trommelhöhle an, resp. löthen sie sich an. In beiden Fällen verlieren sie an Resonanz durch verminderte Isolirung.

Sobald nun durch irgend einen operativen Eingriff in das Trommelfell, sei es Punction, Perforation, De-, In-, Excision desselben, Durchschneidung sporadisch vorkommender Falten, sogenannte eigenthümlich resonirende Stellen (und auch jede nur versuchte Tenotomie des tensor tympani involvirt einen solchen Eingriff) die Lage des Trommelfelles auch selbst nur in seinen Theilen verändert wird, wird diese Veränderung bei nicht angelötheten Knöchelchen eine Veränderung in der Lage der Knöchelchen bedingen und kann dabei aus einer zweckwidrigen auch einmal eine mehr zwekdienliche werden, also sich die Resonanz des Conductors verbessern;

doch fast immer nur vorübergehend!!

Fussend auf die Möglichkeit (!) eines günstigen Einflusses, kann man im speziellen Falle für den Versuch irgend eines operativen Eingriffs stimmen.

Ob aber im speziellen Falle die Knöchelchen nur fehlerhaft lagern, oder ob sie angelöthet sind, ist bei Lebzeiten nicht zu erkennen, wo und wie gross der Eingriff anzustellen, um im günstigeren Falle eine zweckdienliche Lagerung zu erreichen, ist nie zu ermessen.

Heute aber liegen zur Zeit noch die Sachen so, dass die Misserfolge bei weitem die bleibenden Erfolge überwiegen, und so wird es auch bleiben. Darauf aber können Sie sich verlassen, dass die Erfolge keine andere gesetzliche Erklärung zulassen, da es keine anderen Faktoren giebt.

Aeusserst lehrreich sind als Commentar folgende Krankengeschichten:

Zu Gruber in Wien kam eine schwerhörende Frau, und ergab die Ocularinspection eine hirsekorngrosse Verkalkung. Gruber riss dieselbe heraus mittelst einer Hakenpincette, und die Frau konnte wieder hören; später vernarbte das Trommelfell wieder und es schwand die Hörkraft. Gruber irrt nun, wenn er behauptet, die Taubheit sei bedingt gewesen durch ein kalkiges Trommelfell, caeteris normalibus, und die Entfernung des Kalkes habe den Erfolg bedingt. Wie viele normal Hörende tragen still und geduldig den Kalk ihrer Jahre am isolirten und flottweg resonirenden Trommelfelle.

Die Genesis war einfach folgende: Patientin hatte an Otorrhoe gelitten, diese sistirte unter Bildung einer kalkigen Adhaesion des Trommelfelles mit dem Promontorium und dadurch bedingter Lageveränderung des ganzen Trommelhöhlenconductors.

Durch das Abreissen der Verkalkung entstand, weil die unberechenbaren Bedingungen es erheischten, eine veränderte Lage und Isolirung des ganzen Conductors.

Die darauf folgende Entzündung führte zur abermaligen Adhaesion unter Fesselung der Isolirung und dem Eintritt von Taubheit.

Dieser Fall ging nun später in Politzer's Hände über. Derselbe nahm an, die basis stapedis funktionire im vorliegenden Fall normal, die vorangegangene Besserung sei Folge einer mittelst der gewaltsamen Eröffnung der Trommelhöhle eingetretenen direkten Zuleitung von Schwingungen der äusseren Luft zur basis stapedis, mit Umgehung des functionslosen Trommelfelles, Hammer und Ambosses; es käme also nur darauf an, eine b l e i b e n d e Oeffnung im Trommelfelle herzustellen!

Gesagt, gethan! und zwar genial! Politzer durchstach das Trommelfell, da, wo es nicht adhaerirte, mehr nach oben, wo die Entfernung von der Innenwand eine weitere ist, legte durch diese Oeffnung eine dünne, getränkte Sonde von laminaria digitata, erzielte durch deren Aufquellung einen Substanzverlust, nahm nach der Entfernung der Sonde eine Oese aus Hartkautschouk von $1—1^1/_2'''$ Länge, $^1/_2$ Linie Diameter und oben mit einer Rinne versehen, und suchte deren Rinne in die Ränder des erweichten Trommelfelles einwachsen zu lassen.

Der Erfolg war ein günstiger und bleibender. Die Methode empfiehlt sich also sehr, um eine bleibende Oeffnung zu erzielen, doch irrt Politzer in der Erklärungsweise, wie ich oben bewiesen habe. Und ob bei dem immerwährenden Stoffwechsel im Trommelfelle die Oese so gemüthlich am Orte beharren wird, bleibt dahingestellt.

Die Erklärung dieses Falles ist einfach: entweder handelt es sich um eine zweckwidrige Tuba, falls die Stimmgabel nicht absolut normal per ossa gehört wird, und dann ersetzt die bleibende Oeffnung in der Kautschouköse die Tuba, oder der operative Eingriff hat nolens volens, weil die unberechenbaren Umstände es verlangten, eine verbesserte Lagenveränderung der Knöchelchen bewirkt.

Politzer wird gewiss zugeben, dass durchaus nicht in allen Fällen bei gleichen, wahrnehmbaren Erscheinungen, sowohl optischen, als akustischen, diese Methode jedesmal gleiche Erfolge gehabt hat, während er doch zugeben muss, das jedesmal durch diese Methode die Luft direkt zum Steigbügel dringt, aber nicht immer, vielleicht nur selten, wird dadurch nolens volens eine bessere Lage des solidarisch verpflichteten Conductors erreicht.

Kann sein, kann nicht sein, Umstände verändern die Sache.

Immerhin bleibt aber diese Methode anzurathen, um eine bleibende Oeffnung zu erzielen, und dürfte mit der Zeit zu einer ausgezeichneten prophylactischen werden.

Sehr häufig consultiren uns Individuen, welche Jahr aus, Jahr ein schmerzlos an Hörkraft progressiv einbüssen, und also voraussichtlich einer Taubheit entgegensteuern, lediglich aus dem Grunde, weil Athmungsnoth der Trommel vorhanden ist und es uns nicht gelingt, durch Behandlung der Schleimhäute des Pharynx und Tuba solche zu heben. Hier muss eine dauernde Oeffnung in dem Trommelfelle Nutzen schaffen, doch fehlt zur Zeit der Glaube! das Vertrauen des Publikums und seiner ärztlichen Rathgeber.

Was endlich das Sausen betrifft, so erinnern Sie sich, meine Herren, dass ich dessen Grund fast immer zurückführen kann auf einen fehlerhaften Druck des zweckwidrig gelagerten Conductors der Trommel auf das Labyrinthwasser, und somit ein Eingriff ins Trommelfell, der ja ohne Druck nicht denkbar ist, wohl einmal den fehlerhaften Druck beseitigen kann — aber nöthig ist es nicht.

Fremde Körper in der Trommelhöhle.

Dieselben dringen entweder vom Gehörgange durch das defecte Trommelfell hinein, oder können bei extraordinären Verhältnissen auch per tubam hineingelangen.

Erstere habe ich als unschädliche bei den fremden Körpern im Gehörgange erwähnt, Letztere sind entweder nicht dem Organismus angehörende, oder von demselben erzeugte Körper. So dringt mitunter ein Wassertropfen, wenn Jemand kräftig kaltes Wasser aus der Hohlhand aufschlürft, in die Trommel und verursacht eine Reizung des Trommelfelles, wie von Aussen dahin Vorgedrungenes. Einmal beobachtete ich beim sofortigen Schnauben nach einer Prise Tabak das sofortige Eindringen desselben in die Trommel; am häufigsten werden Schleimpfropfen aus dem ostium pharyngeum vorgedrängt.

Charakteristisch ist in allen diesen Fällen das dadurch erzeugte wechselnde Gehör, je nach der Lage des Kopfes.

Die Behandlung ist dieselbe, wie die von freien Exsudaten in der geschlossenen Trommel, wir können den Katheter und feuchte Dämpfe anwenden, resp. das Trommelfell incisiren und durch Luftdruck per tubam das Exsudat entfernen.

Krankheiten der Binnenmuskel.

Paralysen, Contracturen und Spasmen können selbstverständlich vorkommen, doch mochte ihre Diagnose eine ziemlich unsichere bleiben, und meines Erachtens hat sich in dieser Hinsicht gar Manches in der otiatrischen Literatur eingebürgert, was einer schärferen Kritik kaum widerstehen möchte.

Der tensor tympani bildet bekanntlich mit dem tensor veli palatini einen biventer; seine Paralyse müsste also wohl mit paralyse des tensor veli palatini zusammen auftreten; möglich, dass er öfters, als wir ahnen, nach Diphtheritis eine Zeit lang gelähmt bleibt, eine sofortige direkte Funktionsstörung wird er nicht veranlassen, denn er dient ja nur der Ventilation, also könnte er höchstens auf die Dauer Ernährungsstörungen der Trommelhöhle bewirken.

In gleicher Weise müssten seine Spasmi und Contracturen sich am velum palatinum mitäussern, obschon auch einmal der

Fall eintreten könnte, dass nur die Fasern des musculus tensor tympani, welche nicht in den tensor veli palatini übergehen, contrahirt sind. Der stapedius wird vom facialis versorgt, seine Mitlähmung ist denkbar, wenn der facialis aus einer oberhalb des Ursprungs des nervus stapedius im fallopischen Kanale liegenden Ursache paralysirt ist.

Seine Mitlähmung aus subjectiven Hörerscheinungen diagnosticiren zu wollen, ist doch ziemlich gewagt, es soll dadurch eine Oxyecoïa eintreten, d. h. es sollen jetzt kräftige Schwingungen, mehr als vordem, den Stapes auf das Labyrinthwasser drücken, dieses perturbiren.

Diese Oxyecoïa tritt aber nachweisbar gerade auf bei Verschwellungen der Tuben, wenn dadurch eben die kräftigeren Beugungsschwingungen des Trommelfelles die Luft in der Trommelhöhle momentan erschüttern, ohne dass diese sich durch die Tuben verbreiten kann.

In den von mir beobachteten Fällen von Facialislähmung fand diese Oxyecoïa n i c h t s t a t t. Geht man von der vorgefassten Meinung aus, dass solche stattfinden muss, so hält es auch nicht schwer, bei der Untersuchung ungebildeter Patienten diese zu gewünschten Antworten zu verleiten.

In neuerer Zeit empfiehlt man die Durchschneidung der Sehne des tensor tympani, um eine Funktionsstörung zu heben. Zugegeben selbst, dass es uns gelänge, mittelst eines Tenotoms die Sehne zu durchschneiden, ohne die chorda tympani, welche diese berührt, zu verletzen, zugegeben selbst, dass durch diese Ausführung einmal sich die Funktion gebessert hat, so war diese Funktionsstörung darum noch lange nicht bedingt durch eine Contractur des tensor tympani, sondern einfach, wie immer, durch eine zweckwidrige, nicht isolirende Lage des Trommelhöhlenconductors, den wir einmal unberechenbar bei dieser unserer Intention in eine bessere versetzen, weil die Durchschneidung der Sehne nolens volens einen Eingriff in das Trommelfell mit sich führt, ja sogar die Abschneidung des normalen tensor tympani die Lageverbesserung noch erhöhen kann, aber auch verschlechtern.

Alle durch unser Zuthun eintretende Veränderungen sind ja immer nur g e s e t z l i c h e, und gar häufig sind wir wie im Leben, so in der Therapie ungeahnt ein Geist, der Böses will und Gutes schafft. — Ueber Extravasate in der Trommelhöhle haben wir bereits bei den Blutungen gesprochen, es bliebe jetzt noch als

Anhang zur Trommelhöhle

übrig

I. Processus mastoideus.

Obgleich die pathologischen Zustände der Sinus mastoidei in keinerlei Weise auf die Hörkraft influiren können, wie schon ihre rudimentäre Entwicklung in der Kindheit sowie ihre Anfüllung mit käseartiger Materie zur Genüge darthut, obgleich ferner primäre Erkrankungen derselben nur selten vorkommen, ohne aber geläugnet werden zu können, so dürfte es dennoch angemessen erscheinen, das pathologische Verhalten des Proc. mastoideus etwas näher zu erörtern, weil seine krankhaften Prozesse sehr leicht auf für das Gehör wichtigere Theile sich ausbreiten.

An dem Processus mastoideus des Erwachsenen können wir füglicherweise einen unteren dreieckigen Theil, Pars verticalis, und einen darüberliegenden viereckigen, Pars horizontalis, unterscheiden, eine horizontale Linie mitten durch die hintere Wand des äusseren Gehörganges gezogen gedacht, bildet diese Scheide. Beim Kinde hingegen fehlt der untere dreikantige Theil ganz und liegen überhaupt die Sinus mastoidei höher als bei dem Erwachsenen; indem sie sich dabei noch mehr nach vorn zu erstrecken, sind sie nur durch eine sehr feine Knochenlamelle von der Dura mater des mittleren Hirnlappen getrennt. An der Innenfläche des Processus sehen wir die Fossa sigmoidea für den Sulcus transversus und in der Fossa sigmoidea kleinere Löcher, durch die eine lebhafte Communication der Venen der Sinus mastoidei mit dem Sulcus unterhalten wird. Mitunter ist die äussere knöcherne Wand des Proc. mastoideus defect und sind somit Communicationen der Sinus mastoidei mit der äusseren Oberfläche des Processus vorhanden. So beobachtete ich einen ganz interessanten Fall, bei dem eine Communication zwischen den Sinus mastoidei und somit zwischen der Trommelhöhle und der Aussenfläche der Pars mastoidea, vielleicht durch abnorme

Ausbildung des Foramen mastoideum daselbst der Art stattfand, dass man beim Valsalva'schen Versuche eine erbsengrosse Hebung der Hautdecke an dieser Stelle wahrnehmen konnte.

Diese Communication schien angeboren gewesen zu sein, und war natürlich auf die Hörkraft ganz indifferent. Aehnliche hat Hyrlt bei Sectionen nachgewiesen.

Am häufigsten handelt es sich um eine Periostitis externa des processus mastoideus, die, falls nicht eine Gewaltthätigkeit die Ursache ist, fast immer in Beziehungen steht mit einer heftigen und mitunter so überaus schmerzhaften Periostitis der hinteren Wand des äusseren Gehörganges, von wo aus sie auf dem Wege der Continuität entsteht.

Die Auftreibung des processus ist verschieden, ebenso die Verbreitung des Schmerzes; die Behandlung ist anfangs streng antiphlogistisch, kommt es indessen zur Otorrhoe, so befördere man dieselbe durch Einlegen von Speck und Speckeinreibungen auf den ganzen Knochen. Wie schon erwähnt, tritt bei einer nach traumatischen Ursachen entstandenen Periostitis leicht partielle Nekrose der hinteren Wand des Gehörganges und des entsprechenden Theiles des processus mastoideus ein.

Wenn ich mich nicht täusche, so habe ich einmal eine Phlegmasia alba am processus mastoideus beobachtet.

Mich consultirte ein Herr, dessen processus mastoideus von einer prallen, schmerzlosen, schnell entstandenen Geschwulst bedeckt war, welche von der Grösse einer Faust bis zur Hälfte des Halses hinabhing.

Man hätte geglaubt, es mit einem Abscesse zu thun zu haben, doch war der Druck darauf wenig empfindlich und hatten vierwöchentliche Cataplasmen den status quo nicht geändert.

Hörerscheinungen waren nicht vorhanden.

Der innere Gebrauch von Jodkalium, sowie kräftige Salzbäder erzielten darauf die vollständige Vertheilung.

II. Malignant disease.

Unter diesem Namen erwähnt Toynbee eine Art von Geschwülsten, deren Existenz Wilde bestätigt und die ich, obschon sie mir bisher nicht vor Augen gekommen sind, der Vollständigkeit wegen nicht unerwähnt lassen möchte.

Nach Toynbee scheinen diese Geschwülste meist von der Schleimhaut der Trommelhöhle auszugehen. Die Schleimhaut wächst, durchbohrt das Trommelfell und es erscheint nun im äusseren Gehörgange eine Geschwulst, dem Anscheine nach ein Polyp, diese Geschwulst dehnt sich nun nach allen Seiten aus, nach innen verursacht sie Zerstörungen der Pars petrosa, Lähmung des Nervus facialis, Entzündung der Hirnhäute und Druck auf das freiliegende Gehirn, gleichzeitig zeigen sich dann in der Umgegend des Ohres Tumoren, die aufbrechen und Eiter entleeren, bei sehr starker Verbreitung werden die Pars squamosa und das Kiefergelenk in Mitleidenschaft gezogen und zerstört.

Die meiste Aehnlichkeit zeigt diese Geschwulst noch mit dem Fungus haematodes. Ihr Verlauf ist oft langsam, schmerzhaft und peinigend, so dass ein acuter Verlauf und ein schneller letaler Ausgang mit dem Auftreten von Cerebralerscheinungen nur wünschenswerth sein kann.

In anderen Fällen ist die Geschwulst kleiner, scheint auch vom mittleren Ohre auszugehen, sich aber weniger nach Aussen als vielmehr nach Innen zur Basis cerebri zu verbreiten und somit dem Encephaloide sich zu nähern.

Endlich hat Toynbee noch Tuberculose der Schädelknochen beobachtet, wobei die Knochen zu einer weichen käseartigen Substanz geschmolzen sind. Die von ihm aufgefundene Tuberculose des Schläfenbeines und deren nächsten Umgebung scheint nach seiner Ansicht ebenfalls von der Schleimhaut der Trommelhöhle auszugehen, so dass ihre Erwähnung gerade hier am rechten Orte ist. —

Caries und Nekrose der knöchernen Wandungen der Trommelhöhle ist natürlich nicht denkbar ohne Otorrhoe, sie wird in der Regel mit Caries und Nekrose im Gehörgange combinirt auftreten, sie ist mit Sicherheit dadurch zu erkennen, dass keine Adstringentien ertragen werden und wird wie Caries und Nekrose der anderen Knochen behandelt. Eine Lähmung des facialis tritt nur dann ein, wenn der fallopische Canal mitafficirt ist.

III. Ueber Hirnkrankheiten in Bezug auf Gehörkrankheiten.

Ueber die Verbreitung krankhafter Prozesse des Gehörorganes auf die umliegenden Hirnhäute und Hirnmasse selbst, so wie umgekehrt über die secundären Erscheinungen im Gehörorgane bei primärer Affection der Hirntheile sind in neuerer Zeit umfassende gediegene Arbeiten erschienen. So widmet Wilde in seiner Aural Surgery diesem Gegenstand in pag. 426—434 ein besonderes Interesse, von Toynbee erschienen in der Medical Times and Gazette 1855 Nr. 236—265 12 Vorlesungen über die Affectionen des Gehörorganes, welche Krankheiten des Hirns und der Hirnhäute verursachen, worin den anatomischen Verhältnissen ungemeine Aufmerksamkeit geschenkt ist, und endlich bearbeitete Lebert diesen Gegenstand klinisch mit frappanten diagnostischen Merkmalen in Virchow's Archiv (Band IX über Otitis interna und über die Entzündungen der Sinus des Gehirns und Band X über Gehirnabscesse) so dass wir in vorkommenden Fällen am Krankenbett in dieser Beziehung uns vollkommen orientiren können.

Anatomisches.

Nach Toynbee verbreiten sich die Krankheiten des Gehörorganes häufig auf das Gehirn, bald acut bald chronisch ohne jedwedes prädisponirendes Element als eben den Ausfluss, namentlich geht diese Verbreitung von Krankheiten der Gehörhöhlen aus, wenn deren Ausgang beeinträchtigt ist.

Er unterscheidet demnach eine verschiedene Verbreitung:

1) vom äusseren Gehörgange und den Sinus mastoidei,
2) von der Trommelhöhle,
3) vom Labyrinthe aus.

Acute Entzündungen des äusseren Gehörganges sollen, da dessen obere Wand denselben vom mittleren Hirnlappen trennt, leicht zu Entzündungen der Meningen des mittleren Hirnlappens sowie zur Suppuration und Abscessbildung daselbst führen, chronische Prozesse hingegen nach cariöser Zerstörung seiner hinteren Wand (der Scheidewand der Sinus mastoidei), leicht sich entweder auf das dahinter liegende Cerebellum in ähnlicher Weise wie von der oberen Wand auf das Cerebrum fortsetzen oder zu Entzündungen des Sinus lateralis und Thrombosenbildung daselbst neigen.

Die Krankheiten der Trommelhöhlen gleichen denen der oberen Wand des Gehörganges, indem deren Dach als eine Fortsetzung der oberen Wand des Gehörganges ebenfalls den mittleren Hirnlappen trägt, während die Krankheiten der Sinus mastoidei sich denen der hinteren Wand des Gehörganges anreihen.

Ist hingegen Eiter ins Labyrinth gelangt, so soll er durch die Foramina cribrosa und den Meatus auditorius internus zur Basis cerebri, medulla oblongata und Pons Varolii gelangen und hier Entzündungen, Ulceration und Abscesse veranlassen.

Meines Erachtens können wir die verschiedenen Vorgänge in dreierlei Weise erklären:

1) entzündliche Prozesse im Gehörgange oder Trommelhöhle rufen ohne sichtbare Zerstörung, ohne Defect der knöchernen Scheidewand Mitentzündungen der umliegenden Theile hervor, indem sie sich einfach durch die oft stark entwickelten Foramina nutritiva der knöchernen Scheidewand, welche eine Verbindung des Periostes der Hörhöhlen mit denen der Aussenwandungen des ganzen Schläfenbeines herstellen, verbreiten.

   Sie können dadurch nach oben Entzündungen der Meningen mit deren Ausgängen, nach hinten Entzündungen des sinus transversus, nach unten der vena jugularis veranlassen;

2) die eben genannten Theile, dura mater, sinus transversus und vena jugularis berühren direct die entzündeten Höhlen

des Gehörorganes, entweder in Folge eingetretener cariöser Zerstörungen, oder angeborener Defecte der knöchernen Scheidewände, wie solche am häufigsten am Dache der Trommelhöhle vorkommen;

3) von den mitentzündeten Venen aus treten in Folge einer Thrombenbildung in diesen, Abscesse in entfernteren Organen auf.

Pathologisches.

Wenngleich ich nicht zu den Aengstlichen gehöre, indem ich immer erst auf tausend chronische Otorrhoeen einen lethalen Ausgang beobachtete, den wohl allein die Sorglosigkeit des damit Behafteten verschuldete, so halte ich es doch für Pflicht, jede Otorrhoe genau zu untersuchen.

Kommt dieselbe von der membranösen Auskleidung des Gehörganges oder der Trommelhöhle, so ist sie durchaus zu beseitigen; ist sie hingegen mit Ulceration der Schleimhaut und Caries verbunden oder von Nekrose herrührend, so müssen wir sie sorgfältig bewachen, um jedes verdächtige Symptom nachdrücklich gleich Anfangs zu bekämpfen, denn die Erfahrung lehrt, dass sistirbar gewesene chronische Catarrhe noch nach 50jahrelangem Bestehen zum lethalen Ausgang den ersten Anlass gaben, sowie dass cariöse Ausflüsse, die nicht so leicht zu heben waren, plötzlich sistiren und dadurch Hirnerscheinungen veranlassen, die meist Anfangs verkappt, von uns unbesorgt, zu wenig berücksichtigt werden zu einer Zeit, die allein noch Hoffnung auf Beseitigung erlaubte.

Der Eintritt der Hirnaffection ist bald von auffallenden Hirnerscheinungen begleitet und führt dann in einigen Tagen zum Tode, bald ist er anschleichend verkappt ohne prägnante Symptome und die Hirnaffection kann wochenlang bestehen. Meist ist der Ausgang lethal. Zwar beginnt auch in den weniger prägnanten Fällen dieser Uebergang des pathologischen Prozesses auf's Gehirn mit einem leichten Frösteln, nur wird dieses von dem Patienten nicht Anfangs, weil sein Allgemeinbefinden wenig gestört ist, recht beachtet. Anfangs sistirt spontan der Ausfluss, Patient fühlt sich träge, unlustig, apathisch und schläfrig und der Ausfluss kehrt nach wenigen Tagen von selbst wieder.

Je nach dem Charakter der sich nun ausbildenden cerebralen Affection gestalten sich die ferneren Erscheinungen verschieden. Ist eine Entzündung der Meningen vorhanden, so treten deren Symptome in den Vordergrund: Delirium, schneller fieberhafter voller Puls, Coma, Stupor, Störungen der Intelligenz, Strabismus u. dgl., während beim Hirnabscess selten das Bewusstsein und das Allgemeinbefinden gestört ist. Erst später bilden sich mit dem Eintritt von Schüttelfrösten und stark schwankendem Pulse typhöse und pyämische Erscheinungen aus; etwas charakteristisches scheint der von Lebert angegebene fixirte Schmerz im Nacken gegen Druck bei sonstiger Schmerzlosigkeit zu sein. Geht hingegen der Prozess vom Processus mastoideus aus, tritt somit Entzündung des Sinus transversus und Thrombose ein, so hat zwar der Zustand viel Aehnlichkeit mit dem des Hirnabscesses, indem auch hier das Bewusstsein und Allgemeinbefinden weniger getrübt ist, unterscheidet sich aber durch die vorhergegangene Schmerzhaftigkeit des Processus mastoideus und durch die Abwesenheit des Nackenschmerzes einerseits und andererseits durch die häufigeren Schüttelfröste und Erbrechen bei vollkommen normaler Beschaffenheit des Digestionsapparates von diesem. Hat die Thrombose metastatische Abscesse in der Leber und den Lungen u. s. w. hervorgerufen, so wird deren Auftreten in der Leber durch icterische Erscheinungen und in den Lungen durch die Symptome einer Pneumonie erkannt werden können. —

Die Allgemeinbehandlung geschieht nach allgemeinen Indicationen; örtlich ist die Aufgabe durch Cataplasmen die Otorrhoeen wieder hervorzurufen, resp. zu befördern.

Die Lähmung des Facialis in solchen Fällen kann für die Diagnose von Wichtigkeit sein, indem sie wohl, sobald keine Otorrhoee vorhanden ist, immer eine Affection an der Basis cerebri anzeigt. Sie ist im Ganzen selten, unter 19 von Toynbee gesammelten Fällen war sie nur einmal zugegen, in den beiden von mir beobachteten fehlte sie, trotzdem in dem einen eine Caries der Pars petrosa bestand; überhaupt wird sie wohl äusserst selten vom Fallopischen Canale ausgehen.

Sind Anschwellungen der äusseren Weichtheile vorhanden, so handelt es sich in der Regel trotz der furchtbarsten Schmerzen und scheinbarer Hirnaffection lediglich um tiefliegende Zellhautabscesse und schwinden mit frühzeitiger Eröffnung derselben diese Erscheinungen.

XVI. Vortrag.

Inhalt. VI. Der nervöse Apparat. — 1) Anatomisches: Knöcherne Labyrinth, häutige Labyrinth peripherischer nervus acusticus, dessen Ursprung und Verlauf. — Stützapparate. Hörhärchen. 2) Physiologisches. 3) Diagnostik: a. centrale, peripherische; b) Dysecoia labyrinthica; c) Taubstummheit.
Anhang: Hörröhre. Schlusswort.

Meine Herren.

Es bliebe uns nun noch übrig, die Zweckwidrigkeiten des nervösen Apparates zu besprechen.

Unter „nervösem Apparate" des Gehörorganes umfasse ich alle Theile, welche hinter der Trommelhöhle liegen und deren Integrität zum normalen Hören nothwendig ist; es gehören also hierzu das Labyrinth, der nervus acusticus von seinem Ursprunge bis zu seinem peripherischen Stützapparate.

Mit der Anatomie beginnend, werde ich Ihnen daraus nur das für unsere Zwecke Wissenswertheste vortragen.

Das sogenannte Labyrinth liegt zwischen der Trommelhöhle und dem Porus acusticus internus in der Pars petrosa, indem es mehr den hinteren oberen Theil derselben, als den unteren vorderen einnimmt, ohne deren Spitze auszufüllen. Es hat eine mehr längliche Gestalt und wird aus drei verschiedenen, untereinander communicirenden Theilen, dem mittleren Vorhofe, der vorderen unteren Schnecke und den hinteren oberen Bogengängen zusammengesetzt.

Der knöcherne, erbsengrosse Vorhof von unregelmässiger Gestalt liegt ungefähr in gleicher Höhe mit dem Processus brevis und dem Manubrium des Hammers; an seiner äusseren der Trommelhöhle zugekehrten Wand befindet sich das uns schon bekannte Fenestra semiovalis stapedis, an seiner inneren sehen wir feine Durchlöcherungen (Maculae cribrosae) für den Durchtritt des Nervus vestibuli; nach vorn und unten zu communicirt er durch die Apertura scalae vestibuli mit der Schnecke nach hinten und oben durch 5 Oeffnungen mit den Anfängen der Bogengänge.

Die innere Wand ist ausgehöhlt und durch eine kantige Hervorragung (Crista pyramidalis) in 2 Vertiefungen getheilt, in eine kleine vordere untere (Recessus hemisphaericus) und in eine grössere hintere obere (Recessus hemiellipticus).

Die 3 knöchernen Bogengänge (Canales semicirculares) verlaufen als bogenförmig gekrümmte Halbcanäle mit je einer breiten Anschwellung (Ampulla) am Vorhofe beginnend von diesem nach hinten in die Pars petrosa hinein, sich bis zu den oberen Sinus mastoidei erstreckend; wir unterscheiden einen oberen, einen

Das geöffnete Labyrinth.

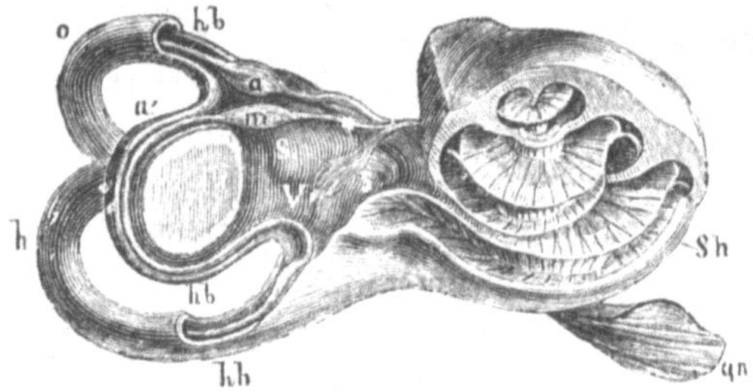

Fig. XXVII. Das Labyrinth, geöffnet. *V* Vorhof. *S S* Häutiges Labyrinth. *S h* Schnecke. *g n* Gehörnerv; *a m* Ampullen; *h b* halbkreisförmige Kanäle; *o'* der obere, *a'* der äussere, *h'* der hintere Kanal.

hinteren und einen äusseren (*o h a*), von denen sich ein Schenkel des oberen mit einem des hinteren zu einem gemeinschaftlichen Endcanale (*o h*) vereinigt, so dass eben die 3 Bogengänge dadurch nur 5 statt 6 Oeffnungen im Vorhofe haben.

Der Nervus facialis verläuft unterhalb des äusseren Bogenganges zwischen ihm und der darunter liegenden Fenestra ovalis.

Das knöcherne Schneckengehäuse entsteht durch eine

spiralförmige Drehung des ungefähr 1 Zoll langen, sich allmälig verengernden Schneckenkanales, der $2^1/_2$ Windungen macht. Durch diese Drehung bildet sich in der Mitte die Spindel (Modiolus columellae). Wir unterscheiden an diesem Gehäuse die breitere Basis, die nach oben und innen dem Porus acusticus internus zu und die Cupula (Spitze), die nach unten und aussen dem vorderen Theile der inneren Trommelhöhlenwand zu liegt. Die Windung geht beim rechten Ohre von links nach rechts, beim linken von rechts nach links. Die erste Windung der Schnecke bildet etwas nach unten und hinten, von der Cupula gerechnet, das Promontorium, unterhalb desselben zeigt sich nach hinten gekehrt die fenestra rotunda, welche den Zugang zur Schnecke von der Trommelhöhle aus bildet. Die Spindel ist an ihrer Basis am breitesten und verengert sich nach der Cupula hin, sie ist in ihrem ganzen Umfange von feinen Oeffnungen (tractus spirales foraminulosi), zur Aufnahme der Verbreitung des nervus cochlea bestimmt, durchbohrt. Der ganze Schneckenkanal ist durch eine Scheidewand (lamina spiralis), die sich ebenfalls spiralförmig um die Modiolus herumwindet, in 2 Gänge (Treppen) getheilt, einen unteren Scala tympani, der durch die fenestra rotunda geschlossen wird, und einen oberen Scala vestibuli, der eben in den Vorhof mündet. Indem die lamina spiralis in der Cupula sichelförmig mit einem Hamulus endigt, entsteht zwischen ihr und der Spitze des Modiolus eine Oeffnung (Helicotrema), wodurch die beiden Scalae communiciren, so dass wir nun also eine Communication aller Theile kennen gelernt haben. Die Lamina spiralis ist am Modiolus knöchern (Zonula ossea), nach den äusseren Wandungen des Gehäuses hingegen häutig (Zonula membranacea). Die Zonula ossea besteht aus 2 convergirenden Knochenblättchen, welche da zusammentreffen, wo die Zonula membranacea anfängt; es hat also jede Scala ihre eigenen ossea. Die Zonula membranacea hingegen wird einfach dadurch gebildet, dass das äussere Periost des Felsenbeines durch foramina nutritiva in den Schneckenkanal dringt, dessen Wandungen, sowie die der Zonulae osseae beider Scalen überkleidet und sich nach der äusseren Wand des Gehäuses fortsetzt. Diese foramina nutritiva sind fälschlich als Aquaeducten bezeichnet worden. Das Periost sondert ein Flüssigkeit, das sogenannte Labyrinthwasser (Liq. Colunnii) ab, welches durch die fenestrae verdunstet.

In dem Labyrinthwasser schwimmt nun gewissermassen, als Einsatz nach demselben Modell gearbeitet, das membranöse Labyrinth. Den kleineren vorderen Recessus hemisphaericus des Vorhofes füllt ein kleines Säckchen (Sacculus rotundus) aus, den grösseren Recessus hemiellipticus ein grösseres längliches Sacculus oblongus (Alveus communis), in welches auch die häutigen Bogengänge mit ihren 3 Ampullae membranaceae übergehen, so dass das Ganze als ein Gebilde zu betrachten ist, doch scheint keine Verbindung zwischen den beiden Sacculi zu herrschen.

Das häutige Labyrinth ist angefüllt mit einer mehr schleimigen Flüssigkeit (Aquula labyrinthi, Hörschleim), in diesem befinden sich gerade an der Stelle, wo der Stützapparat des ramus vestibuli liegt, feine Körnchen, Hörsand, Otolithen angehäuft.

Am Porus acusticus internus theilt sich der N. acusticus in zwei Aeste, den dünneren N. vestibuli und den dickeren N. cochleae. Der N. vestibuli seinerseits spaltet sich wiederum in 3 ungleiche Zweige, dem oberen dicksten, welcher den Sacculus ellipticus und die Ampullen des oberen und äusseren Bogenganges versorgt, den mittleren für den Sacculus sphaericus und den unteren für die Ampulle des hinteren Bogenganges.

Die einzelnen Fasern des nervus cochleae treten durch den tractus spiralis foraminulosis in die Basis der Schnecke, dringen in die Lücke der convergirenden Blättchen der Zonula ossea, um sich auf die Zonula membranacea, soweit diese der Scala vestibuli zugekehrt ist, zu verzweigen.

Die Arterien für das Labyrinth stammen aus der Arter. auditiva interna, einem Zweige der Arteria basilaris oder mitunter der Cerebelli inferior anterior; selbige begleitet den N. acusticus an seiner oberen Fläche und spaltet sich in die Arteriae cochleae und die Arteriae vestibuli.

Indem die Art. auditiva interna sich bis zu dem Canalis Fallopii verzweigt und dort mit der Stytomastoidea anastomosirt, entsteht eine Anastomose der Art. vertebralis und der Art. carotis externa.

Der Nervus acusticus entspringt fächerartig mit weissen

Strängen aus dem Boden des Ventriculus quartus, dabei lassen sich seine untersten Stränge bis in die medulla oblongata verfolgen; er biegt sich um die Corpora restiformia, von diesen ebenfalls Zweige enthaltend, nach aussen und unten, und tritt am hinteren Umfange der Crura cerebelli ad pontem zwischen diesen und den Corpora restiformia hervor. In seinem Verlaufe durch die pons soll er eine gangliöse Anschwellung haben; nach seinem Austritt läuft er als ein weicher Strang nach aussen und vorn zum Meatus auditorius internus, indem er in einer Furche an seinem oberen vorderen Umfange den Nervus facialis aufnimmt. Sein unterer Umfang hingegen grenzt an die kleine Hirnspalte, und somit an die Bedeckung, welche die Arachnoidea und Pia mater ausfüllt, um von hier aus als Plexus choroideus ventriculi quarti diesen auszukleiden.

Der Nervus acusticus theilt diese Gebilde also in 4 aufeinander folgende Gruppen, Zonula denticulata, welche auf der Zonula ossea ruht, Zonula perforata, Zonula arcuata (das sogenannte Cortische Organ mit seinen auf- und absteigenden Bögen) und Zonula pertinata.

Der physicalische Werth aller dieser Gebilde ist imaginär, dass die Hauptfunktion nicht in ihnen ruht, beweist der Umstand, dass diese Gebilde schon bei den Vögeln fehlen. In physiologischer Hinsicht kann ich mich nur auf das beziehen, was ich Ihnen bei der Lehre von der Schallempfindung ausführlich vorgetragen habe.

Sie erinnern sich, dass ich vollkommen der Helmholtz'schen Ansicht huldige, dass eben der ramus vestibuli mit seinen leichten, unelastischen Hörhärchen das empfindende Organ für die nicht periodischen Schwingungen der Geräusche, und der getrennte ramus cochleae mit der Zonula membranacea das empfindende Organ für die periodischen Schwingungen der Töne und Klänge sei, eine Ansicht, welche Sie ja in unseren klinischen Uebungen ausreichend bestätigt gefunden haben.

Diagnostisches.

In allen Fällen von Funktionsstörungen, wobei die Kopfknochenleitung vermindert ist, sei es nur für Geräusche, sei es nur für Töne oder Klänge, oder für Beides, ist der nervöse Apparat in Betreff des Sitzes der Funktionsstörung mitbetheiligt.

In diesen Fällen wird nun in Relation zur verminderten Kopfknochenleitung per cavitatem gut oder schlecht gehört; im ersteren Falle handelt es sich nur um Funktionsstörung im nervösen Apparate, um eine so zu nennende rein nervöse Schwerhörigkeit; in letzterem Falle ist in der Regel die Trommelhöhle der primäre Sitz der Funktionsstörung; sie übt entweder nur einen fehlerhaften Druck auf die Contenta des nervösen Apparates aus, oder dieser zweckwidrige Druck hat bereits die Contenta cellularpathologisch alienirt (hyperplasirt oder aplasirt). Was die reine nervöse Schwerhörigkeit betrifft, so können wir je nach den complicirten Erscheinungen 2 Gruppen unterscheiden:

1) Dysecoia nervosa centralis, cerebralis basilaris, bei denen die pathologische Ursache am Ursprunge des Acusticus bis zu dessen Eintritte in den porus acusticus internus zu suchen ist.

2) Dysecoia nervosa peripherica labyrinthica, wo die Ursache innerhalb des Labyrinthes liegen muss, sei es nun in den Stützapparaten, im Periost, oder in den Contenta.

Wir haben also zu besprechen centrale Anaesthesieen und die Veränderungen im Labyrinthe.

1) Centrale Anaesthesieen.

Der fächerförmige Ursprung des Acusticus, sein Verlauf an dem plexus choroideus enthält gewissermassen eine Praedisposition zu centralen Anaesthesieen bei Hirnkrankheiten.

Die Folge dieser topographischen Verhältnisse ist, dass centrale Anaesthesieen des nervus acusticus, wenn seine tiefsten Stränge mit ergriffen sind, gleichzeitig auftreten mit Anaesthesieen des nervus trigeminus, welcher ja auch aus der Medulla oblongata Zweige enthält.

Die Folge davon ist ferner, dass wir so häufig, und zwar namentlich im Kindesalter, doppelseitige centrale Anaesthesieen des n. acusticus auftreten sehen unter hydrocephalischen Erscheinungen des vierten Ventrikels, unter stetem Rückwärtsfallen des Hinterkopfes (so nach meningitis scarlatina, in der Zahnperiode, vor Allem aber in der Meningitis cerebrospinalis. Während wir bei anderen centralen Anaesthesieen und Paralysen mehr ein einseitiges Auftreten wahrnehmen, kann uns die häufige doppelseitige, centrale Anaesthesie des Acusticus nicht wundern, wenn wir bedenken, dass beide Acustici vom Boden desselben Ventrikels entspringen und bei Veränderung seiner Contenta gleichzeitig alienirt werden.

Jener Plexus an der kleinen Hirnspalte ist gewiss zu Extravasaten sehr geeignet, und so finden wir denn auch, wie oft plötzlich centrale Anaesthesieen des n. acusticus, einseitige, wie doppelseitige, sich schmerzlos einstellen nach Contusionen; bei kleinen Kindern nach einem unglücklichen Falle auf den Hinterkopf, oder nach tussis convulsiva und febris intermittens, und wie auch mitunter im reiferen Alter in Folge stärkerer Circulationsstörungen nach heftigen Erkältungen eine einseitige Anaesthesie des n. acusticus mit einer einseitigen Paralyse des n. facialis sich entwickelt, welche Beide, weil jede andere Erscheinung beim Eintritte mangelt, auch hier ihren ursächlichen Sitz haben dürften.

In gleicher Weise begleitet eine chronisch zunehmende Anaesthesie Degenerationsprocesse des kleinen Gehirns, wie Sclerosis und Malaria dieser Theile, und wird der nervus facialis nur dann mit gelähmt, wenn auch sein Ursprung in das Bereich der Erkrankung gezogen ist.

Eine Behandlung dieser mannigfachen centralen Anaesthesieen hängt lediglich von der Vorstellung resp. der Erkenntniss des Grundleidens ab; sie kann also nichts Specifisches bieten, und komme ich gleich bei der Taubstummheit noch einmal darauf zurück. Einige Male habe ich beobachtet, dass centrale Anaesthesieen, durch Contusionen entstanden, sich noch nach Jahren spontan verloren.

Dennoch aber muss ich davor warnen, die beim Fieber auftretenden Taubheiten einfach für eine Folge des Fiebers zu halten. Den Fiebern gehen Erkältungen vorher und diese werden begleitet von Pharynxcatarrhen.

Taubheit und Fieber sind coordinirt, nicht subordinirt, ich habe darin die eigenthümlichsten Beobachtungen gemacht, und je mehr Aufmerksamkeit ich dem Pharynx schenkte, desto grössere Erfolge erzielte ich durch dessen Behandlung!

Ein Anfänger glaubt es nicht, welche Erscheinungen bei einzelnen Individuen Luftmangel der Trommel bewirkt.

2) Dysecoia labyrinthiosi.

Die mannigfaltige Ursache derselben ist entweder eine angeborene oder erworbene.

Als Vitia primae formationis hat man Formen von Labyrinthen beobachtet, die sich denen niederer Thiere nähern; so beobachtete man, dass Schnecke, Vorhof und Bogengänge eine einzige unregelmässige Höhle ausmachten, ohne eine membranöse Oeffnung zur Trommelhöhle, also ohne Fenestra. Die Cochleae fand man bei Anderen ohne Spirale, ohne Zonula membranacea sackförmig oder rudimentär entwickelt, indem sie nur 1 oder $1^1/_2$ Windungen hatte oder in ihrem knöchernen Gehäuse defect; von den 3 Bogengängen waren in anderen Fällen nur 1 oder 2 vorhanden; das Gehörwasser war in einen dicken Brei verwandelt u. s. w.

Erworbene celluläre Aberrationen im Labyrinthe gehen entweder von dem auskleidenden Perioste desselben aus, oder von anderen Theilen, immer aber fehlen dabei Hirnerscheinungen.

Betrachten wir also zuerst das Periostleiden. Schwellungen desselben müssen auf die ganze Funktion influiren und somit die Hörkraft per ossa für Geräusche und Töne beeinträchtigen, zumal ja die Zonula membranacea auch nur Periost ist.

Im Beginne der Krankheit verspüren die Patienten wohl einige Stiche in der Tiefe des Kopfes in der Ohrgegend, doch legen sie darauf wenig Gewicht, da die Funktionsstörung wegen absoluter Integrität des schallleitenden Apparates anfänglich nur wenig gestört ist, sie begehren meist erst unsere Hülfe, wenn es zu spät ist.

Als alleinige Ursache habe ich stets Syphilis nachweisen können, und in den wenigen Fällen, die ich frühzeitig zur Behandlung erhielt, hat eine streng syphilitische Behandlung vollständige Heilung erzielt, während veraltete Fälle eine traurige Prognose geben.

Was die übrigen cellulären Veränderungen betrifft, so erscheint es mir am Praktischsten, diese nach ihren Ursachen kurz zu besprechen.

Sie entstehen entweder durch Druck von der Trommelhöhle aus, oder aus Extravasaten nach Erschütterungen, oder als Entzündungen mit Hyperplasieen nach Hirnkrankheiten, vor Allen nach Meningitis cerebrospinalis.

Wir finden nicht selten nach einem oft nur kurz andauernden zweckwidrigen Drucke bei voller Integrität aller Funktionen der einzelnen Theile nichts zurückbleiben, als ein Nichthören der Uhr per ossa.

In diesem Falle dürfte es sich um atrophische Vorgänge innerhalb der crista acusticae handeln.

Wenn ein Druck zweckwidrig bis auf die zonula membranacea wirkt, so beobachten wir eine veränderte Klangfarbe, indem die mehr gespannte zonula membranacea dann einen andern Eigenton hat.

Bleibt hinterher ein Nichthören der Stimmgabel per ossa zurück, so hat der Druck höchst wahrscheinlich auch hier einen atrophischen Vorgang eingeleitet.

Bei Extravasaten kommt es darauf an, ob dasselbe die ganze Schnecke, resp. nur einen Theil derselben anfüllt.

Im ersteren Falle haben wir dieselben Erscheinungen, wie eben angedeutet, veränderte Klangfarbe und Nichthören der Stimmgabel per ossa, im letzteren Falle hingegen beobachten wir nur eine partielle Beeinträchtigung des Hörvermögens für gewisse Töne und Klänge, bald ein Normalhören hoher Töne bei Taubheit gegen tiefe und umgekehrt.

Wenn es sich um entzündliche hyperplastische Vorgänge im Labyrinthe handelt, wie z. B. nach Meningitis cerebrospinalis und scarlatina, so sind in der Regel auch die halbzirkelförmigen Canäle mitbetheiligt und verursacht die Hyperplasie eine Anomalie der Bewegungen, Taumeln, unsicheren breitbeinigen Gang u. s. w., was wir bei centralen Anaesthesieen vermissen.

Gegen diese hyperplastischen Vorgänge bliebe noch dieselbe Behandlung zu versuchen, welche ich Ihnen bei der Taubstummheit, welche oft dadurch bedingt wird, anführen werde.

Dass Verknöcherungen der Labyrinthfenster durch verhinderte

Verdunstung des Labyrinthwassers gradatim Veränderungen der Contenta des Labyrinthes herbeiführen wird, dürfte wohl kaum zu bezweifeln sein, obwohl man bisher bei den Sectionen auf diesen Zusammenhang noch keine Rücksicht genommen hat.

Taubstummheit.

Taubstumm nennen wir dasjenige Individuum, welches in Folge von doppelseitiger Taubheit gar keine, oder nur eine sehr schwerfällige Sprache hat und dabei eine ton- und klanglose, mehr bellende, thierähnliche Stimme besitzt.

Die einen solchen Zustand erzeugende Taubheit ist immer eine sehr hochgradige, doch nicht nothwendiger Weise eine complete, sie betrifft immer mehr den klangempfindenden Factor, der höchstens noch minimal funktionirt, als den geräuschempfindenden Faktor, der oft bei weitem nicht so wenig funktionirt, wie man gemeinhin glaubt.

So habe ich Taubstumme gefunden, welche eine Repetiruhr noch zimmerweit hörten; das Wesen der Taubstummheit beruht auf dem einfachen Naturgesetz: Wir können nur das erzeugen, was wir empfinden; um Klang zu erzeugen, d. h. um klangreich menschlich zu sprechen, müssen wir eben Klang empfinden, die Sprache der Mitmenschen hören, also einen normalen klangempfindenden Faktor (Schnecke) haben.

Absolut taub geborene Kinder, oder solche, die binnen Jahresfrist nach der Geburt taub geworden sind, werden daher von selbst nicht sprechen lernen können.

Je weniger Hörkraft die Kinder besitzen, desto schwieriger erlernen sie das Verständniss und das Sprechen einer Sprache und so vegetiren denn viele anscheinend taubstumme Kinder mit einigem nicht beachteten Hörvermögen in ihrem elterlichen Hause, deren schlummerndes Sprachverständniss und Sprachvermögen bei richtiger geistiger Erziehung in methodischem Unterrichte in den Taubstummenanstalten sich plötzlich Bahn bricht, weil eben noch etwas Hörkraft vorhanden, und sie nicht taubstumm waren; sie hören noch eine stark angeschlagene Stimmgabel etwas vom Kopfe aus, resp. vor den Ohren.

Wir lernen sprechen nur durch unser Gehör, der Taubstumme nur durch sein Gefühl; es ist bekannt, dass man Taubstummen das Sprechen lehrt, indem man Buchstaben und Worte gegen ihre Hohlhand spricht, die sie mit Hülfe des Gefühls nachzusprechen versuchen, oder indem der Lehrer die eine Hand des Taubstummen auf seinen eigenen und die andere auf dessen Kehlkopf legt, damit dieser also die Bewegungen des Kehlkopfs des Lehrers beim Sprechen in der Hand fühlt, um Gleiche in seinem eigenen hervorzurufen.

Wenn die Laute einer Sprache zum ersten Male unser Ohr erreichen, so hören wir sofort ihre Töne und Geräusche, ohne sie weiter zu verstehen; wenn aber dieselben Laute oftmals unser Ohr erreichen, so hören wir sie zwar nur ebenso, wir haben aber inzwischen gelernt, sie auch zu verstehen.

Es scheint, als ob wir das Sprechen ebenso wieder verlernen müssen, wie wir es erlernt haben, denn ein Kind von 2—3 Jahren, welches eben sprechen konnte, und in Folge einer Meningitis von einem doppelseitigen vollständigen Mangel an Klangempfindung befallen wird, verliert sehr bald die Sprache; befällt hingegen dieser pathologische Prozess ein Kind von 6—8 Jahren, so verliert es auch sofort das Gehör, aber erst allmälig nach Monaten und Jahren die Sprache, und ist ein Kind beim Befallen desselben Prozesses noch älter gewesen, so wird es erst nach vielen Jahren als taubstumm erkannt werden können, wie solches die Erfahrung lehrt, freilich lässt der Timbre der Sprache es den Eingeweihten schon früher erkennen.

Wenn wir bei Kindern unter 4 Jahren, die nicht sprechen, die Frage entscheiden sollen, ob sie nicht sprechen in Folge von Gehörmangel und also Taubstummheit vorhanden ist, so hat man nur auf den Ton der Stimme beim Schreien, Lachen, beim Ausrufen u. s. w. zu achten, je mehr Resonanz sich in diesem erkennen lässt, desto weniger ist die Besorgniss vor Taubstummheit, denn desto mehr Hörvermögen ist noch vorhanden.

Auch treffen wir wohl einmal Individuen, die simuliren, taubstumm geboren oder plötzlich vor Kurzem absolut taub, oder gleich taubstumm geworden zu sein. Im ersteren Falle lassen wir uns die Frage bejahen, ob der taubstumm geborene Simulant schreiben erlernt hat und wenn dieses von ihm zugegeben wird, so lassen wir uns seine Erlebnisse aufschreiben. Da der taubstumm Geborene keine Muttersprache hat, keinen Provinzialismus kennt, nicht nach seinem Gehör schreibt, so schreibt er jedenfalls vollständig orthographisch in einer ganz bestimmten Redeweise, wodurch er sich leicht charakterisirt. — Kann er hingegen nicht schreiben oder will er erst taub, resp. taubstumm geworden sein, so ist der einfachste Versuch um den Simulanten zu entlarven, die Stimmgabel oder eine starke Repetiruhr, wie schon früher besprochen.

Ursachen.

Die Taubheit, welche Taubstummheit involvirt, ist entweder eine angeborne, oder eine im Leben erworbene.

Im ersteren Falle haben Sectionsbefunde rudimentäre Entwicklung des nervösen Apparates, Fehlen des nervus acusticus, sowie vollständige Verknöcherungen der Labyrinthfenster nachgewiesen, diese Fälle sind natürlich äusserst selten.

Meines Erachtens dürfte auch ein Zustand der zonula membranacea als angeboren vorkommen, der mit einer Retinitis pigmentosa viel Aehnlichkeit haben möchte.

Zu dieser Annahme bestimmt mich das relativ häufige Vorkommen von taubstummen Kindern aus blutsverwandten Ehen und in Uebereinstimmung hiermit das häufigere Vorkommen derselben in jüdischen Ehen, die bekanntlich relativ häufiger Blutsverwandte sind.

Auch lässt sich ein endemischer Einfluss wohl nicht läugnen, wenn man das häufigere Vorkommen von Taubstummen in Thälern, so in der Schweiz, Sardinien und Norwegen bedenkt im Gegensatz zu den seltenen Fällen in der Ebene.

Freilich wird man in abgeschlossenen Thälern auch relativ häufiger blutsverwandte Ehen antreffen; doch betrachte ich diese Frage als eine offne, da meines Erachtens Taubstummheit, also gänzlicher Mangel an Hörkraft, nur sehr selten angeboren vorkommen dürfte.

Eine Erblichkeit des Uebels ist kaum zu fürchten, nach statistischen Nachrichten. Wilde in seiner Aural surgery erwähnt

p. 472, es hätten sich 45 taubstumme Männer mit nicht taubstummen Frauen und 32 taubstumme Frauen mit nicht taubstummen Männern verheirathet und in diesen 77 Ehen 182 Kinder erzeugt, von denen kein einziges taubstumm war, während 5 ganz taubstumme Ehen 14 Kinder erzeugten, von denen nur 1 taubstumm war.

Betrachten wir die Anamnese der im Leben taubstumm Gewordenen, so ist im Grunde nicht zu bezweifeln, dass auch primäre Erkrankungen des acustischen Apparates diesen Zustand bedingen können. Dass absolute Unbeweglichkeit des Steigbügels und des foramen rotundum sich nach Krankheiten der Trommelhöhle ausbildet, sowie übermässiger Druck zur Umschwingbarkeit der zonula membranacea führen kann, ist ja selbstverständlich — aber auch schon ein längerer, in früher Kindheit nicht beachteter hermetischer Verschluss der Tuben durch Pharynxcatarrh, oder andere Pharynxleiden kann unter Umständen durch Druck per ossicula eine bleibende Excavation der crista acustica mit Schwund der Hörhärchen, sowie Unbeweglichkeit, resp. Resorption der zonula membranacea, oder andre celluläre Veränderungen bedingen, wie zweifelsohne der Fall beweist, dass ein Individuum sofort absolut taub wurde durch mechanisch herbeigeführten Verschluss der Tuben; würde dasselbe in seiner ersten Kindheit wochenlang lediglich in Folge der Tubenverstopfung absolut taub geblieben sein, so ist die Möglichkeit vorhanden, dass die durch längeren Druck verursachten cellulären Veränderungen im Labyrinthe Taubstummheit hätten verursachen können.

Doppelseitige heftige Furunkulose beider Gehörgänge kann gleichfalls einmal zu doppelseitiger vollständiger peripherischer Anaesthesie und somit zur Taubtsummheit führen.

Häufig lässt sich indessen anamnestisch als Ursache dieser doppelseitigen hochgradigen Taubheit eine centrale Störung nachweisen. Diese tritt entweder acut schmerzhaft, oder ex abrupto schmerzlos, oder chronisch auf. Bei acut schmerzhaftem Auftreten wird sich immer eine Meningitis, am häufigsten Meningitis cerebrospinalis, und nur selten Meningitis aus andern Ursachen nachweisen lassen, höchstens Meningitis scarlatina.

Das so häufige Eintreten doppelseitiger Taubheit nach Meningitis cerebrospinalis dürfte sich wohl dadurch erkären lassen, dass eben die art. auditiva interna inferior aus der art. basilaris, resp. art. cerebelli inferior entspringt, in deren Bereich die Meningitis cerebrospinalis auftritt.

Ex abrupto tritt sie ohne Schmerzen ein nach Erschütterungen, namentlich nach einem Fall auf den Hinterkopf; ängstliche Mütter suchen sofort nach einem Falle ihres Kindes nach einer Beule; der Grund ist einfach; hat sich ein sichtbares Extravasat gesetzt in Folge der Erschütterung, so ist die Befürchtung eines tiefer sitzenden unsichtbaren mehr geschwunden.

Ebenso tritt diese Taubheit auf nach tussis convulsivis, nach dem plötzlichen Verschwinden febriler Exantheme (z. B. nach Varicellen, bei plötzlichen Störungen der Blutcirculation) u. s. w.

Man bedenke nur stets, Taubstummheit ist nichts, als die gesetzliche Folge des höchsten Grades von Taubheit gegen Klangempfindung.

Behandlung.

Eine spezifische Behandlung der Taubstummheit giebt es natürlich nicht, und dass der elektrische Strom nicht den nervus acusticus errege, haben Männer, wie Remak, ausser Zweifel gestellt. Darum ist ja noch nicht ausgeschlossen, dass einmal eine gewaltige elektrische Erschütterung eine Funktionsstörung des Acusticus hebe, die nicht durch pathologische Veränderungen, wie Exsudate und Extravasate, sondern durch einen zweckwidrigen Druck auf die Contenta des Labyrinthes von aussen her bedingt war.

Jede Besserung der Hörkraft eines Taubstummen verräth sich sofort dadurch, dass dessen Stimme etwas mehr Klang erhält und das tonlose bellende derselben sich verliert.

Dass centrale Ablagerungen sich auch noch nach Jahren allmälig metamorphosiren können, ist ja a priori nicht zu bezweifeln.

Die Behandlung der Taubstummen muss rationell nach allgemeinen Indicationen versucht und geleitet werden. Man beachte den Pharynx und behandle die etwa erkennbaren Zweckwidrigkeiten im akustischen Apparate nach oben mitgetheilten Grundsätzen.

In frischen Fällen versuche man bei gesunder Trommel topische Blutentleerungen hoch oben im Nacken, z. B. wöchentlich einmal zwei Schröpfköpfe, nebenbei kräftige Salzbäder, innerlich Jodeisen und Sublimat. Ueberhaupt muss die Behandlung resolvirend und tonisirend, je nach der Individualität sein, monatelang fortgesetzt werden, oft freilich ganz ohne Erfolg.

Nicht ungünstig wirkt zuweilen der Aufenthalt auf hohen Bergen 3000′ und darüber, der verminderte Luftdruck treibt das Blut in die Capillare der Haut und entleert die inneren Organe; von consequent fortgesetzten Einreibungen und starkem Frottiren des Hinterkopfes und Nackens mit in Cognac gelöstem Salmiak sah ich in veralteten Fällen noch einigen Erfolg.

So viel über die Taubstummheit, so weit sie unser Interesse als Arzt beansprucht; es bliebe nur noch übrig mit einigen Worten zu erwähnen der acustischen Hülfsmittel, der Hörröhre.

Anhang.

Hörröhre.

Wir unterscheiden zwei Arten von Hörröhren, subjective, concrete und objective, abstracte.

Die subjectiven haben den Zweck, die verminderte Funktion eines subjectiven Hörorganes zu verbessern, zu verstärken, die objectiven hingegen, einem jeden Organe objectiv von aussen her mehr Schwingungen zuzuführen.

Subjective nützen daher nur bestimmten Subjecten, die objectiven hingegen Allen, denn wenn mehr hinein kommt, wird auch mehr geleitet.

Die subjectiven können nur die gestörte Conduction, nie die Resonanz verbessern, hierher gehören also alle die einfachen Vorrichtungen, die wir bei der Dislocation der Knöchelchen erwähnt haben. Die objectiven, die eigentlichen Hörröhre, zerfallen in zwei Classen, in Hörschläuche und Hörhörner.

Der Hörschlauch ist bekanntlich ein mehrere Fuss langer biegsamer inwendig $^1/_3$ Zoll breiter Schlauch, dessen eines Ende einen becherförmigen Ansatz zum Einsprechen und dessen anderes Ende einen durchbohrten Knopf trägt, so dass die Oeffnungen dieses Knopfes genau in den Eingang zum Gehörgange passen.

Derselbe bietet dem Sprechenden bedeutende Vortheile; indem dieser das eine Ende des Schlauches an seinen Mund führt und der Schwerhörige das andere Ende in seinen Gehörgang steckt, werden die Schallwellen des Sprechenden nicht wie sonst zerstreut, vielmehr zusammengehalten und erscheinen dem Schwerhörigen von derselben Intensität, als ob sie in unmittelbarer Nähe des Gehörganges ihren Ursprung hätten. Das Gesetz also, dass die Schallwellen an Intensität mit dem Quadrate der Entfernung von ihrem Ursprunge an abnehmen, wird gewissermaassen umgangen; ausserdem wirkt es vermöge seiner Länge etwas mit durch Resonanz, indem einerseits die Windungen desselben, andererseits die in ihm enthaltene Luftsäule mitresonirt.

Er verbessert also das Hören der Geräusche, der Töne und Klänge, er ist allen Gehörkranken zu empfehlen und wird auch fast von Allen vertragen; nur hier und da finden wir sehr reizbare Individuen, denen schon die Berührung des Gehörganges unerträglich ist; vor allen Dingen muss dafür gesorgt werden, dass die Ohröffnungen nicht durch die Wandungen des Gehörganges verlegt werden.

Der einzige Uebelstand wäre, dass dieser Hörschlauch nur zur Unterhaltung zweier Personen zu verwerthen ist und nicht zum Besserhören in einer Versammlung.

Die Hörhörner, Hörtrompeten mit der mannigfaltigsten Form haben einen doppelten Zweck; indem ihr Eingang grösser ist, als die Ohrmuschel, werden mehr Schwingungen aufgefangen, als von der Ohrmuschel und indem sie eine abgeschlossene Luftsäule beherbergen, wird diese durch Mitschwingung, durch Resonanz die eingedrungenen Schwingungen multipliciren, d. h. vermehren.

Resonanz existirt aber nur bei Tönen und Klängen und so werden diese Hörröhre mehr dem Hören der periodischen Schwingungen, als der nicht periodischen Geräusche dienen.

Die an die Ohrmuschel gelegte Hohlhand gehört auch hierher und beweist Ihnen, wie wenig Sie dadurch die Uhr besser, doch wie bedeutend meine Stimme besser hören.

Je mehr Resonanz nun ein Schwerhörender in seiner Trommelhöhle entwickelt, desto mehr wird dieses eindringende plus abermals durch Resonanz potenzirt und so finden sie denn ganz natürlich, dass alle Schwerhörigen mit guter Resonanz viel mehr Vortheil von diesen Hörröhren haben, als die mit schlechter Resonanz und wie bereits erwähnt, kann die Resonanz so schlecht sein, dass sie im Munde besser ist, und das Hörrohr an den Mund gesetzt mehr nützt, als ins Ohr gelegt.

Auch hier finden wir den bereits erwähnten Uebelstand, dass nervöse Individuen nicht den Ansatz des Hörrohres im Gehörgange vertragen, so wie dass es oft schwer hält, die Oeffnung des Hörrohres der Oeffnung des Gehörganges anzupassen.

Trotzdem diese Hörröhre ganz unschädlich sind, halten manche Schwerhörende sie für schädlich, weil ihr Leiden bei dem Gebrauche desselben zunehme, natürlich ist dies nur Einbildung, denn ein chronisch unheilbares Gehörleiden würde auch ohne den Gebrauch eines Hörrohres allmälig zugenommen haben. Dass jedes wirksame Hörrohr eine gewisse Grösse haben muss, ist selbstverständlich, ebenso dass die Form der Luftsäule in dem Maasse zweckdienlicher ist, als sie geeignet ist, grade auf die menschliche Stimme zu resoniren.

Schlusswort.

Meine Herren!

Mein Bestreben ist es gewesen, Ihnen durch meine Vorträge die Erscheinungen der pathologischen Anatomie des Ohres, d. h. den zweckwidrigen Stoffwechsel und Form der Theile in Einklang zu bringen mit den Erscheinungen der pathologischen Physik, d. h. der zweckwidrigen Funktion des Organes, damit Sie im Stande sind, jede Erscheinung, welche Ihnen später einmal im Leben ein Gehörorgan bietet, gesetzlich, d. h. wissenschaftlich zu deuten.

Es ist ja Alles geordnet mit Zahl, Maass und Gewicht, sagt bereits die Weisheit Salomonis und ohne den Glauben, dass im Anfange war das Gesetz, führt jede otiatrische Beschäftigung nur zur biederen Täuschung.

Scientia est cognitio causarum rerum und der Causalnexus aller Erscheinungen an der Materie erweist sich ja immer in letzter Instanz als ein so überraschend einfacher.

Ceterum censeo. Ohne akustische Klarheit kein Fortschritt in der Otiatrie.

Druck von Metzger & Wittig in Leipzig.

Medicinische Werke

aus dem Verlage

von

VEIT & COMP.

IN LEIPZIG.

Wichtige neue medicinische Zeitschrift.

Seit Januar 1874 erscheint:

Deutsche Zeitschrift für praktische Medicin. Unter Mitwirkung der bedeutendsten Fachmänner herausgegeben von Dr. C. F. Kunze, prakt. Arzt in Halle a/S. Wöchentlich eine Nummer à 1—1½ Bogen gross 4°. Preis pro Quartal 2 Thlr.

Diese Wochenschrift ist ein so recht für den praktischen Arzt passendes und dessen Bedürfnisse deckendes Blatt, in welchem ausser einem ein wichtiges Thema eingehend abhandelnden Originalartikel ausführlichere Referate über die wichtigsten in letzter Zeit erschienenen medicinischen Bücher und Abhandlungen und unparteiische kritische Besprechungen enthalten sind. Auch die Tagesgeschichte wird genügend berücksichtigt werden. Das Alles soll in einer Form geschehen, wie es dem praktischen Arzte am meisten zusagen dürfte — es sollen minutiöse Auseinandersetzungen vermieden und das praktische Interesse niemals ausser Augen gesetzt werden, die Zeitschrift soll dem beschäftigten Arzte Zeit ersparen und ihn dennoch mit allem Wissenswerthen bekannt erhalten.

In Nachstehendem führen wir nur kurz die bisher veröffentlichten Original-Arbeiten auf, welche zur Genüge von der Reichhaltigkeit und Brauchbarkeit der „Deutschen Zeitschrift für praktische Medicin" Zeugniss ablegen.

Wodurch wirken Höhencurorte günstig auf Lungenschwindsucht? Von Dr. C. F. Kunze. — Ueber Transfusion. Von Dr. Jahn. — Ueber den Unterschied der Varicellen und Variola. Von Dr. C. Küster. — Zur Aetiologie des Flecktyphus nach Beobachtungen aus der Berliner Epidemie von 1873. Von Dr. Zülzer. — Die neueren Untersuchungen über Tuberculose. Von Dr. Birch-Hirschfeld. — Zur Pathologie und Therapie der Cataracte. Von Dr. S. Robinski. — Zur Behandlung der Lungenschwindsucht. Von Dr. Lange. — Die Grundwasser- und Cholerabewegung in Prag im Jahre 1873. Von Dr. Schütz. — Ueber Varicella und Variola. Von Dr. B. — Zur Behandlung der Lungenentzündung. Von C. Gerhardt. — Ueber einen Fall von Sarcom an der Sclerocornealgrenze. Von Dr. J. Hirschberg. — Ueber die Anwendung allgemeiner kalter Bäder beim chirurgischen Fieber. Von Dr. L. Mayer. — Ueber Diät in Krankheiten. Von C. F. Kunze. — Zur Scharlach-Nieren-Erkrankung. Von Dr. A. Baginsky. — Einige physiologische Momente zur Erklärung der Einwirkung des Höhenklimas auf Lungenkranke. Von Dr. J. H. Borner. — Vorläufiges über entzündliche Infectionen in specie Pleuropneumonie und deren Behandlung mit Carbolsäure. Von C. F. Kunze. — Einige Worte über Höhenklimatologie. Von Dr. Lange. — Allgemeine Notizen über schweizerische Luftcurorte und deren Verhältniss zur Tuberculose und Schwindsucht, mit specieller Berücksichtigung des Thales von Engelberg. Von Dr. Chr. Imfeld. — Ueber Ernährung. Von Dr. C. Küster. — Ueber Ammoniaemie. Von Prof. S. Rosenstein. — Die Geschichte der placenta praevia. Von Dr. L. Müller. — Ueber den Nachweis von Eiweiss im Harne. Von C. F. Kunze. — Zwei Fälle von syphilitischer Miliartuberculose. Von Dr. Aufrecht. — Einige Worte über Höhenklimatologie. Von Dr. Schimpff. — Ueber den Missbrauch subcutaner Morphiuminjectionen. Von Dr. A. Fiedler. — Die Prognose bei der Pneumonie. Von Dr. Schütz. — Zur Aetiologie und Therapie der Cataract. Von Dr. J. Hirschberg. — Spitzenkatarrh und Hämoptoe in ihren Beziehungen zur Schwindsucht. Von Dr. Goltz. — Zur Transfusionsfrage. Von Dr. L. Mayer. —

Archiv für Anatomie, Physiologie und wissenschaftliche Medicin. Herausgegeben von Dr. C. B. Reichert und Dr. E. Du Bois-Reymond, Professoren in Berlin. Fortsetzung von Joh. Müller's Archiv. Jahrgang 1874. 50 Bogen mit ca. 18 Tafeln. Preis 8 Thlr.

Erscheint seit 1834 und sind die noch vorhandenen Bände (1834—1865 à 6 Thlr., 1866—1872 incl. à 7 Thlr., 1873 à 7 Thlr. 20 Sgr.) soweit der Vorrath reicht zu ermässigten Preisen durch jede Buchhandlung zu beziehen.

Ein ausführliches Inhaltsverzeichniss der erschienenen Bände ist unter der Presse und steht s. Z. auf Verlangen gratis zu Diensten.

Topographisch anatomischer Atlas. Nach Durchschnitten an gefrornen Cadavern herausgegeben von Dr. med. Wilh. Braune, ordentl. Prof. an der Universität Leipzig. Vollständig in 33 nach der Natur gezeichneten vorzüglich colorirten Tafeln Imperial-Folio. Mit 50 Holzschnitten im Texte. Zweite Auflage. Gebunden in $^1/_2$ Leinwand 40 Thlr.

Bekanntlich ist die Methode, Durchschnitte an gefrornen Cadavern zu machen, zuerst von Eduard Weber (1836) angegeben und im grösseren Maasstabe zur Herstellung eines förmlichen Atlas der „gefrornen“ Anatomie, auch mit Rücksicht auf pathologische Verhältnisse, zum ersten Male von N. Pirogoff geübt worden. Ref. hat über die Leistung des berühmten russischen Chirurgen in dem Canstatt'schen Jahresbericht für 1853 Bd. II. S. 25—27 eingehend berichtet und zugleich Bemerkungen daran geknüpft, auf die er gegenwärtig verweisen kann. Seitdem haben sich mehrere Anatomen dieser Methode bedient, jedoch ist das jetzt in der Ausführung begriffene Werk von Braune das erste, welches die Aufgabe verfolgt, den ganzen menschlichen Körper auf diese Weise topographisch zu erläutern. Wir begrüssen das Unternehmen mit doppelter Freude, nicht bloss weil es in den Händen eines tüchtigen, wissenschaftlich erprobten Chirurgen sich befindet, sondern auch weil es den grossen Fortschritt darthut, den die deutsche Literatur seit 15 Jahren gemacht hat. Damals wäre es kaum möglich gewesen, ein so umfangreiches typographisches Werk in Deutschland zu publiciren; weder Verleger, noch Publikum waren geneigt, die entsprechenden Aufwendungen zu machen. Was bis jetzt von dem Werke vorliegt, ist in jeder Beziehung lehrreich und befriedigend. Die Wahl der Farben ist für die Unterscheidung der verschiedenen Gewebe und Organe eine höchst glückliche, und es lässt sich schon ohne den Text an den meisten Tafeln sehr genau erkennen, was man an jedem Punkte vor sich hat. Da der Verf. mit Recht seine Aufgabe allgemein gefasst und sich nicht auf das bloss chirurgisch Wichtige beschränkt hat, da er ferner Alles in natürlicher Grösse und genauer Abzeichnung wiedergiebt, so übersieht man mit einem Blicke das gegenseitige Lagerungsverhältniss der verschiedenen Theile mit überraschender Deutlichkeit. Der Text erläutert die Tafeln in prägnanter und klarer Weise, häufig unter Zuhülfenahme von Holzschnitten, wozu vorwiegend pathologische Objecte aus dem Atlas von Pirogoff gewählt sind. Wir wünschen dem Unternehmen daher ein grosses Publikum und wir können es um so mehr empfehlen, als wir überzeugt sind, dass Niemand das Werk ohne Belehrung aus der Hand legen wird. **Virchow**, Archiv f. pathol. Anat.

Topographisch-anatomischer Atlas. Nach Durchschnitten an gefrornen Cadavern. Herausgegeben von Dr. med. Wilhelm Braune, Professor an der Universität Leipzig. Vier und dreissig Tafeln in photographischem Lichtdruck. Lexicon-Octav. Circa 40 Bogen Text mit 50 Holzschnitten im Texte. Preis broschirt circa 10 Thaler.

Dieses Werk ist eine kleine Ausgabe des rühmlichst bekannten grossen Braune'schen Atlas mit Hinzufügung des Supplementes „die Lage des Uterus und Foetus am Ende der Schwangerschaft" unter Neubearbeitung und Vermehrung des Textes.

In genauer photographischer Verkleinerung enthält diese Ausgabe vierunddreissig Tafeln in photographischem Lichtdruck in durchgängig vorzüglicher Ausführung und in handlichem Formate.

Alle auf gleicher Höhe der Wissenschaft stehenden Atlanten der Anatomie sind einem grossen Theile des ärztlichen Publikums des hohen Preises wegen nicht zugänglich und ist diese kleine Ausgabe bestimmt, dieses, dem praktischen Arzte sowohl wie dem Studirenden der Medicin fühlbare Bedürfniss zu decken.

Die Lage des Uterus und Foetus am Ende der Schwangerschaft. Nach Durchschnitten an gefrornen Cadavern illustrirt von Dr. med. Wilh. Braune, Prof. an der Universität Leipzig. Nach der Natur gezeichnet und lithographirt von C. Schmiedel. Colorirt von F. A. Hauptvogel. Mit einem Holzschnitte im Text. Supplement zu des Verfassers „Topogr.-anat. Atlas". Zehn Tafeln Imp.-Folio mit 2 Bogen Text. In solider Mappe. Preis 15 Thlr.

Ein Schreiben des bekannten Anatomen Herrn Prof. Dr. Rüdinger in München an die Verlagshandlung lautet: Besten Dank für die gefällige

Zusendung von Herrn Prof. Braune's Prachtarbeit über Foetus und Uterus. Leipzig darf stolz auf diese Arbeit sein!....

Zu einem richtigen Verständnisse der physiologischen Vorgänge in der Schwangerschaft und der Geburt hilft am meisten eine richtige Vorstellung der topographisch-anatomischen Verhältnisse. Es liegt in der Natur der Sache, dass den Studirenden zur Orientirung fast ausnahmslos nur Bilderwerke geboten werden können, da Leichen Schwangerer und besonders Leichen Gebärender nur höchst selten zur Section kommen, indem es ja Regel ist, keine Frau unentbunden sterben zu lassen, und sollte dies doch der Fall gewesen sein, die Gestorbene noch zu entbinden. Auch würden die Sectionen besagter Frauen, da durch Oeffnung der Bauchhöhle ganz wesentliche Veränderungen in den topographischen Anordnungen stattfinden, immer noch kein vollständiges Bild liefern.

Durch Braune's Methode, die Leichen gefrieren zu lassen und dieselben dann zu durchsägen, werden Bilder gewonnen, die der Wahrheit am Nächsten kommen. Im vorliegenden Atlas finden wir die Durchschnitte zweier Frauen, von denen die eine gegen Ende der Schwangerschaft, die andere, als sie bereits in der zweiten Geburtsperiode sich befand, sich das Leben genommen hat.

Die Durchschnitte sind von ausserordentlichem Werthe für die Geburtshülfe. Die Resultate der mannigfachsten Untersuchungen werden durch sie bestätigt oder verworfen. In einer Reihe der neuesten Arbeiten finden wir, und mit Recht, auf diese Tafeln hingewiesen. Für den Unterricht der Studirenden sowohl als der Hebammen sind die Tafeln geradezu unentbehrlich.

Der männliche und weibliche Körper im Sagittalschnitt. Dargestellt durch Dr. Wilh. Braune, Prof. an der Universität Leipzig. Mit 10 Holzschn. im Texte. Separatabdruck aus des Verf. „Topogr.-anatom. Atlas". Preis 3 Thlr. 10 Sgr.

Die Oberschenkelvene des Menschen in anatomischer und klinischer Beziehung. Von Dr. med. Wilh. Braune, ordentl. Professor an der Universität Leipzig. Mit 6 Tafeln in Farbendruck. Imperial-Quart. 4½ Bogen. Cart. Preis 3 Thlr. 10 Sgr.

Zugleich:

Das Venensystem des menschlichen Körpers. Erste Lieferung.

Als Verf. vor mehreren Jahren beim Demonstriren auf dem Präparirsaale die Beobachtung machte, dass gewisse Bewegungen der Extremitäten starke Blutungen aus den ausgeschnittenen Venen der Inguinal- und Schlüsselbeingegend veranlassten, kam er auf den Gedanken, ob nicht die Fascien in Verbindung mit den Muskeln und Knochen Saugapparate bilden könnten, welche die Venencirculation in gleicher Weise beeinflussten, wie man dies bisher nur von dem Drucke der bei der Contraction anschwellenden Muskeln angenommen hatte. Durch eingehende diesbezügliche Untersuchungen constatirte auch Verf. Druck- und Saugapparate an den verschiedensten Stellen des menschlichen Körpers und in Uebereinstimmung damit eine so characteristische Anordnung der Venenstämme, dass es ihm später gelang, schon aus der Beschaffenheit und Lage der Venen mit ihren Klappen das Vorhandensein eines solchen Circulationsmechanismus zu erkennen.

In der Vorlage erörtert nun Verf. zunächst in klarer, anschaulicher Weise die Bedingungen, unter denen die Circulation in der Oberschenkelvene des Menschen den oben erwähnten anatomischen Verhältnissen zufolge, in Bezug auf welche Verf. das gesammte Venensystem des menschlichen Körpers eingehenden Versuchen unterworfen hat, stattfindet. Die ganze Arbeit zerfällt in zwei Theile, den anatomischen und den klinischen Theil, von denen der erstere die qu. anatomisch-physiologischen Eigenschaften der Oberschenkelvene, der letztere die Verwerthung derselben für die operative Chirurgie, Gynaecologie und sonstige pathologische Verhältnisse an der Vene selbst enthält, und zwar unter sachgemässer Benutzung und Auswahl der einschlägigen klinischen Literatur. — Sechs musterhaft ausgeführte Tafeln in Farbendruck veranschaulichen die wichtigen, von Verf. constatirten anatomischen Verhältnisse.

Diese kurzen Andeutungen werden genügen, die in wissenschaftlicher, wie ganz besonders praktischer Beziehung hervorragende Bedeutung der obigen Arbeit, auf deren Inhalt wir noch zurückkommen werden, zu documentiren. **Med. Centralzeitung.**

Die Venen der menschlichen Hand. Bearbeitet von Wilh. Braune und Armin Trübiger. Imperial-Quart. $2^1/_2$ Bogen Text und 4 Tafeln in photogr. Lichtdruck. Cart. Preis 3 Thlr. 10 Sgr.

Lehrbuch der praktischen Medicin. Mit besonderer Rücksicht auf Pathologische Anatomie und Histologie von Dr. C. F. Kunze, prakt. Arzt in Halle a/S. Zweite mehrfach veränderte Auflage. 2 Bände. Gross Octav. 1428 Seiten. Preis geheftet 8 Thlr., gebunden in ganz Leinwand 8 Thlr. 20 Sgr.

Indem Vf. sein Lehrbuch Virchow gewidmet, hat er zugleich in Bezug auf die Bearbeitung desselben die leitenden Grundsätze präcisirt, und so finden wir denn auch die pathologische Anatomie und die Histologie der Krankheiten in eingehendster und gründlichster Weise gewürdigt, und zwar gestützt nicht allein auf Daten und Angaben Anderer, sondern auch auf eigene anatomische und mikroskopische Untersuchungen. Eine eigenthümliche und sehr empfehlenswerthe Seite dieses Lehrbuches ist die zwar spärliche, aber sorgsam ausgewählte Casuistik, welche in fast zu prolixer Weise von englischen und französischen Autoren, dagegen meist ganz und gar nicht von deutschen Autoren berücksichtigt wird. Nicht allein aber haben wir die Präcision und Genauigkeit anzuerkennen, mit welcher die Anatomie, Aetiologie und Symptomatik einer jeden Krankheit dargestellt werden, sondern ganz besonders heben wir auch die concise und praktische Weise hervor, mit welcher die Behandlung bei Vermeidung des Wustes verwirrender Heilmethoden kurz, bündig und belehrend gegeben wird; die Maasse und Gewichte sind durchweg nach dem neuen Decimalsysteme angeführt. Einzelheiten lassen sich schwer aus einem Lehrbuche der praktischen Medicin wiedergeben, aber aus dem Inhaltsverzeichnisse wird man schon erkennen, dass keine irgendwie wichtige und beachtenswerthe Krankheit, selbst in ihrer Erkennung der neuesten Zeit angehörend, unberücksichtigt geblieben ist. Der Vf. hat ein praktisches Buch für praktische Aerzte gegeben..... **Schmidt's Jahrb.**

Der Verfasser hat sich die Aufgabe gestellt, vom Standpunkte des Praktikers aus für praktische Aerzte zu schreiben. Dies ist ihm vollkommen gelungen. Vor allen Dingen hat er verstanden, die rechte Mitte einzuhalten, ohne in die trockene Oede des Compendiumtones zu verfallen; seine Darstellung ist eine klare, die Krankheitsbilder sind gedrängt, doch umfassend und scharf pointirt; tüchtige eigene Erfahrung neben genauer Kenntniss der Literatur prägt sich in jedem Capitel aus. Auf die pathologische Histologie ist vom Verf. besondere Rücksicht genommen und durch die sorgfältige Bearbeitung derselben erhält die Arbeit einen besonderen Vorzug. Am therapeutischen Theile erkennt man den gewiegten Praktiker und wissenschaftlich tüchtigen Arzt. Die Beifügung einzelner wichtiger Krankheitsgeschichten kann man nur billigen. Wir dürfen in dem Werke eine wesentliche Bereicherung unserer Literatur begrüssen, ein Lehrbuch, welches sich den besten würdig anreiht. Die Ausstattung ist eine lobenswerthe.

Liter. Centralbl.

Ein gutes Lehrbuch für specielle Pathologie und Therapie, das wenigstens in den Hauptbedingungen vollständig, wenn auch nicht erschöpfend sei, und das, dem gegenwärtigen Stande der medicinischen Wissenschaften entsprechend, auf Grundlage der neuesten Entdeckungen auf dem Gebiete der Histologie und pathologischen Anatomie, sowie nach den modernen Anschauungen einer rationellen Therapie gearbeitet ist, ist ein wahres Bedürfniss für Studirende sowohl wie für praktische Aerzte. Von dieser Anschauung ausgehend, dürfen wir gegenwärtiges Buch willkommen heissen, und seinem Verfasser das Bewusstsein lassen, ein nützliches Werk vollbracht zu haben, indem er sich entschloss, ein vollständiges Lehrbuch, das den oben angegebenen Bedingungen entspricht, auszuarbeiten. In der That enthält das Buch eine Fülle von nach eigenen Erfahrungen und Beobachtungen verwerthetem Materiale wie auch eine sehr zweckmässige Benützung der anerkannten Forschungen unserer medicin. Autoritäten auf jedem Gebiete der Medicin und dürfte dasselbe vollkommen geeignet sein, das einzige in der That ausgezeichnete Lehrbuch in diesem Genre, das bekannte Handbuch von F. Niemeyer bei denjenigen, die wegen des hohen Preises dieses letzteren sich dasselbe anzuschaffen nicht in der Lage sind, zu ersetzen. Die Ausstattung des Werkes ist eine lobenswerthe. **Allg. W. Med. Ztg.**

... Das Buch ist ein in hohem Grade empfehlenswerthes, und der Verfasser, welchen wir als praktischen Arzt um so freudiger zu seinem wohlgelungenen Werk beglückwünschen, möge in der Anerkennung von Seiten der Berufsgenossen, sowie in der zahlreichen Verbreitung seiner Werke den verdienten Lohn finden. Das mit einem doppelten Register versehene Buch ist überdies tadellos ausgestattet.

Oestr. Zeitschrift f. pr. Hlkde.

Anleitung zur klinischen Untersuchung und Diagnose. Ein Leitfaden für angehende Kliniker. Von Dr. med. Richard Hagen, Privatdocent an der Universität in Leipzig. Zweite umgearbeitete, verbesserte und vermehrte Auflage. Leipzig 1874. kl. 8. XVI u. 173 S. Elegant gebunden. Preis 1 Thlr.

Unser in diesen Blättern, Jahrgang 1872, S. 553, ausgesprochenes empfehlendes Urtheil hat sich bewährt, indem Verfasser die Anerkennung geworden, dass seine „Anleitung" innerhalb Jahresfrist schon die zweite Auflage erlebt. Verfasser hat nun bezüglich der Anordnung des Inhaltes eine bessere Eintheilung getroffen, ein alphabetisches Register mit etymologischen Erklärungen beigefügt, und diese zweite Auflage mit mehreren Artikeln, als: Entozoën, chronischen Milztumor, Tetanus, Bleivergiftung, Delirium tremens, Diphtheritis, Diabetes mellitus und insipidus etc., bereichert. Ausserdem ist Verfasser aus seiner Anonymität, die er noch bei der ersten Auflage beobachtet, hervorgetreten, und hat sich als Verfasser genannt.

In allem Uebrigen hat er Form wie Anordnung der Capitel beibehalten. Wenn diese zweite Auflage, die mit vollem Rechte als eine weitaus verbesserte bezeichnet werden darf, sich einer gleich günstigen Aufnahme bei den angehenden wie gereifteren Aerzten zu erfreuen haben wird, so können wir in Bälde eine dritte Auflage zur Anzeige bringen. Ausstattung sehr elegant bei handlichem Formate und sehr gutem Drucke.

Aerztliches Intelligenz-Blatt Nr. 13. 1874.

Dieses treffliche Büchlein hat — wie wir auch („Rundschau," 1873, Nr. 162) vorausgesagt haben — bald eine zweite Auflage erlebt und wir können uns gegenwärtig bei der Besprechung desselben nur auf unsere frühere überaus lobende Anzeige berufen, hinzufügend, dass die Anordnung eine verbesserte wurde und dass einige Errata, so fast alle, die wir selbst gerügt hatten, ausgemerzt wurden.

Und so empfiehlt sich diese werthvolle Compilation in der That, wie der Titel besagt, „für angehende Kliniker" auf's beste. Und wie viele Leute können denn am Ende mit Recht sagen, dass sie das Stadium des „angehenden" Klinikers hinter sich haben?

Medic.-chirurgische Rundschau. Juli 1874.

Der Lister'sche Verband. Mit Bewilligung des Verfassers ins Deutsche übertragen von Dr. O. Thamhayn, prakt. Arzt in Halle a. S. Octav. Circa 18 Bogen. Preis broschirt circa 1 Thlr. 20 Sgr.

Vorstehendes Werk, welches mit Bewilligung des Verfassers ins Deutsche übertragen wurde, enthält alles von Lister über seine Verbandsmethode bisher Niedergeschriebene und ausserdem neue, eigens für das Buch von Lister verfasste Beiträge.

Die Points douloureux Valleix's und ihre Ursachen von Dr. C. Lender, prakt. Arzt in Berlin. gr. 8. 5 Bog. Preis 15 Sgr.

Galen's Lehre vom gesunden und kranken Nervensysteme. Von Dr. Friedrich Falk, prakt. Arzt und Privat-Docent zu Berlin. gr. 8. Geh. $3^1/_2$ Bogen. Preis 12 Sgr.

Während die Literatur über Hippokrates und seine Schriften im Verlaufe der Jahrhunderte einen beträchtlichen Umfang erlangt hat, ist Galen, so sehr auch seine Autorität bis in die Neuzeit anerkannt wurde, doch nicht der Gegenstand vieler Specialstudien gewesen. Der Verfasser hat sich bemüht, die durch die ganze Hinterlassenschaft zerstreuten Aufzeichnungen über Anatomie, Physiologie und Pathologie des Nervensystems, welche ein bevorzugtes Gebiet Galen'scher Forschungen gebildet haben, zu sammeln und zu sichten. Er weist nach, dass die vornehmlich durch emsige Vivisektionen gewonnenen Kenntnisse Galen's von dem Bau und den Funktionen des gesunden Nervensystems vorzüglich zu nennen sind, dass z. B. in der gröbern Anatomie des Gehirns Theile desselben beschrieben werden, deren Auffindung und Unterscheidung man gemeinhin viel spätern Autoren zuzuschreiben geneigt ist. Um das hohe Verdienst Galen's, den Rang, welchen seine Lehren in der Heilkunde der Alten einnehmen, zu veranschaulichen, schien es nothwendig, auch die bezüglichen Arbeiten der übrigen Aerzte jener Epoche zu beleuchten. Zum Schlusse aber ist eine Darstellung der Entwickelung der Neurologie bis auf die neuere Zeit beigefügt. Besonders berücksichtigt sind Saliceto, Richardus Anglicus, Alex. Benedictus u. A., hervorgehoben vor Allem die Reformatoren der Zergliederungskunde: Vesal, Fallopia und der die Abhandlung schliessende Th. Willis. **Schmidt's Jahrb.**

Die sanitäts-polizeiliche Ueberwachung höherer und niederer Schulen und ihre Aufgaben von Dr. Friedrich Falk, praktischer Arzt und Privat-Docent zu Berlin. Zweite vermehrte Ausgabe. gr. 8. 12 Bogen. Preis 24 Sgr.

Die zahlreich erschienenen, überaus günstigen Recensionen empfehlen vorstehende verdienstvolle Arbeit allen Aerzten, Lehrern, Schuldirektoren, Schulvorstehern und Schulinspektoren etc. etc. dringend zur Berücksichtigung.

Handbuch der praktischen Arzneimittellehre für Thierärzte. Von Dr. Carl Heinrich Hertwig, Königl. Medicinalrath und Professor an der Thierarzneischule zu Berlin. Fünfte vermehrte und verbesserte Auflage. 38 Bogen. gr. 8. Eleg. geheftet. Preis 4 Thlr.

Die neue Auflage dieses als vortrefflich anerkannten Werkes ist dadurch vervollständigt und verbessert worden, dass zu der pharmacodynamischen Darstellung der einzelnen Arzneimittel eine kurze pharmacologische Notiz beigegeben; ferner dass die in der neuern Zeit auch als Thierheilmittel sich wirksam erwiesenen Arzneisubstanzen, wie z. B. die Carbolsäure, das Chloral u. s. w. aufgenommen; dann dass die Wirkungen der subcutanen Injectionen, soweit dieselben von einzelnen Mitteln bekannt und von thierärztlich praktischer Bedeutung erschienen, mehr als bisher berücksichtigt und endlich die Arzneigaben aus dem früher geltenden Unzengewichte in das nunmehr gesetzlich als Medicinalgewicht eingeführte Grammengewicht umgewandelt worden sind. Der Herr Verfasser hat somit den Fortschritten in der Wissenschaft wie den Bedürfnissen der praktischen Thierheilkunde gleichmässig Rechnung getragen und dadurch diesem auch von der Verlagsbuchhandlung bestens ausgestatteten Handbuche eine willkommene Aufnahme gesichert.

Wochenschrift für Thierheilkunde.

Grundriss der Akiurgie von Dr. Fr. Ravoth, prakt. Arzt, Operateur und Docent an der Univ. Berlin. Zweite vermehrte Auflage. Zugleich fünfte Auflage von Schlemm, Operationsübungen am Cadaver. 27 Bog. gr. 8. Elegante Ausstattung. Geheftet Preis 2 Thlr. 10 Sgr. Gebunden 2 Thlr. 20 Sgr.

Als Anhang hierzu erschien:

Darstellung der wichtigsten chirurgischen Instrumente. Sechszehn Tafeln Abbildungen mit erklärendem Texte von Dr. Fr. Ravoth, prakt. Arzt, Operateur und Docent an der Universität Berlin. Preis cart. 1 Thlr. 6 Sgr.

Ueber die Grenzen des Naturerkennens. Ein Vortrag in der zweiten öffentlichen Sitzung der 45. Versammlung deutscher Naturforscher und Aerzte zu Leipzig am 14. August 1872 gehalten von Emil Du Bois-Reymond. gr. 8. Eleg. geh. Dritte Auflage. Preis 12 Sgr.

Die vorliegende Schrift gehört zweifellos zum Bedeutendsten, was während des abgelaufenen Jahres in Deutschland überhaupt zum Druck befördert worden. Sie zieht die Summe des gegenwärtigen Standes naturwissenschaftlicher Erkenntniss dem Welträthsel gegenüber und bezeichnet die Grenzen, an welche diese Wissenschaft für alle Zeit gebannt sein wird; den Begriff des Atoms, mit dem philosophisch nichts anzufangen sei, obgleich die Naturforschung denselben nicht entbehren könne, und die Thatsache des Selbstbewusstseins, welche der naturwissenschaftlichen Erklärung unzugänglich sei und an welche Retorte, Mikroskop und Scalpel sich ohnmächtig erwiesen hätten. Diese Eingeständnisse von Seiten eines ächten Mannes der Wissenschaft, eines Forschers im strengsten Sinne des Worts, verdienen um so grössere Beachtung, als die Dilettanten der Naturwissenschaft nicht müde werden, das grosse Publikum mit der wohlklingenden Versicherung zu überschütten, dass der Materialismus mit den Problemen längst fertig geworden sei, welche die Menschheit seit Jahrtausenden beschäftigt haben, und dass „in's Innere der Natur" heutzutage jeder forschende Geist dringen könne. **Schles. Zeitung.**

Die Aufgabe der Gesundheitspflege in Bezug auf die atmosphärische Luft. Von Dr. Eduard Lorent in Bremen. 45 S. gr. 8. Geh. Preis 12 Sgr.

Die vorliegende Broschüre giebt einen populären Vortrag wieder, den Verf. im Gewerbe- und Industrieverein zu Bremen im Februar 1873 gehalten hat. Von den constanten Bestandtheilen der atmosphärischen Luft ausgehend bespricht er ihren Wechselverkehr mit der durch Fäulniss- und Zersetzungsprocesse im Boden (z. B. von animalischen Resten und Kloakenstoffen) verunreinigten Grundluft, gedenkt dann der analogen Zersetzungen und Emanationen an der Erdoberfläche, z. B. in Sumpfgegenden, und schliesst daran die Verunreinigungen der Luft durch die beim Betriebe gewisser Gewerbe sich entwickelnden Gase und Staubelemente. Als eine zweite Reihe von fremdartigen Beimengungen der Luft kennzeichnete er dann die durch Aufenthalt von Menschen und Thieren in geschlossenen Räumen sich anhäufenden Producte der Lungen- und Hautathmung, die zugleich Träger von Krankheitskeimen sein können, die Producte der Verbrennung von Heiz- und insbesondere Leuchtmaterialien, die Verunreinigung der Zimmerluft durch ausströmendes Leuchtgas, und gelangt hierauf zur Verwerthung der Erfahrungen über fehlerhafte Luftbeschaffenheit für die Praxis. Es ist vorzugsweise das Wohnhaus, das er dabei ins Auge fasst und wofür er, im Anschlusse an Pettenkofer, Luftdurchlässigkeit und Trockenheit der Mauern, Reinlichkeit der Bewohner bei sich und in der Umgebung, sorgliche Behandlung der Abfallstoffe, verständige Benützung der Wohnungen verlangt. Von den Localitäten, welche Verf. in dieser Beziehung einer Kritik unterwirft, sind zu nennen: das Wohnzimmer, das Arbeits- und das Schlafzimmer, die Kinderstube, die Küche und die Stallung. Den Beschluss macht die Erörterung der Luftbeschaffenheit (und der daraus resultirenden Forderung künstlicher Ventilation) grösserer Versammlungslocale, insbesondere der Schulzimmer, wobei Verf. auf Bremer Localverhältnisse Rücksicht nimmt. Die sachkundige kleine Schrift ist recht verständlich und überzeugend geschrieben und verdient in weiteren Kreisen verbreitet zu werden.

Prager Vierteljahrschrift f. prakt. Heilkunde.

Jahresbericht über den öffentlichen Gesundheitszustand und die Verwaltung der öffentlichen Gesundheitspflege in Bremen im Jahre 1873. Herausgegeben vom Gesundheitsrathe. Referent: Dr. E. Lorent. Gross Octav. Circa 5 Bogen Text mit 2 lithographirten Tafeln. Preis broschirt circa 20 Sgr.

Die wichtigen Mittheilungen über Grundwasserbewegung und Grundwassermessung neben dem reichen statistischen Material sichern der kleinen Arbeit ein Interesse für die weitesten medicinischen Kreise.

Ueber die Lage und Stellung der Frau während der Geburt bei verschiedenen Völkern. Eine anthropologische Studie von Dr. H. H. Ploss in Leipzig. Mit 6 Holzschnitten 3 Bogen. gr. 8. Eleg. geh. Preis 15 Sgr.

Seinem Lehrer, Herrn Geheimrath Prof. Justus Radius, widmet Verf. zum 50jährigen Doktor-Jubiläum diese Schrift, deren Inhalt auf den gründlichsten und umfassendsten Quellenstudien beruhend, über die Lage und Stellung der Frau während der Geburt bei den verschiedenen Völkern möglichst klaren Aufschluss giebt, eine Frage, deren Lösung nicht nur für den Geburtshelfer von Fach, sondern für jeden Arzt nach vielen Richtungen hin das grösste Interesse bietet. Die Lecture der recht anziehend und lehrreich geschriebenen Brochure allen Fachgenossen auf's Angelegentlichste empfehlend, heben wir hier nur das folgende Resumé derselben hervor: . . . .

Die in der Schrift enthaltenen Holzschnitte illustriren in recht anschaulicher Weise „das Geburtslager der Siamesin“, die „Geburt des Kaiser Titus“, eine „Geburtsscene in Rom“, die „altägyptische Töpfer-Scheibe“, einen „Geburtsstuhl Rösslin“, die „gebärende Aegypterin“, die „Geburtsstellungen der Perserinnen“. **Med. Centralzeitung.**

Die Skoliose. Anleitung zur Beurtheilung und Behandlung der Rückgratsverkrümmungen für praktische Aerzte von Dr. med. C. H. Schildbach, Director der orthopäd. und heilgymn. Anstalt zu Leipzig. Mit 8 Holzschnitten. gr. 8. Eleg. geh. Preis 1 Thlr.

Der Verfasser des vorliegenden Werkes erfreut sich bereits seit längerer Zeit eines geachteten Namens in der Literatur der Orthopädie, indem er in einer Reihe kleinerer Arbeiten werthvolle Studien über die Skoliose veröffentlicht hat. — Der Zweck, welchen er in der bezeichneten Schrift verfolgt, ehrt ihn ebensosehr als wissenschaftlichen Forscher, wie er uns Achtung abnöthigt vor der Art und Weise, wie er seine Berufsstellung auffasst.

Das Werk löst vollkommen die vorgesetzte Aufgabe; es giebt den Aerzten die Möglichkeit an die Hand, beginnende Formfehler der

Wirbelsäule rechtzeitig zu erkennen, damit keine Zeit für die Einleitung einer zweckdienlichen und wirksamen Behandlung verloren werde, und eine, wenn auch nicht vollständig genügende, häusliche orthopädische Behandlung in den Thätigkeitskreis der Aerzte einzuführen.

Liter. Centralbl.

Praktische Beiträge zur Ohrenheilkunde von Dr. R. Hagen, Docent der Ohrenheilkunde an der Universität, praktischer Arzt und Ohrenarzt in Leipzig.

I. Electro-otiatrische Studien. gr. 8. 8 Sgr.
II. Der seröse Ausfluss aus dem äusseren Ohre nach Kopfverletzungen. gr. 8. 8 Sgr.
III. Die circumscripte Entzündung des äusseren Gehörganges. Mit 3 Holzschnitten. gr. 8. 8 Sgr.
IV. Ueber Ohrpolypen, von Dr. G. H. Klotz. gr. 8. 8 Sgr.
V. Die Carbolsäure und ihre Anwendung in der Ohrenheilkunde. gr. 8. 8 Sgr.
VI. Casuistische Belege für die Brenner'sche Methode der galvanischen Acusticusreizung. Mit 5 Holzschn. gr. 8. 20 Sgr.

Vorträge über die Krankheiten des Ohres. Gehalten an der Friedrich Wilhelms Universität zu Berlin. Von Dr. med. Julius Erhard, Königlich Preussischem Sanitätsrath. Octav. Circa 18 Bogen mit vielen Holzschnitten im Texte. Preis broschirt circa 2 Thlr.

Druck von Metzger & Wittig in Leipzig.

unsere Leser, namentlich diejenigen, welche nicht in der Lage waren, die Breslauer Naturforscherversammlung zu besuchen, erlauben wir uns anzuführen, dass unsere Wochenschrift sämmtliche hervorragenden Vorträge der letzten Naturforscherversammlung in Breslau nach den Berichten unseres Specialstenographen bringen wird, und wolle man aus den schon in den drei letzten Nummern gegebenen die Exactheit dieser Berichte ersehen. Indem wir versichern, dass wir auch ferner eifrigst bemüht sein werden, den praktischen Arzt in Bezug auf Alles, was in sämmtlichen Zweigen der medicinischen Wissenschaft neu zu Tage tritt, insofern es praktisch verwendbar, auf dem Laufenden zu halten, laden wir hiermit zum Abonnement ein und fügen als Beleg für die Reichhaltigkeit der „Deutschen Zeitschrift für praktische Medicin" ein Verzeichniss der Originalarbeiten der bisher erschienenen Nummern hier an:

Wodurch wirken Höhencurorte günstig auf Lungenschwindsucht? Von Dr. C. F. Kunze. — **Ueber Transfusion.** Von Dr. Jahn. — **Ueber den Unterschied der Varicellen und Variola.** Von Dr. Conrad Küster. — **Zur Aetiologie des Flecktyphus nach Beobachtungen aus der Berliner Epidemie von 1873.** Von Dr. Zuelzer. — **Die neueren Untersuchungen über Tuberculose.** Von Dr. Birch-Hirschfeld. — **Zur Pathologie und Therapie der Cataracte.** Von Dr. Severin Robinski. — **Zur Behandlung der Lungenschwindsucht.** Von Dr. Lange. — **Die Grundwasser- und Cholerabewegung in Prag im Jahre 1873.** Von Dr. Schütz. — **Ueber Varicella und Variola.** Von Dr. B. — **Zur Behandlung der Lungenentzündung.** Von Dr. C. Gerhardt. — **Ueber einen Fall von Sarcom an der Sclerocornealgrenze.** Von Dr. J. Hirschberg. — **Ueber die Anwendung kalter Bäder beim chirurgischen Fieber.** Von Dr. Ludwig Mayer. — **Ueber Diät in Krankheiten.** Von Dr. C. F. Kunze. — **Zur Scharlach-Nieren-Erkrankung.** Von Dr. Adolf Baginsky. — **Einige physiologische Momente zur Erklärung der Einwirkung des Höhenklimas auf Lungenkranke.** Von Dr. J. H. Borner. — **Vorläufiges über entzündliche Infectionen in specie Pleuropneumonie und deren Behandlung mit Karbolsäure.** Von Dr. C. F. Kunze. — **Einige Worte über Höhenklimatologie.** Von Dr. Lange. — **Allgemeine Notizen über schweizerische Luftcurorte und deren Verhältniss zur Tuberculose und Schwindsucht, mit specieller Berücksichtigung des Thales von Engelberg.** Von Dr. Ch. Imfeld. — **Ueber Ernährung.** Von Dr. Conr. Küster. — **Ueber Ammoniämie.** Von Prof. S. Rosenstein. — **Die Geschichte der placenta praevia.** Von Dr. Ludwig Müller. — **Ueber den Nachweis von Eiweiss im Harne.** Von Dr. C. F. Kunze. — **Zwei Fälle von syphilitischer Miliartuberculose.** Von Dr. Aufrecht. — **Einige Worte über Höhenklimatologie.** Von Dr. Schimpff. — **Ueber den Missbrauch subcutaner Morphiuminjectionen.** Von Dr. A. Fiedler. — **Die**

Prognose bei der Pneumonie. Von Dr. Schütz. — **Zur Aetiologie und Therapie der Cataract.** Von Dr. Hirschberg. — **Spitzenkatarrh und Hämoptoe in ihren Beziehungen zur Schwindsucht.** Von Dr. Goltz. — **Zur Transfusions-Frage.** Von Dr. Ludwig Mayer. — **Ueber die Behandlung bösartiger Geschwülste der Brustdrüse.** Von Dr. Ernst Küster. — **Hasse's 29. Lammbluttransfusion.** Von Dr. Eyselein. — **Aphorismen über Klimatotherapie.** Von Dr. Goltz. — **Mittheilungen über die alkalisch-muriatischen Thermen in Bad Ems.** Von Dr. Lange. — **Ueber Ernährung.** Von Dr. Conr. Küster. — **Zur Therapie der Tabes dorsualis.** Von Dr. E. Mendel. — **Ueber Milzschwellungen.** Von Dr. Birch-Hirschfeld.

Noch lenken wir Ihre Aufmerksamkeit auf das in unserm Verlage vor Kurzem in

Zweiter, mehrfach veränderter Auflage

erschienene

Lehrbuch der praktischen Medicin.

Mit besonderer Rücksicht auf pathologische Anatomie und Histologie.

Von **Dr. C. F. Kunze.**

Zwei Bände. Gross Oktav. 1428 Seiten. Preis broschirt 8 Thaler.
Gebunden in Ganz Leinwand 8 Thlr. 20 Sgr.

Wir lassen hier einige Urtheile von maassgebender Seite folgen, die wohl am besten für den Werth des allseitig als trefflich anerkannten Werkes sprechen.

Indem Verf. sein Lehrbuch Virchow gewidmet, hat er zugleich in Bezug auf die Bearbeitung desselben die leitenden Grundsätze präcisirt, und so finden wir denn anch die pathologische Anatomie und die Histologie der Krankheiten in eingehendster und gründlichster Weise gewürdigt, und zwar gestützt nicht allein auf Daten und Angaben Anderer, sondern auch auf eigene anatomische und mikroskopische Untersuchungen. Eine eigenthümliche und sehr empfehlenswerthe Seite dieses Lehrbuches ist die zwar spärliche, aber sorgsam ausgewählte Casuistik, welche in fast zu prolixer Weise von englischen und französischen Autoren, dagegen meist ganz und gar nicht von deutschen Autoren berücksichtigt wird. Nicht allein aber haben wir die Präcision und Genauigkeit anzuerkennen, mit welcher die Anatomie, Aetiologie und Symptomatik einer jeden Krankheit dargestellt werden, sondern ganz besonders heben wir auch die concise und praktische Weise hervor, mit welcher die Behandlung bei Vermeidung des Wustes verwirrender Heilmethoden kurz, bündig und belehrend gegeben wird; die Maasse und Gewichte sind durchweg nach dem neuen Decimalsysteme angeführt. Einzelheiten lassen sich schwer aus einem Lehrbuche der praktischen Medicin wiedergeben, aber aus dem Inhaltsverzeichnisse wird man schon erkennen, dass keine irgendwie wichtige und beachtenswerthe Krankheit, selbst in ihrer Erkennung der neuesten Zeit angehörend, unberücksichtigt geblieben ist. Der Verf. hat ein praktisches Buch für praktische Aerzte gegeben .... **Schmidt's Jahrbuch.**

Der Verfasser hat sich die Aufgabe gestellt, vom Standpunkte des Praktikers aus für praktische Aerzte zu schreiben. Dies ist ihm vollkommen gelungen. Vor allen Dingen hat er verstanden, die rechte Mitte einzuhalten, ohne in die trockene Oede des Compendiumtones zu verfallen; seine Darstellung ist eine klare, die Krankheitsbilder sind gedrängt, doch umfassend und scharf pointirt; tüchtige eigene Erfahrung neben genauer Kenntniss der Literatur prägt sich in jedem Capitel aus. Auf die pathologische Histologie ist vom Verf. besondere Rücksicht genommen und durch die sorgfältige Bearbeitung derselben erhält die Arbeit einen besonderen Vorzug. Am therapeutischen Theile erkennt man den gewiegten Praktiker und wissenschaftlich tüchtigen Arzt. Die Beifügung einzelner wichtiger Krankheitsgeschichten kann man nur billigen. Wir dürfen in dem Werke eine wesentliche Bereicherung unserer Literatur begrüssen, ein Lehrbuch, welches sich den besten würdig anreiht. Die Ausstattung ist eine lobenswerthe. **Liter. Centralbl.**

Ein gutes Lehrbuch für specielle Pathologie und Therapie, das wenigstens in den Hauptbedingungen vollständig, wenn auch nicht erschöpfend ist, und das, dem gegenwärtigen Stande der medicinischen Wissenschaften entsprechend, auf Grundlage der neuesten Entdeckungen auf dem Gebiete der Histologie und pathologischen Anatomie, sowie nach den modernen Anschauungen einer rationellen Therapie gearbeitet ist, ist ein wahres Bedürfniss für Studirende sowohl wie für praktische Aerzte. Von dieser Anschauung ausgehend, dürfen wir gegenwärtiges Buch willkommen heissen, und seinem Verfasser das Bewusstsein lassen, ein nützliches Werk vollbracht zu haben, indem er sich entschlossen, ein vollständiges Lehrbuch, das den oben angegebenen Bedingungen entspricht, auszuarbeiten. In der That enthält das Buch eine Fülle von nach eigenen Erfahrungen und Beobachtungen verwerthetem Materiale wie auch eine sehr zweckmässige Benützung der anerkannten Forschungen unserer medicin. Autoritäten auf jedem Gebiete der Medicin und dürfte dasselbe vollkommen geeignet sein, das einzige in der That ausgezeichnete Lehrbuch in diesem Genre, das bekannte Handbuch von F. Niemeyer bei denjenigen, die wegen des hohen Preises dieses letzteren sich dasselbe anzuschaffen nicht in der Lage sind, zu ersetzen. Die Ausstattung des Werkes ist eine lobenswerthe. **Allg. W. Med. Ztg.**

Schliesslich bemerken wir noch, dass alle Buchhandlungen des In- und Auslandes bezügliche Bestellungen entgegennehmen, für die „Deutsche Zeitschrift für praktische Medicin“ auch die Postanstalten.

Ein ausführliches Verzeichniss der medicinischen Werke unseres Verlages, die ebenfalls durch jede Buchhandlung zu beziehen sind, versenden wir auf Verlangen gratis und franko.

Hochachtungsvoll

Veit & Comp.

Bestell-Formular.

Hierdurch bestelle ich bei der Buchhandlung

von ....

1 Expl. der **„Deutschen Zeitschrift für praktische Medicin 1874.“** (Verlag von Veit & Comp. in Leipzig.) **IV. Quartal.**

1 desgl. **I—III. Quartal.**

Ort: *Name:*

Druck von Metzger & Wittig in Leipzig.

LEIPZIG,
DRUCK VON METZGER & WITTIG.

MIX
Papier | Fördert gute Waldnutzung
FSC® C083411

Zeitfracht Medien GmbH
Ferdinand-Jühlke-Straße 7
99095 Erfurt, Deutschland
produktsicherheit@kolibri360.de